健康大学堂 03

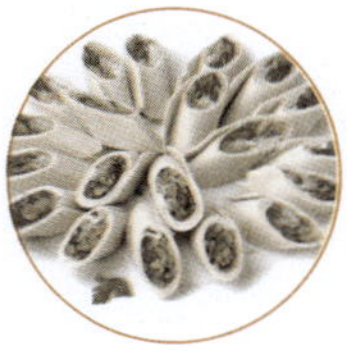

黄帝内经体质食疗养生经

健康中国名家论坛编委会 ○ 编著

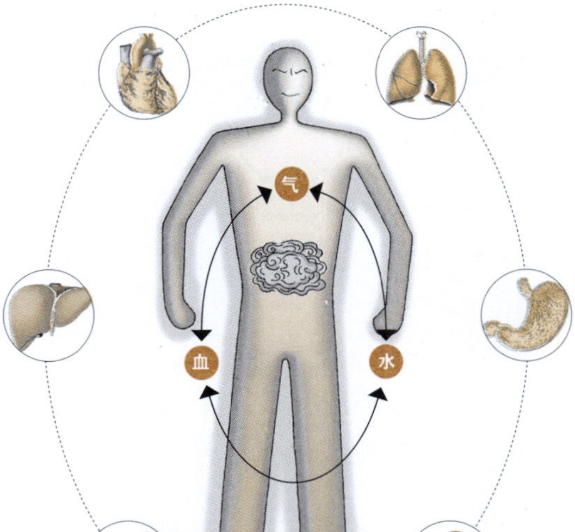

吉林出版集团有限责任公司

体质食疗话养生

每个人的身体素质都不相同，在中医上这些千差万别的特征都可以归为“体质”。追根溯源，千百年前的《黄帝内经》就已经开创了体质划分的先河，之后的医学家们不断地积累、创新，逐渐形成了一套完整的中医体质理论，将人的体质分为以下几种类型。

● **气虚型**

气，是人身体能量的根本，它蕴藏于脏腑之中，就像发动机里的燃料一样推动着生命的整个过程，伴随人经历生老病死的过程。当气受损时，人就会感冒、无力、气短、疲倦，这就是气虚体质。

● **血虚型**

血，即循行于脉内的血液，是构成人体必不可少的物质之一。血的生成有赖于水谷精微、精髓、津液和营气，如果某些元素缺乏了，血就像失去了源泉的河流，自然就会血虚了。

● **阴虚型**

身体里的各种水分属“阴”，构成了身体成分的很大一部分。而如果阳气正常，阴气衰弱，身体里的“火”就占了优势，这就是阴虚。

● **气滞型**

当情志不畅、肝气不舒的时候，气的运行就出问题了，久而久之就成了气滞体质。于是，一大堆的问题就来了，情绪敏感压抑，消化受了影响，胃肠毛病不断，等等，在方方面面影响这气滞体质的人的生活。

● **瘀血型**

血液是人体里非常重要的一种体液，像河流一样在人体里循环流动，把营养输送到我们的四肢百骸，维持人的生命。然而，有些人却会因为情志或健康等原因，导致身体里血的运行不正常了，不通畅了，就形成了瘀血体质。

● **痰湿型**

正常情况下，身体的津液的产生和运输都是平衡而顺畅的。当身体的津液运行不利，堆积在体内就成了多余的水湿，时间一长便郁结而生痰。痰湿体质就这样形成了，肥胖、高血脂、糖尿病等顽固的疾病都会接踵而至。

面对各种体质和疾病，中医讲的是食疗胜于药疗。饮食是塑造人身体素质的根本，健康和疾病在很大程度上都取决于饮食。从《神农本草经》、《本草纲目》到《随息居饮食谱》，从药物与食物的关系到药膳的神奇疗效，处处都凸显着食物的重要性。因此，饮食绝对是养生不可忽视的方面，通过食养，不仅能从根本上调养体质，还能有效地治疗各种体质性疾病，让我们离健康越来越近。

本书在结构上共分为七章。介绍了生活中六种常见的偏颇体质——气虚型、阴虚型、血虚型、气滞型、瘀血型和痰湿型体质。重点在于针对各种体质，提出相应的食疗养生方案。

第一章是对体质分型和食物性质的简单阐述，将深奥的中医理论变成通俗的语言和生动形象的图解，化繁为简，让您能一目了然地对全书内容有一个总体把握，为后面的阅读提供指导。

第二章至第七章，分别对六种体质做了详尽的介绍，深入每种体质，讨论其阴阳消长、气血强弱、寒热冷暖的偏向，并针对各种体质的常见疾病给出了食疗和养生建议。在这一部分中，每章的开始都为您提供了明确的体质判断标准，包括舌诊、体质特征和性格特点，简单易懂，您可以轻而易举地判断自己的体质类型。之后，详细地说明了各种体质常见疾病的成因、特征、食疗、养生等，再配合图文并茂的食材和药膳推荐，您可以像查字典一样快捷地找到适合自己的食疗方案。最后，每章都附有体质自测表，让您能从更全面的角度更准确地判断自己的体质。

总的来说，本书集合多种功能于一身，既是一本清晰的体质诊断书，又是一本实用的疾病自疗手册，还是一本详尽的食物功效说明书，更是一本内容丰富的食疗药膳养生食谱。让您彻底地认识自己的体质，通过食疗轻松地防病治病，在享受美味的同时拥有健康！

阅读导航

我们在此特别设置了阅读导航这一单元，对内文中各个部分的功能、特点等做一说明，这必然会大大地提高读者在阅读本书时的效率。

每种体质的常见病

使您能更深入的理解体质疾病，并用最通俗的语言告诉您如何预防与治疗。

对症穴位介绍

告诉您穴位在哪里，让您彻底了解它的功效。

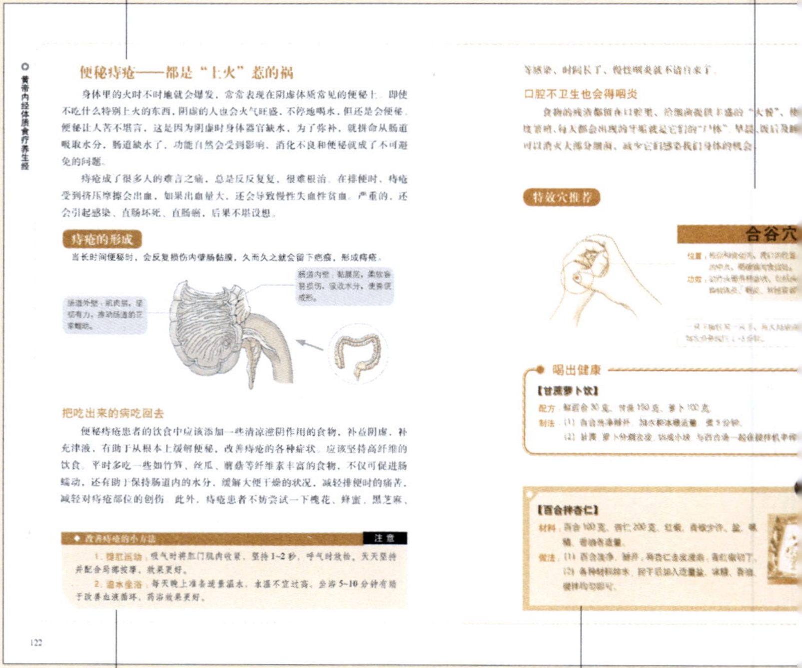

黄帝内经体质食疗养生经

便秘痔疮——都是“上火”惹的祸

身体里的火时不时地就会爆发，常常表现在阴虚体质常见的便秘上。即使不吃什么特别上火的东西，阴虚的人也会火气旺盛，不停地喝水，但还是会便秘。便秘让人苦不堪言，这是因为阴虚时身体器官缺水，为了弥补，就拼命从肠道吸取水分，肠道缺水了，功能自然会受到影响，消化不良和便秘就成了不可避免的问题。

痔疮成了很多人的难言之痛，总是反反复复，很难根治。在排便时，痔疮受到挤压摩擦会出血，如果出血量大，还会导致慢性失血性贫血。严重的，还会引起感染、直肠坏死、直肠癌，后果不堪设想。

痔疮的形成

当长时间便秘时，会反复损伤内壁肠黏膜，久而久之就会留下瘢痕，形成痔疮。

把吃出来的病吃回去

便秘痔疮患者的饮食中应该添加一些清凉滋阴作用的食物，补益阴虚，补充津液，有助于从根本上缓解便秘，改善痔疮的各种症状。应该坚持高纤维的饮食。平时多吃一些如竹笋、丝瓜、蘑菇等纤维素丰富的食物，不仅可促进肠蠕动，还有助于保持肠道内的水分，缓解大便干燥的状况，减轻排便时的痛苦，减轻对痔疮部位的创伤。此外，痔疮患者不妨尝试一下槐花、蜂蜜、黑芝麻、

◆ 改善痔疮的小方法 注意

1. 提肛运动：吸气时将肛门肌肉收紧，坚持1~2秒，呼气时放松，天天坚持并配合局部按摩，效果更好。

2. 温水坐浴：每天晚上准备适量温水，水温不宜过高，坐浴5~10分钟有助于改善血液循环，药浴效果更好。

122

口腔不卫生也会得咽炎

特效穴推荐

合谷穴

喝出健康

【甘蔗萝卜饮】

【百合拌杏仁】

健康小贴士

精心为您准备的健康小提示，一点小注意就能带来健康大收获。

对症食疗方

挑选出最能针对病情的食疗方，让您在享受美味的同时收获健康。

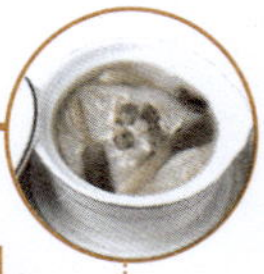

特效穴按摩方法

生动的配图和准确的说明，方便您轻松操作。

推荐食疗菜谱

选用每种体质适宜的食材，配以简单明确的制作方法，让您在家里就能烹饪出有益健康的佳肴。

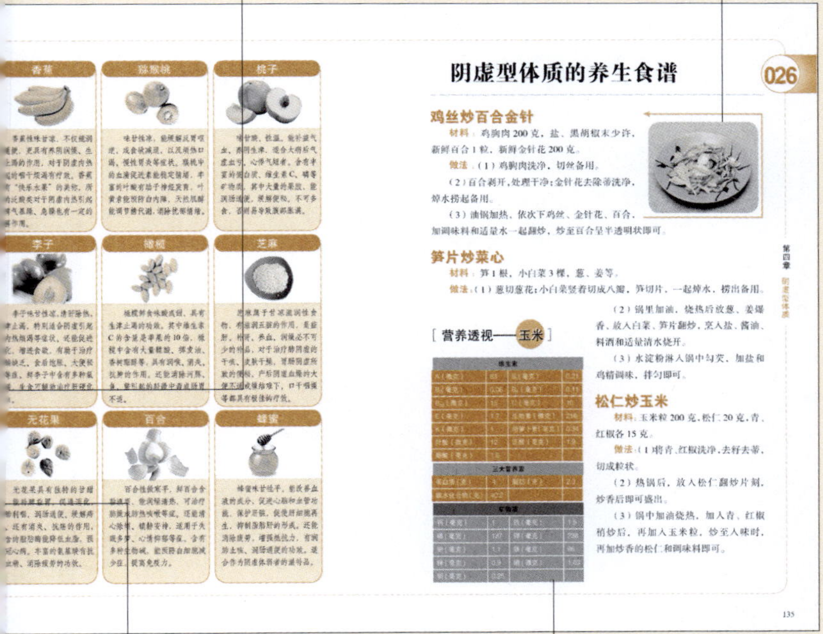

阴虚型体质的养生食谱 026

鸡丝炒百合金针

材料：鸡胸肉 200 克，盐、黑胡椒末少许，新鲜百合 1 粒，新鲜金针花 200 克。

做法：（1）鸡胸肉洗净，切丝备用。

（2）百合剥开，处理干净；金针花去除蒂洗净，焯水捞起备用。

（3）油锅加热，依次下鸡丝、金针花、百合，加调味料和适量水一起翻炒，炒至百合呈半透明状即可。

笋片炒菜心

材料：笋 1 根，小白菜 3 棵，葱、姜等。

做法：（1）葱切葱花；小白菜竖着切成八瓣，笋切片，一起焯水，捞出备用。

（2）锅里加油，烧热后放葱、姜爆香，放入白菜、笋片翻炒，烹入盐、酱油、料酒和适量清水烧开。

（3）水淀粉淋入锅中勾芡，加盐和鸡精调味，拌匀即可。

[营养透视——玉米]

松仁炒玉米

材料：玉米粒 200 克，松仁 20 克，青、红椒各 15 克。

做法：（1）将青、红椒洗净，去籽去蒂，切成粒状。

（2）热锅后，放入松仁翻炒片刻，炒香后即可盛出。

（3）锅中加油烧热，加入青、红椒稍炒后，再加入玉米粒，炒至入味时，再加炒香的松仁和调味料即可。

第四章 阴虚型体质

135

对症饮品推荐

让您每天的饮品都成为调理养生的保健品。

食材营养表

让您全方位地了解食材的丰富营养，吃得明明白白。

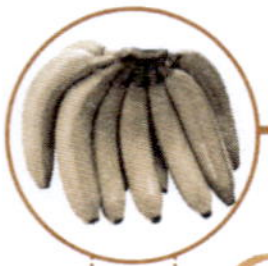

Contents 目录

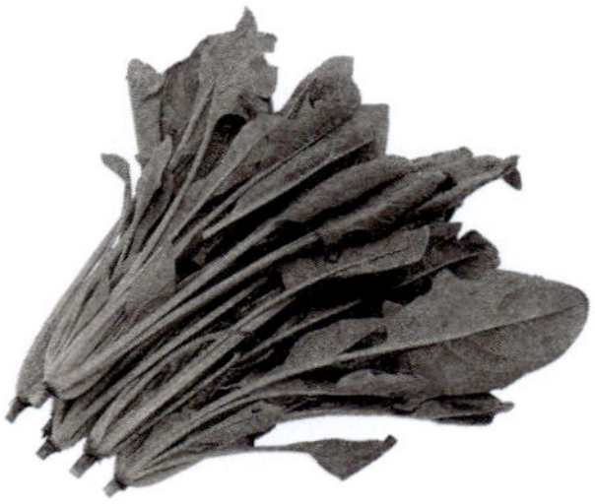

菠菜

性凉，味甘辛。具有补血止血、通血脉、止渴润肠、滋阴平肝等功效。

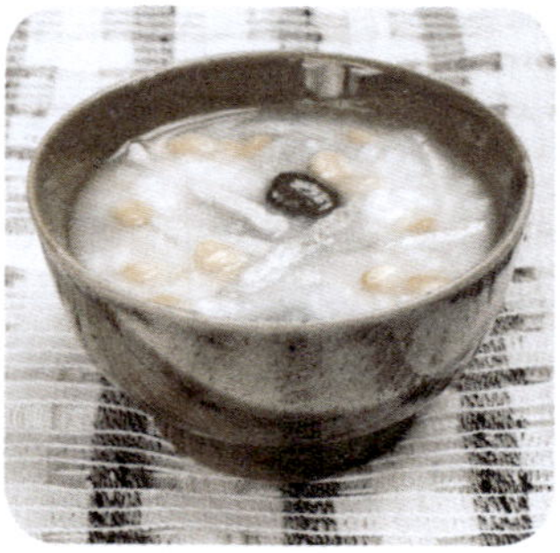

红枣排骨粥

补血益气，健脾养胃。能治疗脾胃虚弱、血虚眩晕等。

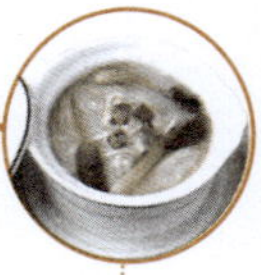

第二章　气虚型体质

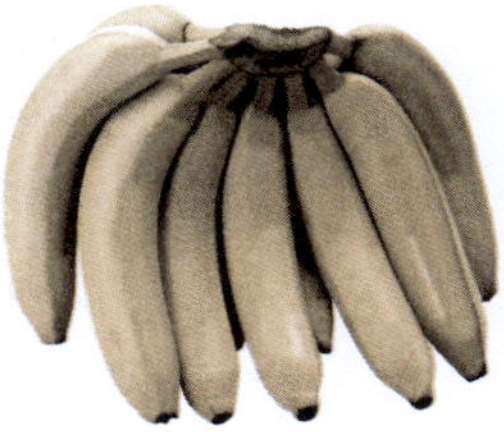

香蕉

性味甘凉，能润肠通便、养阴润燥、生津止渴，对于阴虚内热引起的咽干烦渴有效。

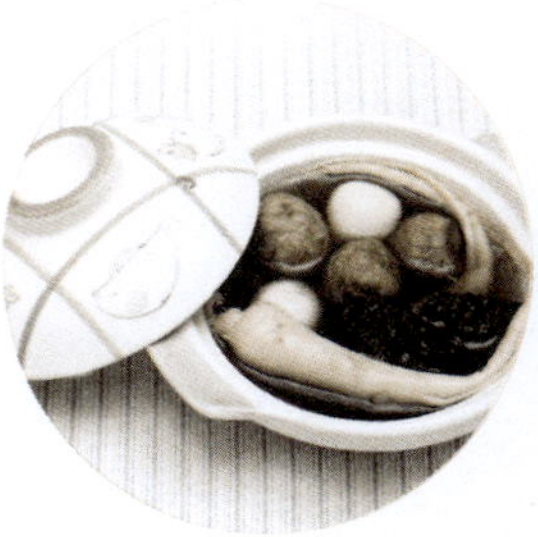

人参鹌鹑蛋

补益气血。可调补贫血、营养不良、神经衰弱、月经不调、高血压等疾病。

第三章 血虚型体质

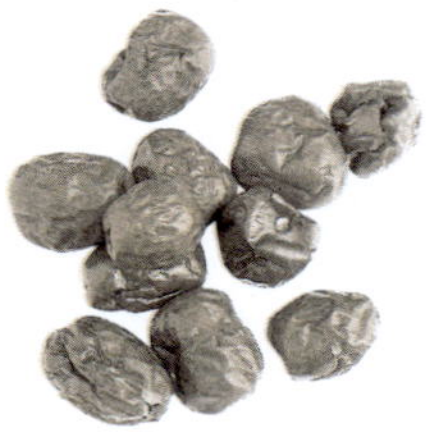

红枣

味甘性温，补气养血，健脾，调补虚证。煮食时加入红糖，效果更好。

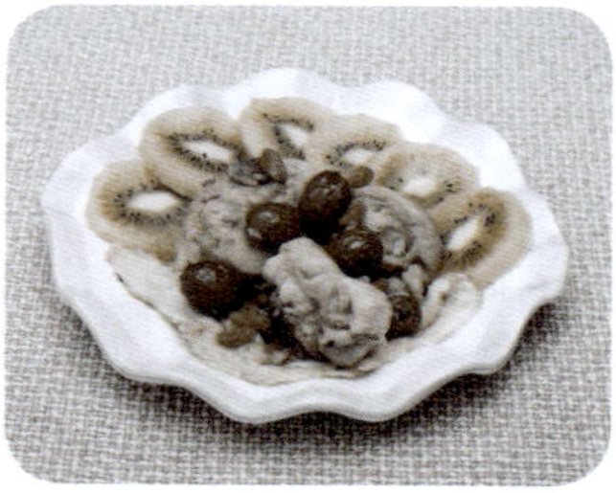

红枣当归鸡腿

红枣和当归都是补血的良药，能治疗月经不调和眩晕心悸。

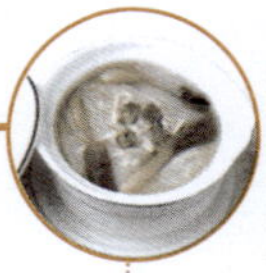

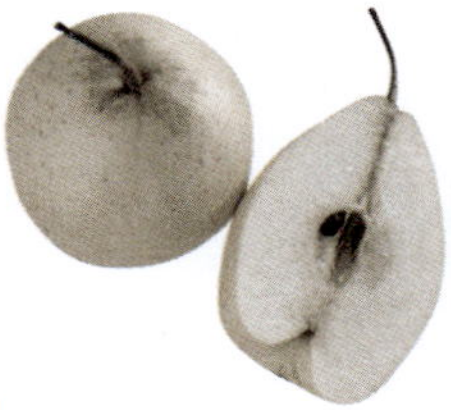

梨

味甘性凉，滋阴润肺，治疗口渴音哑等，煮汤食用还能止咳。

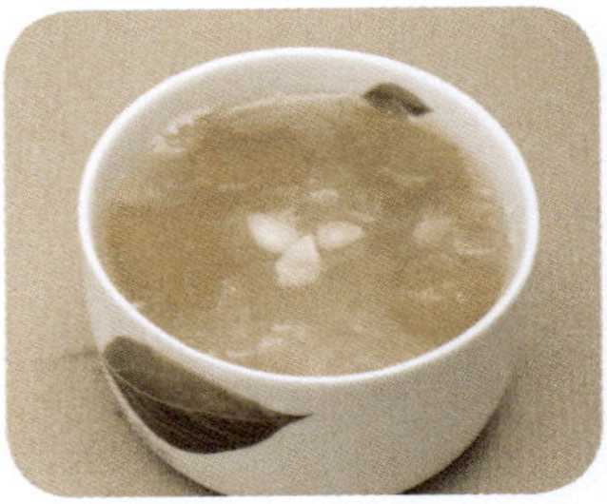

木瓜炖银耳

滋阴补肾，平肝和胃，舒筋络，活筋骨，降血压。

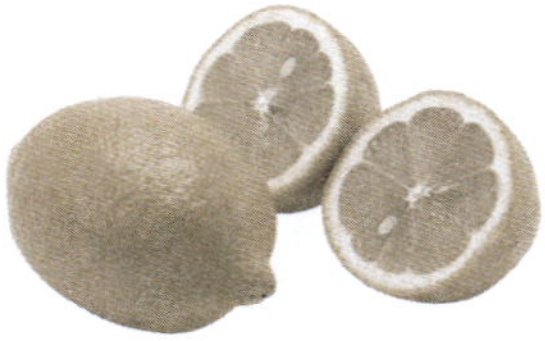

柠檬

味酸性平，能缓解热燥而引起的口干心烦，防治心血管疾病。

第五章 气滞型体质

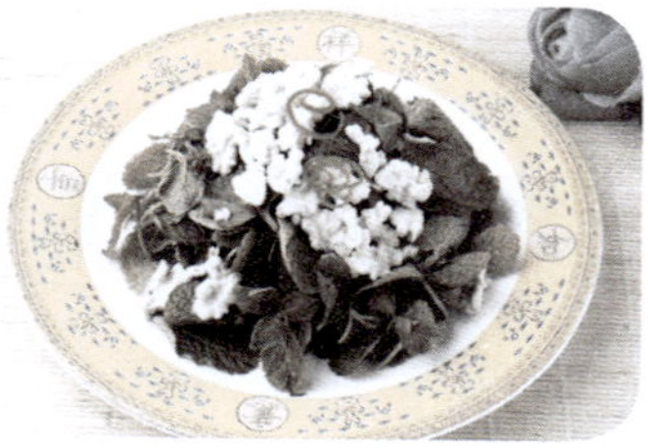

薄荷拌核桃仁

薄荷疏肝理气，核桃活血化瘀，有消暑、清热、镇痛的功效。

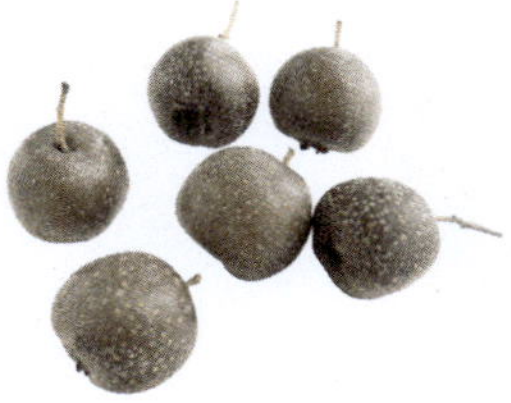

山楂

性温味酸，有开胃消食、化滞消积、活血散瘀的作用。

第六章 瘀血型体质

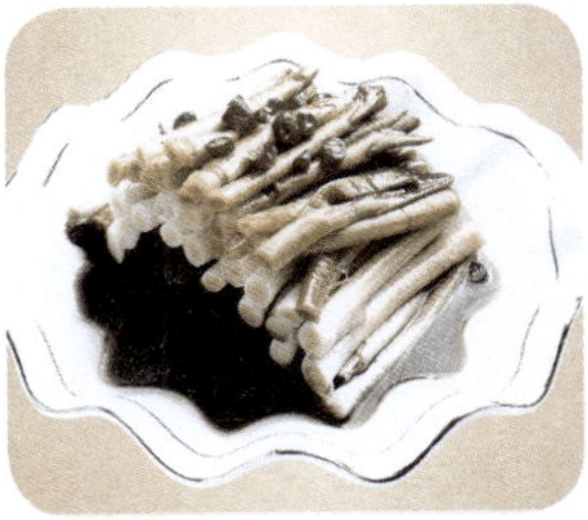

凉拌蒜苗

活血化瘀，健脾气、消积食，能预防血栓和动脉硬化。

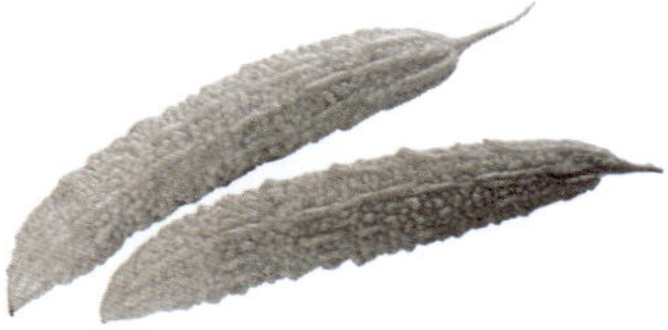

苦瓜

性凉味苦，能清热解毒、明目利尿，夏季常吃可祛湿解暑热。

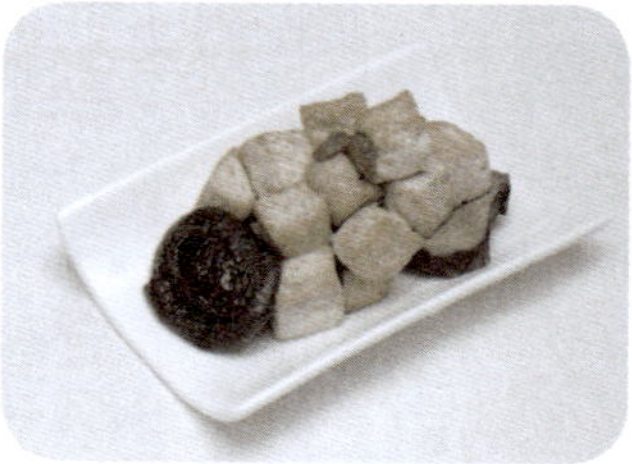

茯苓豆腐

茯苓能利水渗湿，健脾安神，和豆腐搭配可补气养肾。

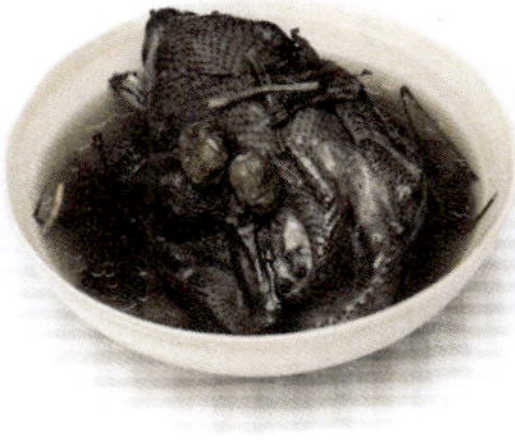

乌鸡

有“药鸡”之称，能滋阴补肾、养血益肝、退热补虚、美容养颜、抗衰老。

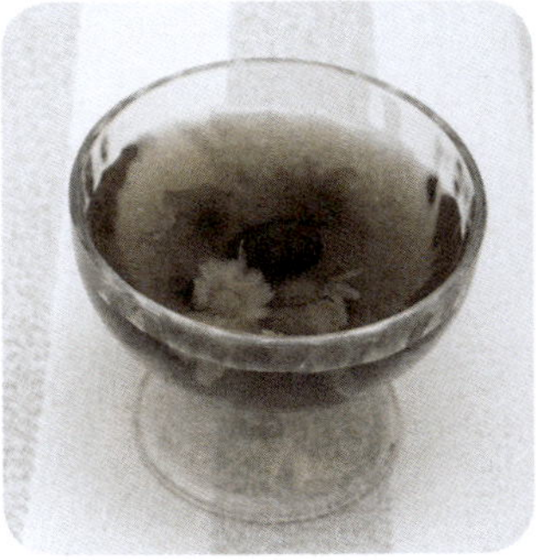

菊杞茶

菊花枸杞可养阴明目，能提高免疫力，配合绿茶有去火润燥，清肝明目之功效。

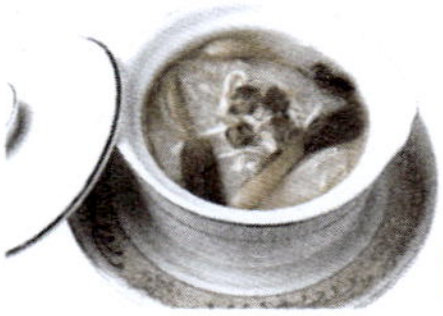

第一章

DIYIZHANG

健康的身体 体质做主

尽管我们的身体素质千差万别，但拥有一个健康的体魄，却是我们每个人的愿望。然而，却不是每个人都能如愿，我们常常被身体上各种各样的毛病所困扰，为什么会有这些问题出现呢？我们的体质在这其中起到怎样的作用呢？有人想过体质和疾病同饮食之间的渊源吗？想拥有一个好身体，我们该怎么去做呢？

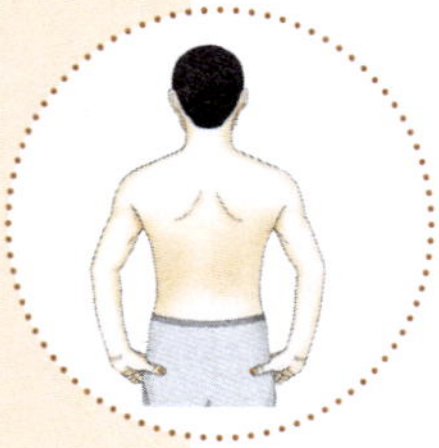

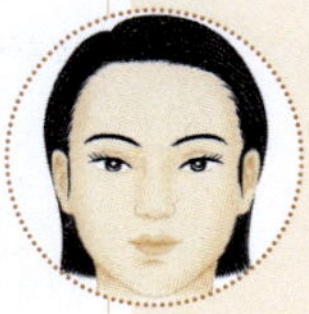

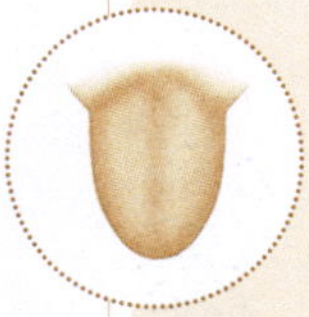

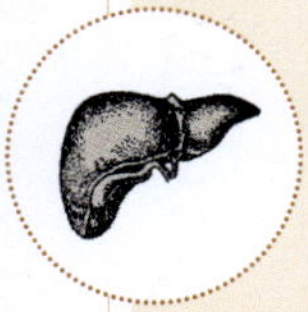

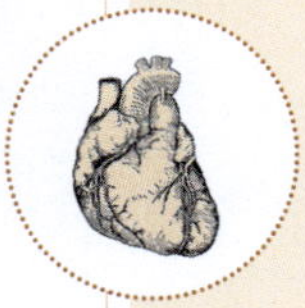

本章看点

- **什么是体质？**

  体质是人体所表现出来的机能和形态上相对稳定的特征。

- **健康、疾病与体质有什么关系？**

  体质与健康、疾病之间有密切关系，体质会影响健康程度。

- **年龄会影响体质吗？**

  人的体质会随着时间和年龄的增长而改变。

- **什么是食物的凉热属性与五味？**

  食物分为寒热温凉四气，酸甜苦辣咸五味。

- **什么是食疗药膳？**

  食疗药膳是将中药与食物搭配做成的菜肴。

- **什么是舌诊？**

  舌诊是以舌头的形状、颜色等状态来判断病情。

- **如何进行自我舌诊？**

  舌诊要观察舌头的颜色、薄厚、大小、舌苔、舌下脉络等。

001 人的“质量”叫“体质”

人有高矮胖瘦，有千差万别的身体素质，有各种各样的脾气秉性，这些都可能是体质在背后操纵着。什么是体质呢？它究竟怎样影响人的身体呢？我们生不生病和体质有关吗？你知道好脾气、坏脾气也归它管吗？

体质也分类，六种各不同

有的人爱发胖，用俗话说就是“喝口凉水都长肉”，有的人天天大鱼大肉，却怎么也吃不胖，总瘦得好像挨饥荒；

有的人皮肤干燥，头发脆弱得一拉就断，用什么化妆品保养都不管用，有的人却体形肥胖，皮肤爱出油长痘；

有的人喜欢吃冷食、喝凉水，夏天最怕热，总愿意待在凉快的地方，有的人总是叫冷，好好的天气也要穿很多层，却还手脚冰凉；

有的人脸色又深又暗，皮肤粗糙，还爱长色斑，有的人却脸色红润，精力旺盛，爱激动又爱出汗；

有的人胃口特别好，饭量也很大，吃过饭没多久就又饿了，有的人却总是没食欲，吃得很少，还消化不良……

看看我们身边的人，就会发现，人就像手工作坊里生产出来的艺术品一样，不管两者之间多么相似，但肯定会有这样那样的差别，可以说是千差万别。这些区别是什么原因造成的呢？

体质的内涵

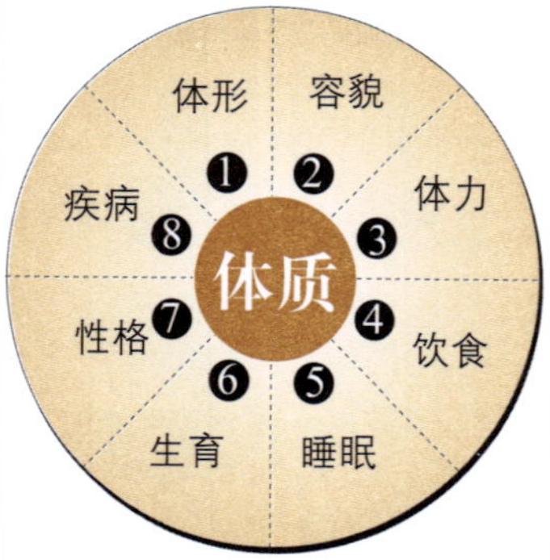

以上这些特点都可以归于体质，那么到底什么是体质呢？产品的质量叫“品质”，人的质量就是人们所说的“体质”。

体质是人体所表现出来的机能和形态上相对稳定的特征，是人生命活动和劳动工作能力的物质基础。它不仅影响到体形、容貌、体力、饮食、睡眠、生育，甚至连性格、疾病都可以归因于体质。

❶ 体形的问题

看看镜子里的你是胖还是瘦呢？身上的肌肉是紧绷的，还是松弛的？你有凸出下垂的“啤酒肚”吗？

❷ 容貌的问题

你的皮肤是红润有光泽吗？还是粗糙暗沉呢？你有脸上长痘痘的烦恼吗？是否被色斑困扰着？

❸ 体力的问题

你觉得自己精力旺盛、体力充沛吗？你会经常感到疲倦无力吗？运动的时候容易出汗吗？

❹ 饮食的问题

你的食欲怎么样？消化有没有问题呢？有腹泻或便秘的情况吗？会常常觉得饥饿或食欲不振吗？

❺ 睡眠的问题

每天晚上你能轻松入睡吗？有失眠的烦恼吗？睡着之后，会整晚做梦吗？还是一直平静地睡到天亮？

❻ 生育的问题

身为女性的你，会月经不调吗？是否要经常忍受痛经的折磨呢？身为男性的你，是否有尿频、前列腺疾病呢？

我们把这些复杂的特征归类，整理一下会得到六种体质。

六种体质及其特点

气不足 →	气虚型体质	← 穿得很保暖，还是手脚冰凉的
血不足 →	血虚型体质	← 皮肤干燥，头发易断，经常头疼
阴液不足 →	阴虚型体质	← 面色潮红，爱激动出汗
气行不畅 →	气滞型体质	← 身上无缘无故的疼，爱焦虑
痰湿堆积 →	痰湿型体质	← 胖胖的，脸上爱出油，常常长痘
血行不畅 →	瘀血型体质	← 皮肤粗糙，会出瘀青，爱长斑

这种分类方法是有普遍性的，适合大多数人，但也不是绝对的。有些人可能既有体质 A 的特点，又有体质 B 的特点，这时就不能简单地说某人是属于某种体质，还要综合地来看。各种体质的具体鉴别，我们会在后面的章节中向大家详尽地介绍。

得不得病，体质说了算

看到上面的体质分类，肯定有人会提出这样的疑问："看起来好像这六种体质都是身体有问题的，是说属于这六种体质的人都是不健康的吗？"不是这样的，"体质"和"健康"是两个不同的概念。

我们在此提出的这六种体质被称为"偏颇体质"。为什么是偏颇体质呢？因为它是相对于平和体质来说的。可以说平和体质是一种"完美"的体质，具有平和体质的人也就是我们常说的健康人。说到健康，大家肯定会想到某个人不生病就是健康的，其实不然，健康的真正内涵比"不生病"要丰富得多。

世界卫生组织（WHO）的10条健康标准

1. 精力充沛，能承担生活和工作中的压力；
2. 处事乐观积极，乐于承担任务，不挑剔；
3. 应变能力强，能适应外界环境的变化；
4. 善于休息，睡眠良好；
5. 免疫系统正常，对一般的传染病有抵抗力；
6. 体重适当，体态均匀，身体各部位比例协调；
7. 眼睛明亮，反应敏捷，眼睛和眼睑不发炎；
8. 牙齿洁白，无缺损，无龋齿，牙龈颜色正常，无出血症状；
9. 头发有光泽，无头屑；
10. 肌肤有弹性，肌肉丰满，走路轻松，有活力。

由这10条标准，我们不难看出，健康的概念既包括身体方面，也包括精神方面。即使一个人不生病，但总是精神萎靡、疲劳困倦，也不能说他是一个健康的人。

健康的敌人——疾病

说完了健康，我们再来谈谈生活中健康的敌人——疾病。

先来看看这两个字，"疾"，是一个病字旁，里面一个"矢"字。"矢"就是"箭"的意思，可以理解为外界侵害你身体的东西，就像箭一样射向你，给你的健康带来伤害。再看看"病"，里面是一个"丙"，在天干中代表火，在五脏中又代表心。这就不难理解了，病就是"心火"所致了。"心火"就是被压抑的情绪，表现为失调的七情六欲，比如焦虑、哀伤、恐惧、愤怒、压抑……这些都可以是病的起因。

西医将疾病分为 17 大类，包括内分泌、营养、代谢及免疫性疾病，消化系统疾病，血液与造血器官疾病，神经系统与感觉器官疾病，呼吸系统疾病，皮肤及皮下组织疾病，心脏血管疾病等。

由健康到疾病

理解了什么是健康，什么是疾病，它们和体质之间的关系又是怎样的呢？

我们谈到的六种偏颇体质，各有各的不足，也就是体质上的缺点。这时候就有两个方向可供我们选择，一个是纠正偏颇，改善不足，让身体向平和体质的健康方向发展；另一个就是体质向坏的方向发展，使我们的健康状况走上下坡路。

不可否认的是，体质与健康、疾病之间的密切关系。体质会影响健康程度，举个简单例子，气虚的人会体弱，抵抗力低下，容易感冒发烧。经过调查和研究发现，有些疾病会集中出现在某一类体质的人身上，而其他体质的人患病的几率却很小，这就是体质病。比如，痰湿的人易肥胖，自然多发高血脂、高血压，而阴虚的人却少有人这样。

因此，生活中，如果不按照自身的体质特点来培养适宜的生活习惯，就可能导致体质中某些缺点向不利的方向发展，而患上相应的体质病。此外，体质病还有一个特点，即大部分是发展缓慢，但又不容易治愈的疾病，会给患者带来长久的困扰。要预防这些体质病，我们就应该更多地关注体质。不要等病了才想起治疗，更重要的是治病于“未病”。

那么，各种体质分别有哪些易感疾病？又该怎样预防呢？本书后面的部分会更详尽地向大家说明这些内容。

体质与健康、疾病的关系

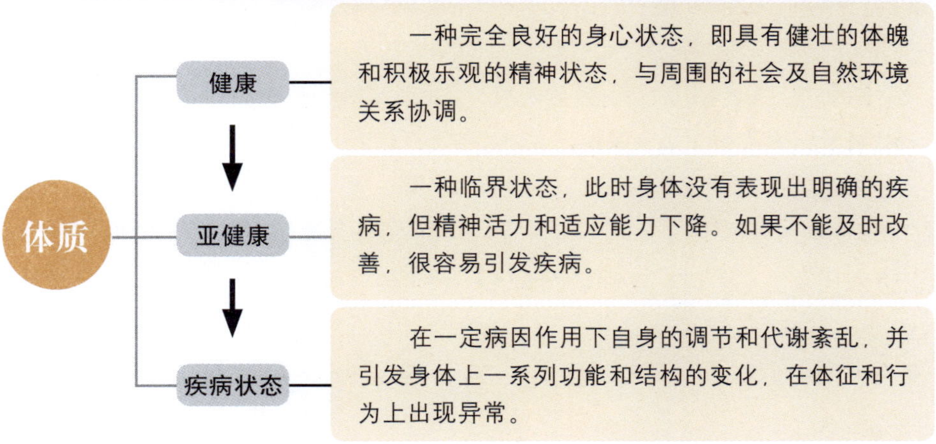

中医的“八纲辨证”理论

中医对疾病的判断是基于“八纲辨证”，将所有的疾病都归为阴、阳、表、里、寒、热、虚、实八类。通过人体正气的盛衰、病邪的性质，以及疾病部位的深浅等情况，综合分析归纳而得出诊断结果。

1. 表里是根据病变部位深浅和病情轻重区分出来的相对的两纲。

表证：外邪从皮毛、口鼻侵入肌肤浅表，病位浅而病情轻，多为感病的起初阶段。

里证：外邪侵入脏腑、血脉及体内，或为疲劳、饮食、七情所伤，病位深而病情重。

2. 寒热是概括机体阴阳盛衰、辨别疾病性质的两纲。“阳盛则热，阴盛则寒”，“阳虚则寒，阴虚则热”。用药方法是“寒者热之，热者寒之”。

寒证：阳气不足或受寒邪，表现为脏腑寒凉，喜热畏寒，身体各种机能活动衰减。

热证：阳气偏盛或受热邪，表现为脏腑阳亢，阴液亏损，发热喜凉，身体机能亢进。

3. 虚实是辨别人体的正气强弱和病邪盛衰的两纲。用药方法是“虚者补之，实者泻之”。

虚证：因体质素弱或久病所伤，或因失精血津液、外邪侵袭等所致“精气夺则虚”。

实证：身体很壮实，但突然因外邪侵袭而暴病，或由脏腑气血机能障碍引起的病证。

4. 阴阳是八纲的总纲，是囊括表里、寒热、虚实，辨别疾病性质的两纲。《类经·阴阳类》中提到：人之疾病，“必有所本，或本于阴，或本于阳”。

阴证：因久病或年老体弱，而致使脏腑器官功能低下，机体反应衰退，多见虚寒证。

阳证：因患病初期或身体素壮，而致使脏腑器官机能亢进，阳气亢盛，多见实热证。

体质是天生的，也是“善变”的 002

每个人都有自己的体质，可是你想过自己的体质是由什么决定的吗？为什么你和你的父母会受到同一种疾病的困扰呢？为什么随着年龄的增长，你会发现身体一天不如一天了？为什么衰老中你会渐渐地被各种疾病纠缠呢？这些疾病和你的体质有关吗？

孩子的体质，父母决定

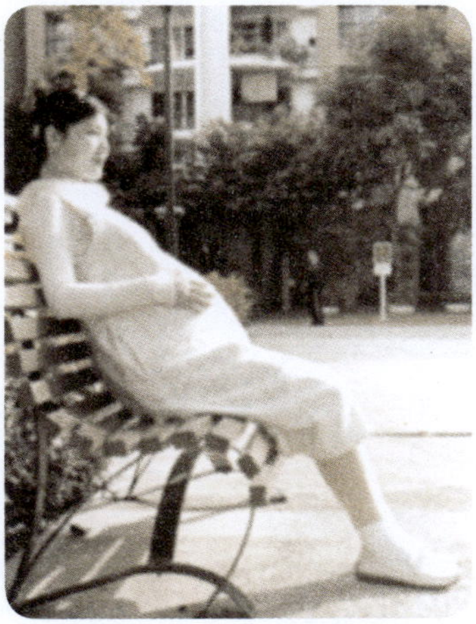

俗话说：“龙生龙，凤生凤。”我们都说孩子随父母，不仅孩子高矮胖瘦、相貌模样会像父母，就连孩子的脾气秉性都会受父母的影响。与此相同，体质也是遗传的。比如，胖胖的母亲往往会生下一个小胖墩，体弱多病的母亲生下一个同样娇气的“林黛玉”。

我们常说“血脉相连”，当婴儿在母亲身体里时就是这样的——他从母体获得营养，母亲的身体状况也会通过母婴这条紧密的纽带，影响孩子的体质。

高龄产妇对于孩子来说不是一件好事，从后面的内容中，我们将会看到年龄对人身体的影响，女性也不例外。随着年龄的增长，女性的身体在逐渐衰弱，卵巢里的卵子也在“老化”，这时再孕育一个孩子就像是从逐渐干涸的井里往外抽水，想要保质保量恐怕就是件难事了。

母亲对孩子体质的影响

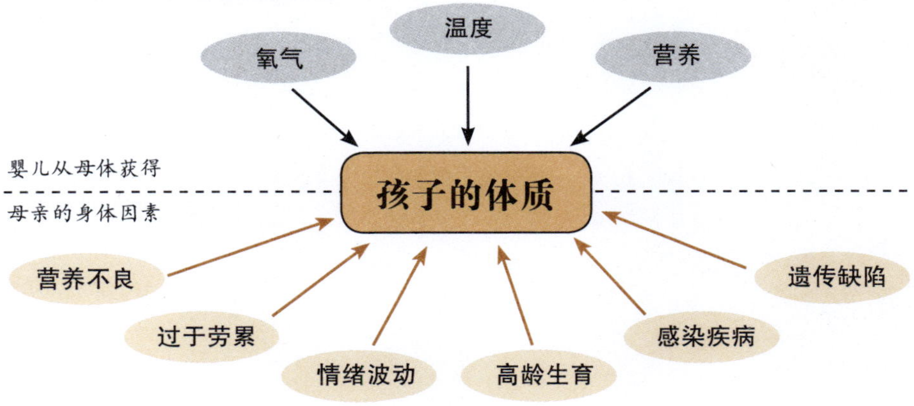

体质是年龄的“流沙”

体质不是一成不变的。人身体里的各种“元素”——气、血、津、液等等，就像沙

女性身体

荷尔蒙决定一切

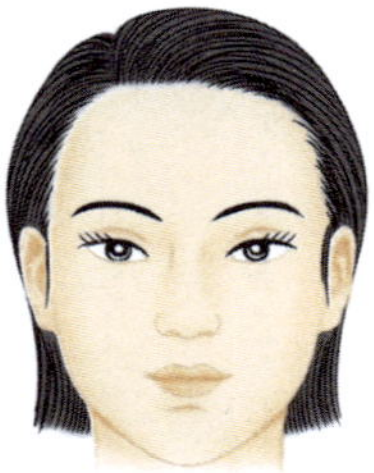

女性荷尔蒙分泌最旺盛的年龄段为 20 ~ 35 岁。超过这一年龄段，就开始进入逐步老化的阶段。这个过程中，荷尔蒙，也就是身体里的激素才是幕后真正的指挥家。

“疲劳难耐”

气血两虚

虽然 35 ~ 45 岁仍可生育，但一过 35 岁，月经周期和经血量等就会逐渐发生变化，荷尔蒙平衡被打破。此外，这一时期生育、育儿及工作等造成的体力消耗，易导致荷尔蒙失调、情绪不稳等问题。还会自我感觉发冷、彻夜难眠，清晨起床后仍然感觉疲劳难耐。

中医学将这一年龄段看做“气”“血”开始衰弱的气血两虚时期。这一年龄段女性的食物养生应选择不使身体发冷的“平性”及“温性”食物，应积极摄取补气、养血的食材。

35 岁 ⟷ 45 岁

男性身体

老化从性机能减弱开始

40 岁 ⟷ 55 岁

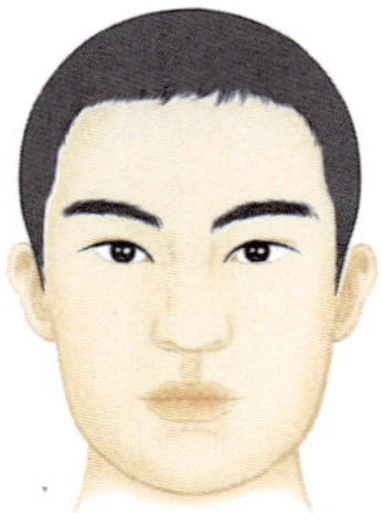

相对女性约从 35 岁开始老化，男性老化时间相对晚一些，男性的老化是从 40 岁开始的。但一旦进入 40 岁，男性身体的老化会迅速推进，就像流水一样，一泻向下。

40 ~ 55 岁的男性已过盛年，到开始出现身体衰老的年龄了。会突然变得易疲劳，脱发、白发问题明显，自我感觉精力减退。易患高血压、糖尿病等生活习惯病，还易患癌症。

这一时期男性的突出问题就是“肾虚”。中医学所讲的“肾”乃“气”“血”的先天之本。因老化造成的肾衰退，易导致气血少、易疲劳、性功能衰退等问题。应积极摄取补气、养血的食材，改善因老化而导致的气血不足。

“自我感觉精力减退”

气血两虚

漏里的沙子，都会随着时间和年龄的增长而改变。此外，我们的饮食习惯、生活方式、居住环境等很多因素都会影响我们的体质。

“为更年期综合征而烦恼”

阴虚、阴血两虚、气滞、瘀血

一般认为闭经的前后 10 年为更年期，这一时期要经历从生育期过渡到非生育期的诸多重大变化。这一时期，伴随着女性荷尔蒙的减少，易出现更年期特有的症状，如面部燥红、下半身发冷、焦躁不安、头痛腰痛等。

因此，应多摄取有助于“血”运行的食材。“气”的运行瘀滞，易导致焦躁忧虑等心理不调症状，有助“气”运行的食材也要积极摄取。

46 岁 ←→ 59 岁

“出现各种老化现象”

脾肾气虚、瘀血、痰湿

与从前相比，现在的生命进入闭经后的 30 年的生存时期。

一过 60 岁，各种老化现象就显现出来：皮肤上皱纹、老年斑明显，骨质变脆，腰膝疼痛，易尿频或夜间多尿，记忆力低下。身体各个器官都在衰退，容易受到老年痴呆、肾脏疾病等退化性疾病的侵袭。

中医学认为，此时脾肾的“气”运行机能下降，“血”与“水”运行不畅导致血瘀滞，代谢废物就成了“无形之痰”堆积在体内。这个年龄段易患动脉硬化等心血管疾病。应该多吃具有祛痰化湿、活血化瘀功效的食物。

60 岁 →

56 岁 ←→ 69 岁

这个年龄段的男性面临退休，会产生精神性不安，易出现抑郁症等“阴”性症状；相对的，也易出现焦燥易怒等“阳”性症状。此外，这一年龄段的男性因肾脏机能衰弱，会出现排尿障碍，越来越多的人为腰膝疼痛、前列腺肥大、阳痿等症状烦恼，开始实实在在地感到身体在老化了。

中医学认为，肾功能不佳，具有调节自律神经和造血作用的肝的功能也会低下。为提高已衰弱的肾脏机能，食物养生应选择补“气”、补“血”的食材，起到保持健康的作用。

“排尿功能衰退，情绪不安”

肾虚、气滞、瘀血、气虚

70 岁 →

身体老化的影响愈发巨大，已经表现出明显的衰老，例如内脏机能衰退，视力、听力、记忆力低下，消化机能减退，食量小导致营养不良，体力、抵抗力弱，易患感冒、肺炎等传染性疾病。这些症状与高龄女性相同。

中医学认为，补不足以平衡周身，健康得以维持。食物养生与健康息息相关，男性老年期也易“气”“血”不足，应选择适宜的补气和补血的食物。

“无体力，易生病”

脾肾气虚、瘀血、痰湿

003 体质是吃出来的

“民以食为天。”每个人的生命都离不开食物，食物消除饥饿，支撑着我们的身体。可是有人想过我们到底都吃进去了些什么吗？食物和体质、健康之间又有什么样的关系吗？究竟这些冷热酸甜是怎样影响我们的身体的呢？

一切来源于食物

俗话说："民以食为天"，"人是铁，饭是钢"。《黄帝内经》上也有这样的论述："人以五谷为本"，"五谷为养，五果为助，五畜为益，五蔬为充，气味合而服之，以补精益气"。由此足见饮食对人生命的重要性。

小时候经常听老人说："这孩子嘴壮，将来肯定身体好。"这话不无道理。每一个人，要想从一个刚出生的婴儿，长大成为少年、青年直到成年人，都离不开食物。

我们吃东西可不仅仅是填饱肚子那么简单，而是在积累我们身体所需的养料。食物里的蛋白质、矿物质、维生素等各种营养，都是支持生命活动的“原料”，缺少了哪一样都不行。此外，食物也是重要的水源，比如蔬菜、水果的含水量超过了70%。

那么，我们就来看看我们都吃进去了些什么呢？

生活中，人的体质和饮食有着密不可分的联系。“滴水穿石，聚沙成塔。”我们吃一口米饭就吃进去了淀粉，吃一个鸡蛋就获得了蛋白质、卵磷脂，吃一个水果就补充了果糖和维生素。营养就是这样一口口吃进去的，一个人的身体是健康

膳食金字塔

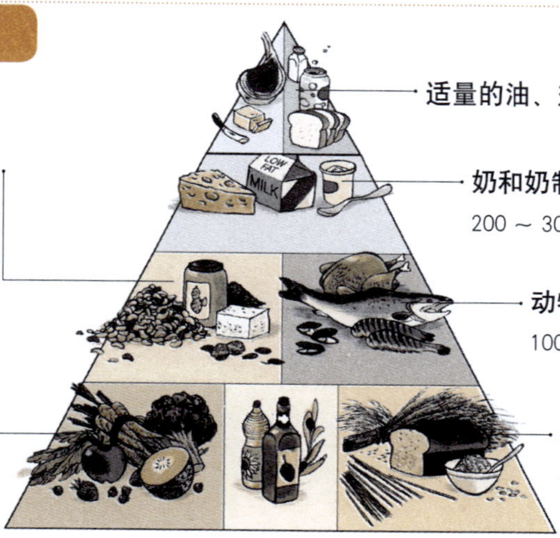

也好，疾病也好，胖瘦也罢，都是由一天天的饮食、活动、休息积累出来的。

◉ “病从口入”有道理

有人喜欢吃肥腻的食物，比如肥肉等油脂含量高的食物，就容易得高血脂、高血压；

有人喜欢喝酒，时间长了，肝脏就出问题了，得了酒精肝、肝硬化；

有人节食减肥，一天只吃很少的东西，一个苹果、一杯牛奶，长此以往，轻则营养不良，身体虚弱，重则身体衰竭，有生命危险；

有人贪食，有人暴饮暴食，饥一顿饱一顿，久而久之就吃坏了肠胃，消化不良，便秘腹泻，胃炎、胃溃疡，这些毛病就都吃出来了。

中国古代有一句话叫“病从口入”，指饮食不当会让人生病。这里生的病不仅仅是通过饮食和胃肠道传播的病，很多其他疾病都不是一天两天形成的，而是在饮食习惯的影响下，慢慢日积月累的结果。

吃出的病，大凡都可源于两种原因，有的是因为吃的东西不对，有的是因为吃东西的方式不对。比如吃盐，盐是人们每天饮食中必不可少的东西，能保持血液和其他体液中的离子浓度、渗透压的稳定。但凡事都要有个度，过犹不及，多了少了都不好，盐吃多了会高血压，吃少了会浮肿。

饮食不当带来的疾病

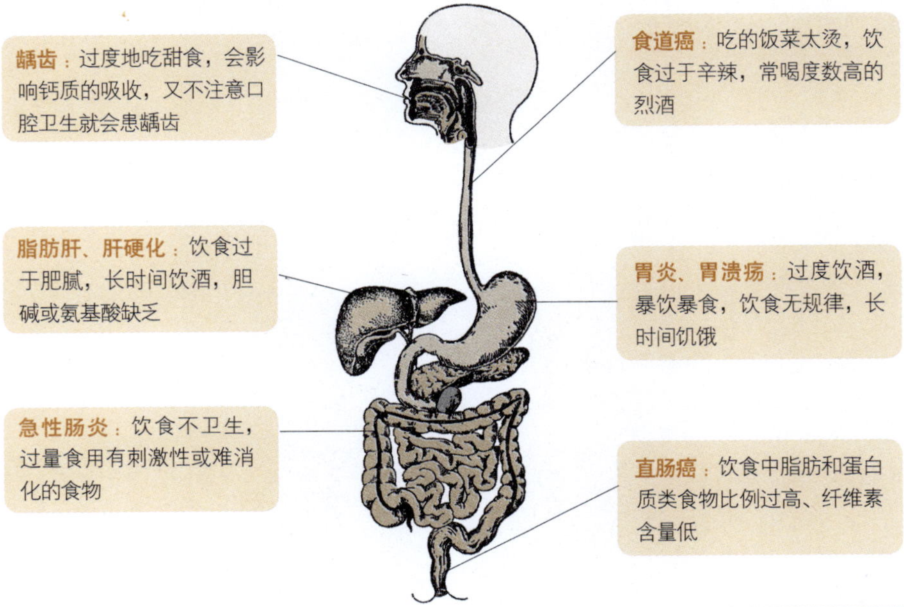

食物有“凉”也有“热”

生活中提到凉热，我们就会想到烫手的是热，冷冰冰的是凉。而中医所讲的“凉热”可不是用口和胃感觉到的食物的温度，而是根据进食后的反应来确定的。

食物按照它们不同的反应，分为了寒、凉、平、温、热5种，其中，温性和热性的食物相接近，寒性和凉性的也有很多共同点，可以分别归为一类介绍。我们日常接触到的食物中，平性的食物最多，温热的相对少一些，寒凉的最少。

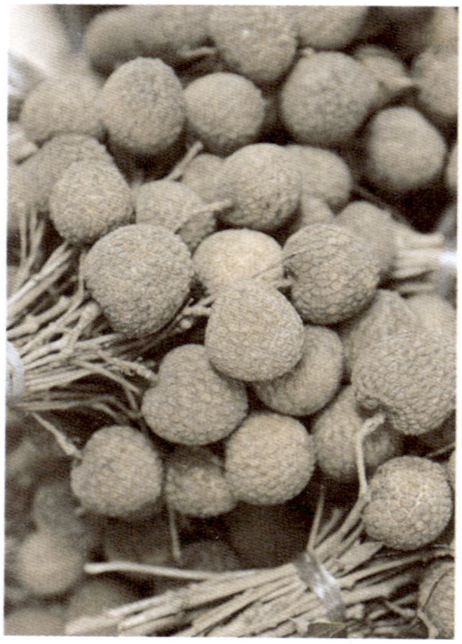

和我们通常的认识不同的是，有些食物进口的感觉和进食后的反应并不一致。最典型的例子是荔枝，新鲜的荔枝吃上一口，顿时觉得甘甜凉爽，我们自然会觉得它是凉的。实则不然，若真像苏东坡说的那样“日啖荔枝三百颗”，那一定会遍身生“火”，甚至鼻血不止的。橘子也是这样，口味酸甜，汁液充足，吃到嘴里鲜爽可口，可是吃得过多，它的温性就会暴露无遗，免不了舌尖和口角溃烂。

食物的“凉”“热”性

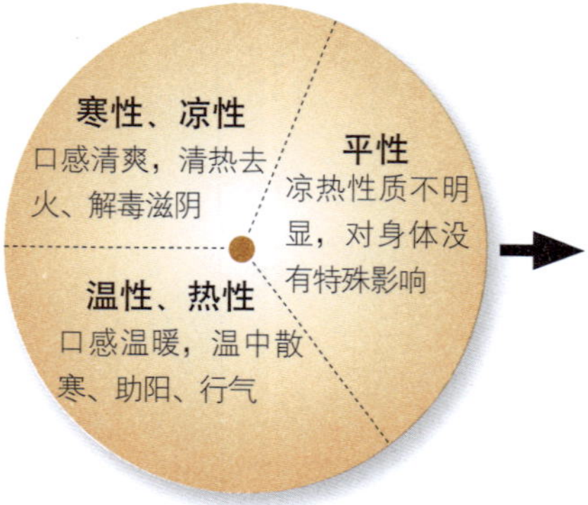

寒性、凉性：小米、绿豆、西瓜、梨、鸭肉、猪肉、螃蟹、菠菜、黄瓜、萝卜、竹笋、苦瓜、番茄、蜂蜜等。适宜夏天食用或体质偏热的人。

平性：鸡蛋、牛奶、红薯、山药、土豆、南瓜、黄豆、黑豆、豌豆、葡萄、苹果、莲子、蘑菇、鲤鱼等。可常年食用，没有过多的禁忌。

温性、热性：生姜、大蒜、大葱、辣椒、胡椒、花椒、韭菜、酒、羊肉、牛肉、狗肉、虾、荔枝、大枣、红糖等。适宜冬季食用或体质虚寒的人。

吃东西也要分“五味”

通过味觉，我们都知道食物有不同的味道，酸、甜、苦、辣、咸、涩等。这些是我们对食物的最直接的感觉，而中医对食物的划分就不这么简单了，虽然也分为“五味”，但却和我们味觉的分辨有所不同。

那么什么是中医所讲的食物的“味”呢？和我们用舌头区分的“五味”又有什么关系呢？

辛

辛辣或香辛的味道

具有发散、行气行血的作用，还能刺激胃肠蠕动，促进消化液分泌。多用于外感表邪或气血阻滞的病症。过食会耗津伤阴，患有痔疮便秘、神经衰弱的人忌食。

包括辣椒、花椒、茴香、葱姜蒜等香辛料，以及韭菜、蒜苗、洋葱等。

甘

甜，糖的味道

一般具有滋补作用，可补充气血、调节脾胃、止痛解毒，多用于补益虚证。过食会胃腹饱胀、泛酸，引起心胸烦闷、高血糖、龋齿等。

包括绝大多数主食如稻米、小麦和玉米等，及豆类和南瓜、红薯、栗子、葡萄、蜂蜜、大枣等。

酸

醋是酸味的代表

“酸生肝”，能保护肝脏，助消化，杀灭胃肠道内病菌。有收涩作用，过食则皮肤无光泽，引起胃肠道痉挛，甚至消化功能紊乱。

大多数水果是酸的。如山楂活血、促消化；西红柿、橙子、柠檬抗衰老，防治动脉硬化；梅子生津，增强食欲。

苦

苦涩的味道

“苦味入心”，能清心泻火、除烦热、燥湿降逆，用于大便不通、咳嗽、呕吐等症。体质偏寒，怕冷、少气乏力的人忌食；过食会引起腹泻。

苦瓜清火除热，莲心清热解毒，杏仁降气止咳。还包括生菜、茶叶、橘皮和白果等。

咸

盐是最典型的咸味

调节血液和细胞渗透压，保持代谢正常。“咸入肾”，能软坚散结或泻下通便。过食会使气血瘀滞不畅。尤其对心脏病、高血压患者不利。

如海带利水消肿、清热化痰、散结软坚；海藻消痰散结。咸味的食物还包括紫菜、海蜇、田螺和淡菜等。

“五味”与“味道”

中医的“五味”有些与我们舌头的判断是一致的，比如苦瓜、杏仁都是“苦”的，辣椒是“辛”味的。但还有很多是不一致的，比如鸡肉味甘，就不是能用舌头尝出来的。

食疗，是美味也是良药

说到药，大家大概都会想起“良药苦口”的感觉，因此没有人喜欢吃药。那么不舒服了，生病了，有没有一种既能治疗疾病、保健身体，又不用忍受吃药痛苦的办法呢？你想过享用美味佳肴也能治病吗？

事实上，我们经常吃的一些普普通通的食材，也都有着令人意想不到的“药效”——药即为食，食即为药。比如，大枣可以用来补血益气，绿豆清火消暑，山楂能健胃消食。同样，厨房里常用的胡椒、生姜，也都有散寒退热的功效。此外，湖南人、四川人非常爱吃辣椒，辣得大汗淋漓，还连叫痛快。这是因为当地多雨多雾，空气潮湿，而辣椒辛热能驱寒行气，所以吃了辣椒，湿气也就随之被驱出体外了。

这些药食同源的食物在《神农本草经》和《本草纲目》等很多中医典籍里都有介绍。此外，我国古代还有一部专门介绍食物保健功效的著作——《随息居饮食谱》。书中的内容涵盖了300多种食物，不仅介绍了这些食物的性味、功效，还搜集了许多食用配方。这些食用配方也就是我们通常所说的“食疗药膳”。

什么是食疗药膳呢？食疗药膳就是在中医的理论指导下，按照一定的配方，将中药与某些具有药用价值的食物搭配，烹饪出来的菜肴。食疗巧妙地把药物和食物融为一体，使良药不再苦口，而成了让人垂涎欲滴、回味无穷的佳肴美食。

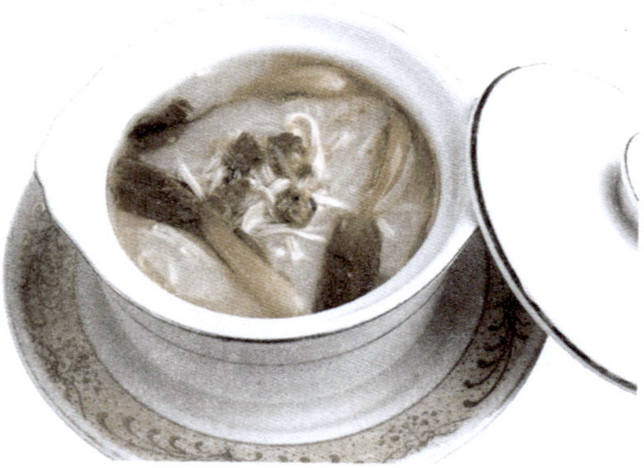

食疗最大的优点就是副作用小，因为即使不当作药用，平时我们也在吃这些食物。这就消除了很多人“是药三分毒”的顾虑，面对食疗，我们可以放心地把疗效吃下去，却不用担心危害了身体。

“药王”与“药膳”

有“药王”之称的中医学家孙思邈，在《备急千金要方》中指出：“夫为医者，当须先洞晓疾源，知其所犯，以食治之，食疗不愈，然后命药。”意思就是说，医生了解了病情之后，应该先用食疗，食疗无效再用药。由此，足可见食疗的功效是不可低估的，就算是最善用药的“药王”，也要敬它三分。

你真的“会”吃吗?

看到上面这个问题，肯定会有人不屑一顾地说：“还能有人不会吃吗？张嘴就吃呗。”其实，可别小看了吃，吃有吃的学问，西医讲就是“营养学”，中医讲就是“食疗”。吃也有吃对吃错，吃什么，什么时候吃，可不是每个人都了解的呢。

首先，吃什么、不吃什么，这就涉及一个饮食宜忌的问题。中医讲饮食要依自身的体质而定，不能步人后尘，不能看别人吃什么自己就吃什么，或者看什么东西新鲜美味就吃什么。如果不顾自己的体质，贪吃、乱吃，不仅不能滋养身体，反而会引起不适，甚至招致病患。

《红楼梦》中就有这么个例子，在“薛蘅芜讽和螃蟹咏”一回里写，大观园中大摆螃蟹席。席间，贾母就叮嘱大家说：“那东西虽好吃，不是什么好的，吃多了肚子疼。”林黛玉素来身体虚弱，才吃了一点螃蟹，便“觉得心口微微痛”。很明显，这就是吃错了东西。

而什么时候吃，就要讲究季节了，要按照时节来吃。有些东西吃对了时节就是补养，吃错了时节就会伤身体。如冬季可以多吃羊肉，羊肉性温，滋补壮阳，使人有足够的热量抵御寒冷，狗肉、牛肉等也有同样的效果。相反，如果夏天吃多了羊肉、狗肉等温热的食物，就会觉得口干舌燥，内火上升，甚至流鼻血。人不可逆天时而行，和“日出而作，日落而息”一样，食物的冷热五味也要和天气的寒暑干湿相对应，这样才能吃出健康。

四季与饮食

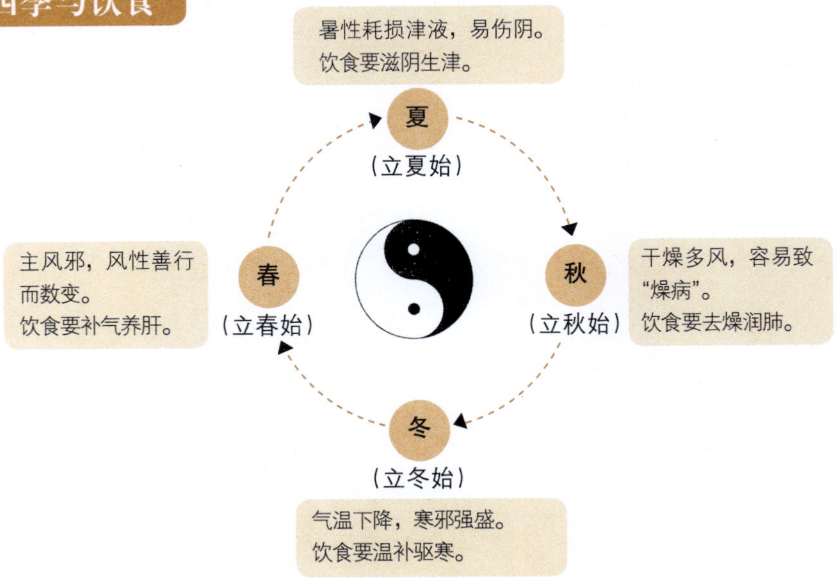

身体、食物与“五行”对应

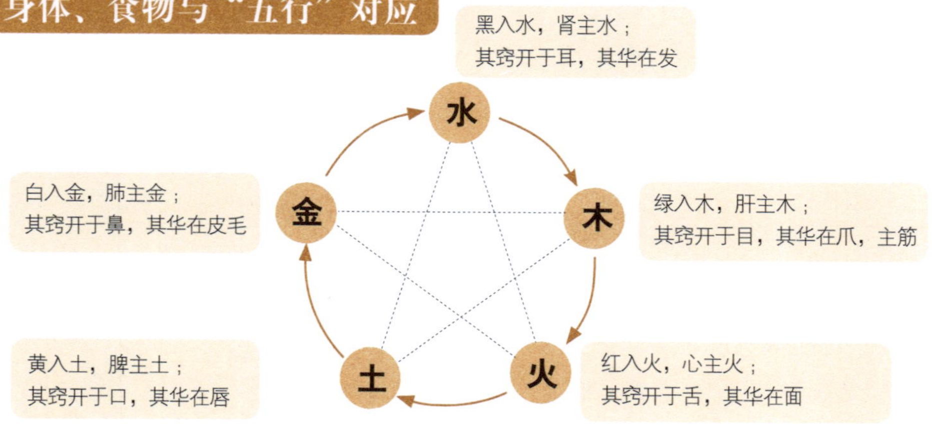

五行	五脏	五味	五色	五官	情绪
木	肝	酸	绿	目	怒
火	心	苦	红	舌	喜
土	脾	甘	黄	口	忧
金	肺	辣	白	鼻	悲
水	肾	咸	黑	耳	恐

食物的颜色、五味和脏腑一样都对应着五行，黑色入肾，白色入肺，绿色入肝，红色入心，黄色入脾。不同颜色的食物与人体的五脏六腑有着相生或相克的关系。《黄帝内经》中记载：人要吃五色、五味的食物，因为五色食物养分各异，互不重叠，不仅要做到均衡营养，更要按照自己的体质去舍取，合理地搭配，才能越吃越健康。

另外，有的人觉得某样东西好，能滋补强身，就天天吃、顿顿吃，不排除有些东西可以这样吃，但大多数食物是不能的。有些东西长年累月地吃，是会吃出毛病来的。举个最简单的例子，我们都知道人参是好东西，有很好的滋补效果，但人参能大量地天天吃、长年吃吗？答案是，不能。即使是好东西，也要适量地吃，不能像救命稻草一样抓住不放，否则最后受害的只能是自己的身体。

本书中，我们将根据各种体质的特点，介绍各种体质适合食用的食物和需要注意的饮食禁忌，介绍适宜的饮食方法，还会附上部分养生食谱，让大家在享用美味的同时，拥有更加健康的身体。

舌诊——看舌头，知全身

舌诊，顾名思义，自然和看舌头有关，是把观察舌头和诊断结合。为什么一个小小的舌头就能看出疾病和健康呢？中医又是怎样诠释“舌诊”的呢？我们自己该如何进行舌诊呢？舌诊中究竟需要观察些什么呢？

小小舌头通全身

大家可能都听说过脚是连通全身的，全身的各个部位、器官都能在脚上找到相应的穴位。其实，和脚一样，不起眼的舌头也是“麻雀虽小，五脏俱全”。舌头和我们身体的各个器官脏腑有着怎样的密切关系呢？

在中医里，非常重视舌头，虽然它很小，却可以划分为几个不同的区域，包括舌尖、舌中、舌根和舌侧，代表不同脏腑、器官。其中，舌尖代表心肺状况，舌中显示脾胃的好坏，舌根表示肾，舌两侧提示肝胆的功能。当某个区域发生变化时，就表示相应的脏腑出现了问题。

舌头代表的脏腑

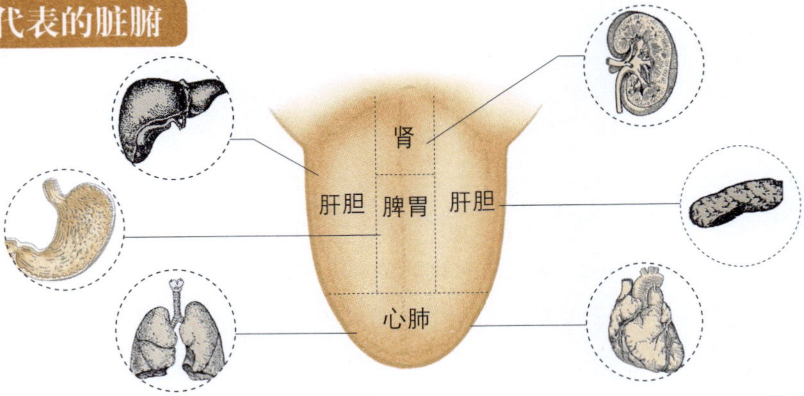

除了舌头的不同区域具体地代表各个脏腑之外，舌头的舌形、舌色、舌苔等，也像晴雨表一样在提示着我们整个身体的健康状况。心情舒畅，身体健康，舌象必然会趋于正常；身体一旦出现了问题，或者严重者已经生病了，舌象就会马上发生变化，来提醒我们注意。这在舌苔上的表现最明显：一般在疾病的发展过程中，随着病情由轻变重，舌苔也会由薄变厚，表明病邪由表及里；若舌苔由厚变薄，那就是病情好转了。

因此，我们可以说：看舌知全身，一个小小的舌头就代表着我们的整个身体。可是舌头自己又不会说话，我们怎么能了解它提供的身体好坏的消息呢？这就要靠舌诊这种方法了，学会了舌诊，舌头就会“说话”了。

舌诊不是简单的“看舌头”

“舌诊”对大家来说可能有些陌生，事实上，它可不是什么新鲜词。早在春秋战国时期，中医就开始用舌诊的方法进行疾病的诊断了。舌诊主要是以舌头的形态、色泽、润燥等为依据，判断疾病的性质、病势的浅深、气血的盛衰及脏腑的状况等。

经过上千年的积累，中医的舌诊已经发展出了一套完整的理论。但随着现代社会西医的发展和普及，渐渐地，作为中医传统诊断方法之一的舌诊，离人们的生活越来越远了。这里向大家介绍的舌诊，并不深奥，而是一些浅显易懂的方法，使大家能够很容易地理解和掌握，再应用这些知识辅助进行体质的自我检测和诊断。

我们先来看看正常的舌头是什么样子的吧。正常的舌象（舌头各方面状况的总和称为“舌象”）是舌体柔软，活动自如，颜色淡红，舌面铺有舌苔。舌苔一般是薄薄地、均匀地平铺在舌面上，在舌面的中部和根部稍微厚一点，颜色是白色，颗粒均匀，干湿适中。

那么，你会自我舌诊吗？提出这个问题，大家肯定会说：“不就是看舌头吗？谁不会啊！”可是，看舌头说起来容易，却不见得人人都能一下子就掌握。这就有经验性的问题在里面。初学舌诊的人经常会为一些基本的问题所困惑：

舌诊讲舌头有“胖瘦”，那么怎样衡量舌头的“胖瘦”呢？

怎样判断舌苔是薄还是厚呢？

舌苔滑腻是什么概念呢？

什么是舌下脉络呢？它会有怎样的变化呢？

“裂纹舌”是什么样的呢？

只有解决了以上这些问题，我们才能真正掌握舌诊的方法，正确地进行自

正常的舌头

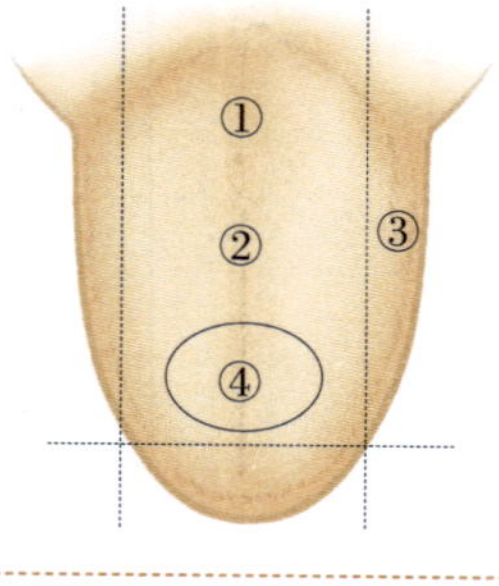

健康舌头在中医中常描写为“淡红舌、薄白苔”

①舌体柔软，活动自如，颜色淡红

②舌中部、根部舌苔稍厚

③舌边缘舌苔较薄

④舌苔均匀铺于舌面，颜色为白色，薄厚适中

我舌诊。下面的内容，就会给出这些问题的答案。

◉ 学会给舌头“检查身体”

让我们来做一下自我舌诊，一起给舌头检查一下身体吧。自我舌诊的准备工作很简单，对着镜子伸出舌头，我们能看到舌面，向上卷起舌头，我们就能看到舌底。下面，我们就可以开始给舌头检查身体了。

首先，我们要观察舌头的“体形”。人的体形有高矮胖瘦，舌头也一样，有各自的“体形”，所谓舌头的“体形”就是指舌头的大小薄厚。先说说胖舌，就和胖人一样，胖舌的舌体又肥又厚，有些舌头的厚度会高过下面的牙齿。舌头太胖了，被周围的牙齿挤来挤去，有的能在舌边看到挤压过痕迹。与此相对的是瘦舌，即比正常的舌头细瘦，舌体也比较薄，放在嘴巴里，就像减过肥的人穿以前的衣服一样，看起来空空阔阔装不满的样子。

胖舌（气虚、痰湿）	正常舌	瘦舌（气滞、瘀血、血虚）
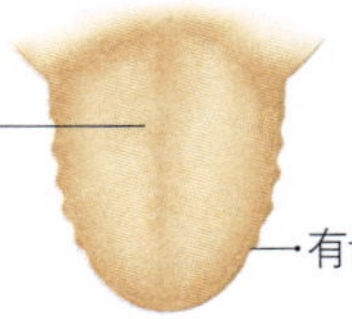	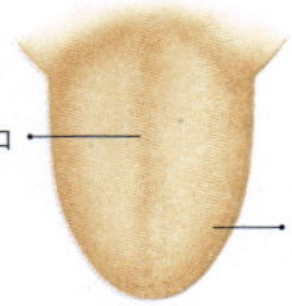	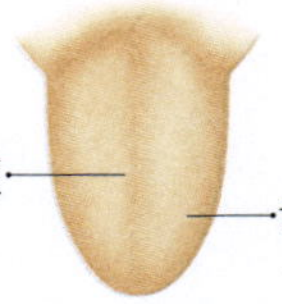
舌体肥厚肿大，舌边缘可以看到挤压过痕迹。	舌体薄厚适中，无肿大现象，也不过于细瘦。	舌体比较细瘦，厚度也比正常的舌头要薄。

此外，如果看到舌头的表面像干裂的土地一样有沟裂，这就是“裂纹舌”。出现了裂纹舌，我们不必过于紧张，以为是身体出了什么问题，其实不完全是这样的。有些人的裂纹舌是天生的，在沟裂上能看到舌苔，这样的就不必担心；只有那些后来出现的、在沟裂上也看不到舌苔的裂纹舌才是不正常的。

然后，我们再对着镜子把舌尖向上卷起，就看到舌下脉络了——隐藏在舌头背面的像筋络一样的东西。正常的时候，舌下的静脉血管不是很明显，结缔组织的脉络也清晰、光滑。它躲过我们的视线，却透露着我们身体的许多秘密。

◆ 舌下脉络的变化提示疾病　　注意

不正常的时候，舌下静脉会有血管变粗、弯曲、颜色暗紫等变化；有时在结缔组织上还能看到结节，就是舌下脉络上米粒大小的硬颗粒。这些变化都暗示着身体出现了这方面或那方面的问题。

不可忽视的舌苔

对着镜子，我们会看到有一层像苔藓的东西，紧紧地贴在我们的舌头表面；仔细观察会发现，它是许多短毛绒样的小颗粒——这就是舌苔。它是由脱落的舌头表面上皮细胞、唾液、细菌及渗出的白血细胞组成的。正常的舌苔分布在除了舌尖和边缘的整个舌面，为白颜色，透出舌质本身的淡红色，而呈现出健康的淡粉色。从舌苔上我们又能看出什么呢？

不同的舌苔

舌苔

- **薄苔**：能看到舌质，舌苔过薄或消失表明胃阴亏虚，正气衰弱。
- **舌苔厚腻**：像垢物一样，厚厚地粘在舌头上，表明湿热积滞在身体里。
- **剥落苔**：出现无舌苔覆盖的裸露舌面，表明脾胃虚弱、阴虚少津。
- **有色苔**：变为黄色、灰色等，表明健康出了大问题，需要引起注意了。

刚接触舌诊的人，很容易把舌质的颜色和舌苔的颜色弄混。事实上，舌质的颜色是指没有舌苔覆盖的舌体本身的颜色。正常的是淡红色的，颜色均匀，柔和湿润；不正常的时候，舌质可以出现颜色发红，淡白无血色，或暗沉发紫等。

你的舌诊结果可靠吗？

了解了上述这些知识，我们就可以进行初步的舌象自我诊断了。但是，你的舌诊结果真的可靠吗？之所以提出这样的问题，是因为一些随机的因素可能会影响舌诊的结果。

影响舌诊的因素

刷舌/刮舌
影响：舌苔变薄，舌色变红
建议：隔一天等舌苔恢复了再进行舌诊就可以了。

热辣的食物
影响：舌色变红
建议：避免此类食物，或进餐 2 小时后再进行舌诊。

含色素的食品
影响：改变舌苔颜色
建议：避免此类食品，或颜色消失后再进行舌诊。

舌头受伤
影响：舌苔变色、剥落
建议：等舌头上的伤口痊愈之后再进行舌诊。

一起来改造体质吧

005

你对自己的体质满意吗？你在为自己身体的各种毛病苦恼吗？我们已经知道了，体质不是一成不变的，可是却有好有坏，那么怎样才能让我们的体质向好的方向去转变呢？有什么好办法呢？我们又该做些什么呢？

拥有健康的身体是每个人内心最渴望实现的愿望。可是我们的身体却偏偏不让我们轻易如愿，也不见得是什么大毛病，也许就是一些这样那样的头疼脑热的小问题，却给我们的身体埋下了隐患。下面的故事说的也正是这个道理。

扁鹊是战国时期著名的医学家，他去晋见齐桓公。看到齐桓公的面色，他就直率地说："您已经生病了，但不严重，只在皮肉之间，很容易治疗。"而齐桓公拒绝了他。

过了五天，扁鹊告诉齐桓公，他的病已经在血脉了，可是齐桓公仍然不听。

又过了五天，扁鹊见到齐桓公面色灰暗，立即说："您的病已深入肠胃了，如果不抓紧治疗会危及生命了。"齐桓公听了很不高兴，拂袖而去。

再过五天之后，扁鹊最后一次去晋见齐桓公时，看到他的面色黯淡无光，神色大伤，知道他的病已经无药可救，就悄悄地离开了。

果然，不出扁鹊所料，几天后，齐桓公就病死了。

这就是"千里之堤溃于蚁穴"。很多疾病都是从"病在皮肉"开始的，这些小毛病长年累月，就像蛀虫一样一点一点地腐蚀着我们的身体，一点一点地剥夺着我们的体力和健康，慢慢发展，最终成了大问题。所以，"防微杜渐"应该成为我们对待身体健康的首要原则。

中医也讲"防病于未病"，就是说，在没有病的时候要想着去预防，要让自己不得病；有小病的时候，就要及时的治疗，防止小病酿成大病。对身体，我们要把它当作最珍贵的东西，去特别精心地维护，才能让健康不离不弃地一直伴随我们左右。

那用什么方法才能改变不好的体质呢？这里，我们介绍的方法用一个字就能概括，那就是"吃"。一日三餐，无论是五谷杂粮、蔬菜水果，还是鸡鸭鱼肉，对我们的身体来说，它们可都有着不小的作用呢！我们每天都要吃，吃出健康，无疑是最简单、最实用、最有效的方法，既能享受美味又能拥有健康——我们真的可以一举两得！

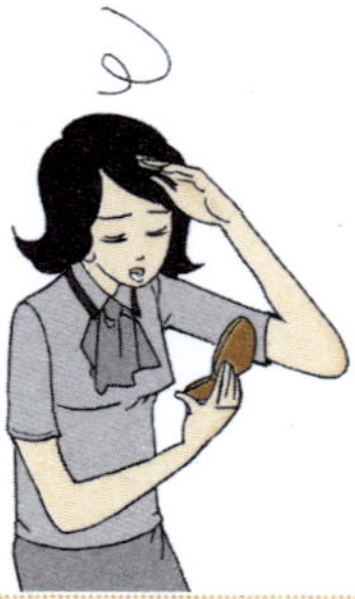

第二章

DIERZHANG

气虚型体质

气，是人身体能量的根本，它蕴藏于全身各处，就像发动机里的燃料一样推动着生命的整个过程，伴随人经历生老病死的过程。它得益于先天，受制于后天，在不知不觉中会流失、减少。不是每个人身体里的气都是充足的，当气受损时，人就会感冒、无力、气短、疲倦，这就是气虚体质。

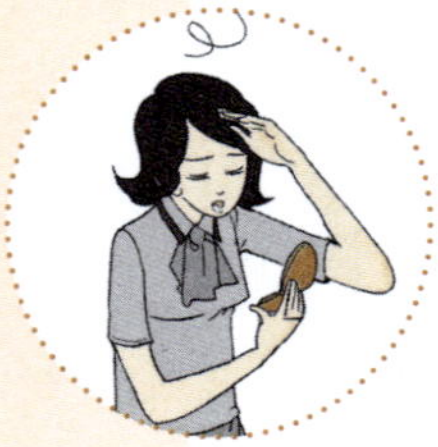

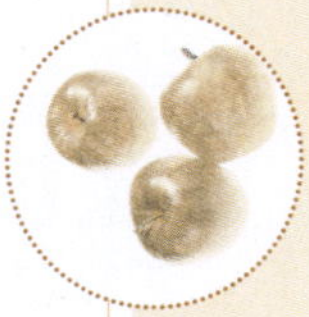

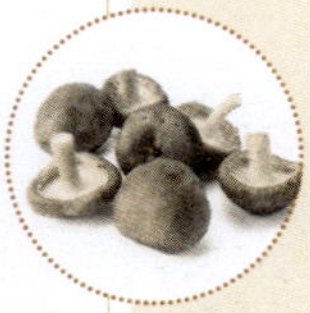

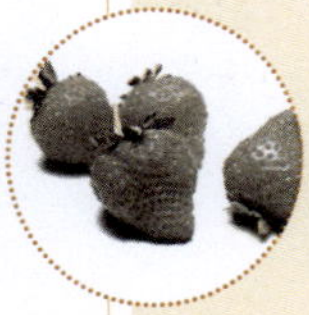

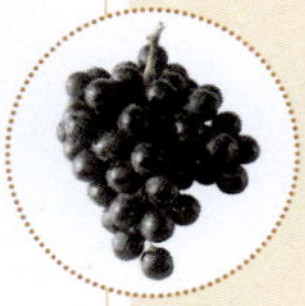

本章看点

- 到底什么是气虚体质呢？

  气虚是由于体内气不足而引起的身体状态。

- 你是不是气虚体质呢？

  疲劳无力、身体发冷、反复感冒都是气虚的症状。

- 人体里的气为什么会“受伤”？

  先天不足、营养不良、久卧不动都是气虚的原因。

- 气虚的人为什么体弱多病？

  身体的“元气”和“卫气”不足，难以抵御疾病。

- 怎样补养人体内的气？

  注意营养搭配，多吃补气、健脾养胃的食物。

- 改善气虚，我们还能做些什么？

  瑜伽能调养身心，舒展身体，改善气虚体质。

006 肿胖无力小心是气虚

你的体型怎么样？你会出现浮肿吗？脸色好吗？稍微着凉会反复感冒，或低烧不愈吗？是否会在秋冬季感到特别怕冷吗？你喜欢活动吗？会经常觉得浑身无力吗？你的食欲和肠胃功能怎么样呢？——你想过这样的自己是气虚型体质吗？

“体质差”的张先生

王先生今年刚刚30岁，本来年纪轻轻，应该是能量充盈、体格健壮的年龄，他却说自己“体质很差”，正在为一身困扰自己的毛病而烦恼。

他整个体形看起来很丰满很厚实，但实际上却虚弱得厉害，看着自己的体形，他觉得自己是“虚胖”。他常觉得没精神，特别容易累，整天觉得很疲劳。严重时，说几句话就要好好喘一口气。最令人气恼的是，他的声音变得很轻，让人听得很费力。给公司员工开会的时候，除了觉得自己体力不济外，连说话也费劲，声音一点也不亮堂。只有稍微用点力，还没说几句，就上气不接下气，说不下去了。

最可怕的是，即使他不说话，不想表现出上气不接下气的样子，但只要到了夏天，天气一热，他也会感到心慌气短，喘不上气来。人也更没力气，多走几步路就气喘吁吁的，一上楼梯就呼哧呼哧地喘个没完，好像哮喘发作的样子。

最让他觉得难熬的就是秋冬季节，天气稍微发生一点变化，别人加件厚衣服也就行了，他却每每都会感冒。这种情形也不是一次两次了，而是任何时候，只要天气有变化，或者他稍微受了点凉，感冒总是第一时间找上他。每当感冒时打针、输液或者吃几粒药丸，确实也见好，但是过两天稍微一着凉，就又感冒了，于是再来打针、吃药，总是这样反反复复。

以前，他感冒的时候都是发高烧，现在却发生了很大变化。他不再发高烧，多数情况是发低烧，一般体温在37.3℃～38℃，持续时间也比较长，经常是连续一两周都不见好转。到医院去看，医院说是低烧又不同意打退烧针，王先生只能无奈地被这绵绵不断的低烧纠缠着。

除了这些的毛病，王先生觉得自己这段时间很容易情绪消沉低落，大便也不正常了，一会儿腹泻的不成样子，一会儿又要忍受便秘的痛苦。到医院折腾了一大圈，大夫给他开了些中药，让他注意调理，他这才知道自己是气虚了。

你是气虚型体质吗？

自我舌诊

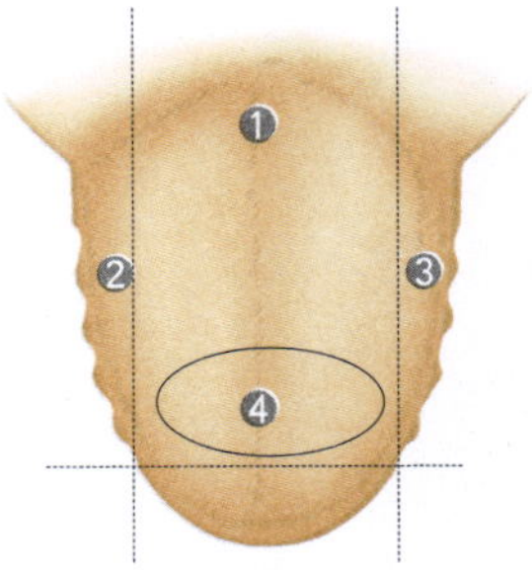

对着镜子，先来看看你的舌头吧，如果你的舌头是下面这个样子的，那你就是气虚了。

1. 舌头整体淡白缺乏红润；
2. 舌厚且感觉微肿；
3. 边缘多伴有波状齿痕；
4. 苔苔厚实，覆盖整个舌面，颜色腻白，或发黄。

体质特征

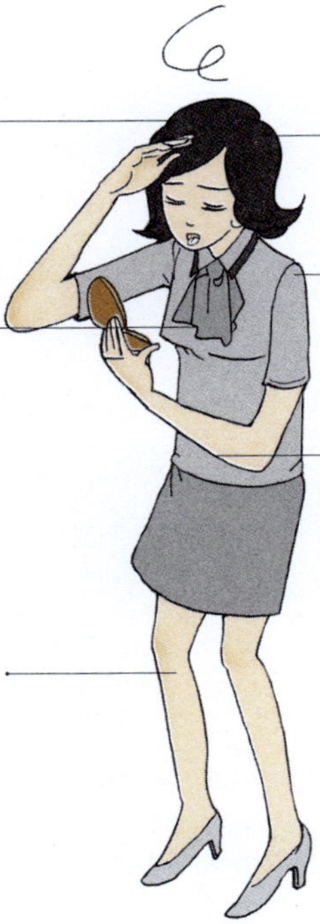

性格特点

性格内向，沉静，胆小，不喜欢冒险；
情绪不稳定，容易出现精神抑郁等症状。

007 气虚为何缠上你

我们常说“人活一口气，佛为一炷香”，在中医理论中，人活着更是离不开“气”的。相信很多人经常听过中医说这气那气的，什么阴气、阳气、精气、卫气、元气，那么这些“气”究竟是什么东西？气虚中的“气”，与这么多“气”有什么关系？

气虚源自先天“气”不足

与我们平时理解的大自然中用于呼吸的空气不同，中医里所说的“气”有更多的含义，其中，“元气”是人体各种“气”中最根本的，先天秉承于父母，后天由饮食获得。中医认为，“气”、“血”、“津液”支撑人体的健康，而其中起主导作用的就是“气”。气虚会影响人的健康，并引起人体的多种病症。

人身体里的“气”

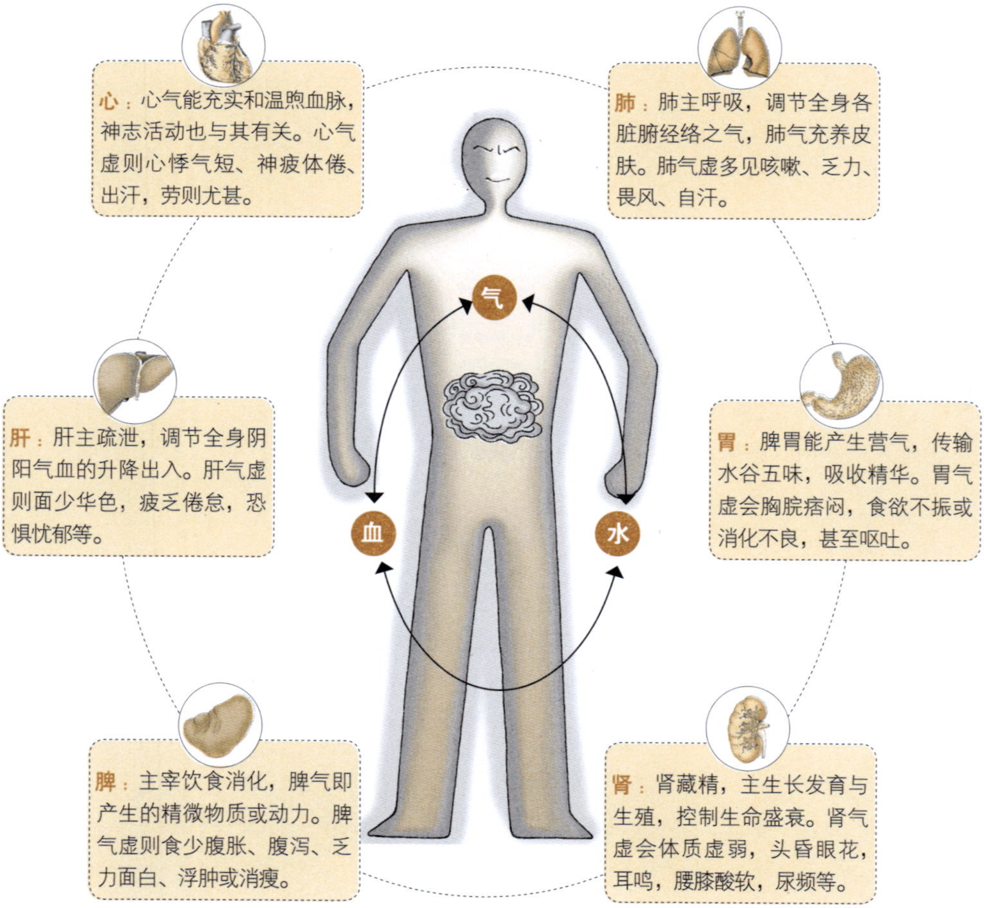

“元气”对于人体，是须臾不可缺少的。它是生命活动的动力基础，是人体各器官的正常生理活动能力，蕴藏于人体全身各处，包括心气、脾气、肺气、胃气、肾气、肝气等；是让人能吃能喝能消化能唱能跳能喘气的东西，就像人要呼吸、要喝水、要吃饭一样，每天都不能少，没有了它，生命将不复存在。气，和“血”、“水”一起，在人体中生成、消耗、运行，支持着各个器官的活动。气就像是各个器官的动力，只有气生机活跃，人的身体才能运转的正常健康。

而所谓的“气虚”，便是人体中“气”的不足，即指人体本身“元气”的虚弱。气虚的人，身体各器官就像失去了动力的机器，活动能力衰退，表现在外的，就是包括免疫、消化、内分泌等各种生理机能的下降。

气虚中有一部分是先天的因素，即一出生就具有这种体质。比如父母体弱，或婴儿早产，就会因先天禀赋不足而气虚。有研究表明，女性在21~28岁之间怀孕生育，产下的孩子身体最健壮，而30岁以后生的孩子更容易气虚，而体弱多病。

营养不良招来气虚

除了先天的原因，后天因素也是不可忽视的。根据《黄帝内经》的说法，人体是靠五味（五谷）入胃，来营养形体，从而充实真气（即元气），真气再化为精华以养元神。人的五脏六腑是靠气血津液滋养的，气血津液是靠水谷精微来转化生成。

“水”，通俗地讲，就是食物中的水分，“谷”就是我们所吃的食物，“精微”就是人体从食物中吸收的有益成分。人体的“元气”来源于食物的“谷气”，“谷气”，即食物中的营养物质，通过胃肠消化吸收后在人身体里所生成的产物就是“元气”。因此，饮食不当，可能会妨碍元气的充实而伤“气”。

如婴儿时期喂养不当，成年之后偏食、厌食，这些情况都会因水谷精微的摄取不平衡而气虚。过度减肥也是导致女性气虚的一个原因。有些女孩子总吵着要减肥，每天只吃两个苹果，然后不停地喝水，体重倒是减下来了，疾病却上来了，头晕的不行。一味地顾着减肥的人，长期摄食不足，“谷气”不足自然“元气”不足，气血生化无源，就可能会因营养不良而气虚。

此外，如果患慢性疾病久治不愈、年老体弱等，也是对身体一种长期的消耗，也是在耗我们身体中的“元气”，由于“元气”总是得不到充分的恢复，而成了消耗性的气虚。还有一种情况是，本来就元气不足的人再经常吃白萝卜、芹菜等破气的食物，必然损伤元气，气虚也就随之而来了。

耗气多补气少，收支“赤字”

据统计，现代人70%处于亚健康状态，其中很多人都是中医所说的气虚体质。这70%中，大部分是白领，而他们的共同特点就是工作压力大，有时每天工作超过10个小时；喜欢熬夜，常常熬夜到凌晨三四点，早上八九点又得去上班。

中国古话讲“劳即伤气”，意思是“过度疲劳会伤气”。存在于人们体内的元气原本是充足的，日常的工作学习会消耗掉一部分，但会通过吃饭、休息补充回来。就像水桶里储存的水，经常用就会被消耗掉，在支出之后需要“补”，需要“养”，才能恢复。如果经常“耗气”，而不注意“补气”、“养气”，就像不断地从水桶里向外倒水却不注水一样，再满的水桶也会倒空的。因此，不“补气”、“养气”自然会造成气虚。

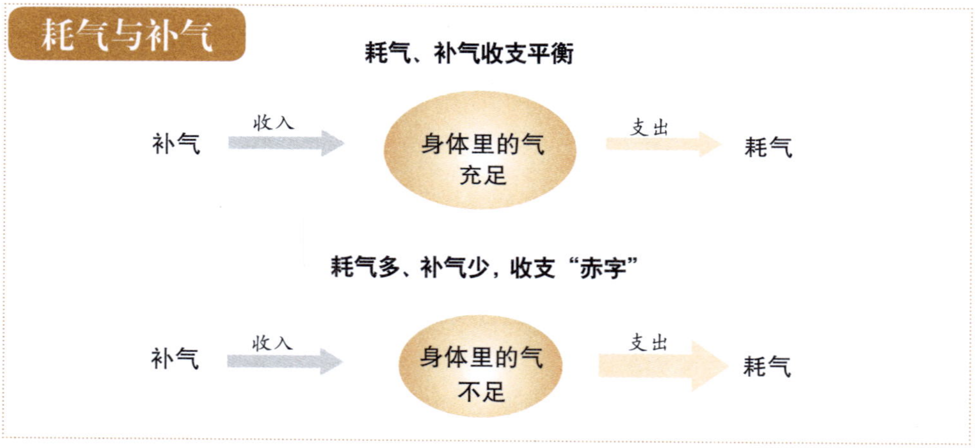

工作压力大，精神紧张焦虑，长时间熬夜，而没有充足的休息，或者长期从事高强度的体力劳动，经常过量运动，这些生活方式都是在过度地耗气。尤其是晚上，本该补充元气的时候，却因为缺乏休息而没有得到补充。久而久之，元气亏虚，人的体质下降了，就会导致气虚。

久卧不动，小心伤了气

《黄帝内经》中说久卧伤气。“气”无时无刻不在运动，所以才有升降出入等存在形态。人若一直躺在床上，气就不能正常地运动，运气过程因此而减缓，就会出现气机阻滞、失调的症状，直接后果就是伤害脾胃，导致消化不良。而脾胃在身体的中间，是气机的中转站，又决定着气的升降运动，因此气的运输功能就大大降低了，新气不能及时地补益身体，就气虚了。

病体缠绵的气虚体质

008

气虚体质的人本身元气、卫气都不足，身体在外邪和内邪的攻击下常常会“倒戈投降”。可是气虚的人得的病多数都不是急症，而一般是长期的、反复发作的、全身性的疾病，用“病体缠绵”来形容再恰当不过了。

常见疾病食疗速查

（1）胃下垂

症状：通常上腹不适，胃部压重而有饱胀感，饭后明显，并有嗳气、胃下坠感、腹痛、恶心、厌食、便秘等不适，有时腹部有深部隐痛感。

食疗推荐

【人参莲子汤】

人参片 10 克，红枣 10 克，莲子 40 克，冰糖 10 克。红枣去核泡发，莲子泡发。把材料放入锅里加水煮 11 分钟，移入蒸笼加冰糖蒸半小时即可。

（2）慢性腹泻

症状：大便次数增多，持续两个月以上。小肠病变引起的腹泻是脐周不适，并于餐后或便前加剧；结肠病变引起的腹泻是腹部两侧或下腹不适，便后缓解。

食疗推荐

【山药羊肉粥】

把半斤羊肉和 1 斤鲜山药一同煮烂，再加适量清水，放入半斤糯米煮粥。每日早晚各温服 1 次。

（3）心悸

症状：各种原因引起的心脏搏动频率、节律发生异常。会自觉心跳加快，心脏收缩加强，并伴有心前区不适感。多伴有失眠、健忘、眩晕、耳鸣等症状。

食疗推荐

【人参大枣粥】

西洋参 3 克洗净置清水中浸泡一夜，切碎。将西洋参和 100 克粟米一起放入沙锅中，加入 10 颗切碎的大枣，倒入浸泡西洋参的清水，熬煮 45 分钟即可。

◉ 反复感冒——抵抗力低难治好

感冒，也就是“伤风”，大家都不陌生。如果偶尔一次感冒，过几天就好了，身体还是和以前一样健康，这样是正常的，没什么好担心的。但如果感冒像江南梅雨季节的小雨一样缠绵不绝，这就跟体质有关系。

西医上讲，感冒是由感冒病毒引起的，而中医认为反复的感冒，是气虚体质惹的祸。《黄帝内经》中说：“勇者气行则已，怯者则着而为病也。”意思是说，卫气充足的人，气血运行很顺畅，卫气强大，任何邪气都不能侵入，身体自然很健康。而卫气不足的人，卫气弱，无法与邪气抗衡，外邪很容易就侵入人体，所以稍微受些寒凉，人就得病了。

（1）风寒，外感寒凉得的病

李先生由于空调吹得过凉得了感冒，去药店买了维C银翘片，吃了半个月也不见效，反而越来越严重。到医院检查后，得知自己的感冒属于风寒感冒。

特效穴推荐——风寒

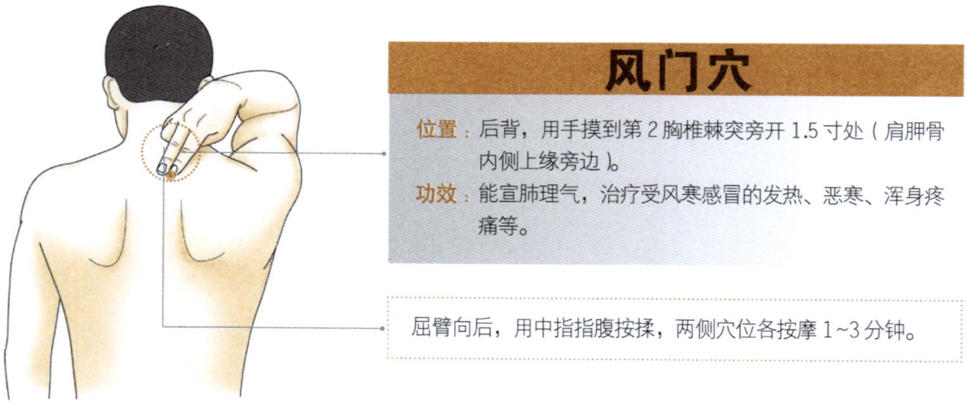

食胜于药

【香菜葱白汤】

材料：香菜15克，葱白15根，生姜9克。

做法：将香菜、葱白、生姜分别洗净，切碎共放锅中加清水适量煎煮10～15分钟，去渣取汁饮服即可。

用法：每日2次，连服2～3日。

适用症：风寒感冒，头痛、鼻塞等。

从中医上来讲，风寒是本身抵抗力下降，而外感寒气，肺气失宣所致。多是因风吹受凉而引起，常发生在秋冬季。症状是高烧、头痛无汗、口不渴、头痛身痛、鼻塞流清涕、咳嗽痰稀白、苔薄白。而像银翘片、夏桑菊冲剂等都属于清热寒凉的药，吃了之后寒上加寒，病情自然会加重。风寒可以服用感冒清热冲剂、感冒软胶囊等，最适合喝姜糖水。

（2）风热，我们常说的“热伤风”

当夏季来临的时候，感冒的患者多数是儿童、老年人和体弱多病的人。这是因为夏季天热出汗较多，当身体突然着凉时，血管受冷反射性地收缩，而引起鼻子和喉咙的暂时性缺血，使抵抗力降低，感冒病毒就乘虚而入，引起了风热感冒，也就是所谓的“热伤风”。

与风寒不同，“热伤风”是热症，会出现无力出汗、口渴喜喝水、痰液粘稠呈黄色等特点。可以服用银翘片、板蓝根冲剂、桑菊冲剂、上清口服液等清热的药。预防“热伤风”应多喝水、多锻炼，保证充足的睡眠。

特效穴推荐——风热

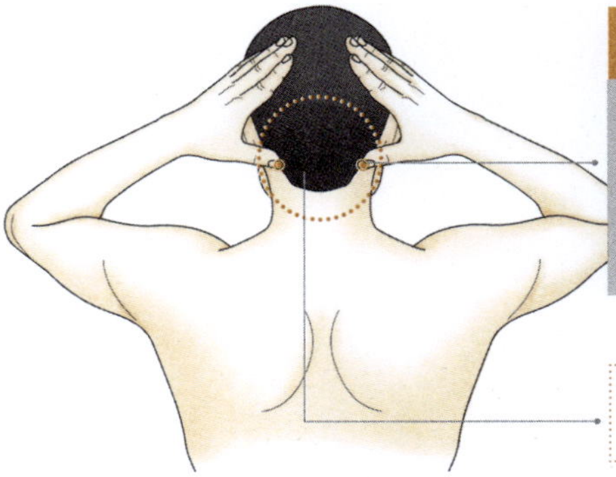

风池穴

位置：后颈部，后头骨下，两条大筋外缘陷窝处，相齐于耳垂。

功效：对热症感冒的头痛、鼻炎、耳鸣和咽喉疾患都有疗效。

四指轻轻扶住头部，用拇指的指腹从下向上按摩，向外揉按 20 ~ 30 次，由轻而重。

食胜于药

【苦瓜莲肉汤】

材料：苦瓜 30 克，莲叶 1 张，猪瘦肉 50 克。

做法：将苦瓜、鲜莲叶、猪瘦肉均切片，把全部用料一起放入锅内，加清水适量，武火煮沸后，文火煮约 1 小时，至肉熟，调味即可。

适用症：风热感冒引起的发烧、出汗等。

月经过多——女性血虚和气虚作伴

引起女性气虚的一个重要原因就是月经失血。此外，气虚也常和血虚相伴相生，气虚到一定程度必然血虚。这是因为气有摄血作用，女性有一些坏习惯，如熬夜、纵欲、爱躺在床上、容易生气等，都会引起气虚。气虚时，因为“气不摄血”，从而导致人体血液、津液等物质异常丢失，表现为月经过多、出血不止，还会伴随着自汗、盗汗等其他气虚症状。

不要随便按摩足部、腰部

很多女性在月经期间都会感觉比平时更容易疲劳，出现严重的腰酸背疼、全身酸胀无力的现象，有些人就喜欢去做做按摩。需要提醒的是，女性在月经期间，做按摩要谨慎，最好不要做足部、腰部按摩。因为此时，子宫和周围的卵巢等器官都会充血，出现腰背酸痛是正常的现象。子宫因充血体积增大，重量增加，和腹腔后壁的附着能力相对减弱。这时选择按摩捶打腰部的方式来舒缓疲劳和减轻酸胀，有百害而无一利。

补血养气的乌鸡白凤丸

乌鸡白凤丸算得上是最著名的妇科中药了。主要成分是乌鸡的肉、骨，并辅以人参、黄芪、当归、白芍等中药。妇女“以血为本”、“以肝为先天”，乌鸡白凤丸气血双补，但以养血补肝为主，具有补气、养血、调经、止带、阴阳双补等多种功能，对月经不调有很好的疗效，还能美容养颜。

经期捶打腰部的危害

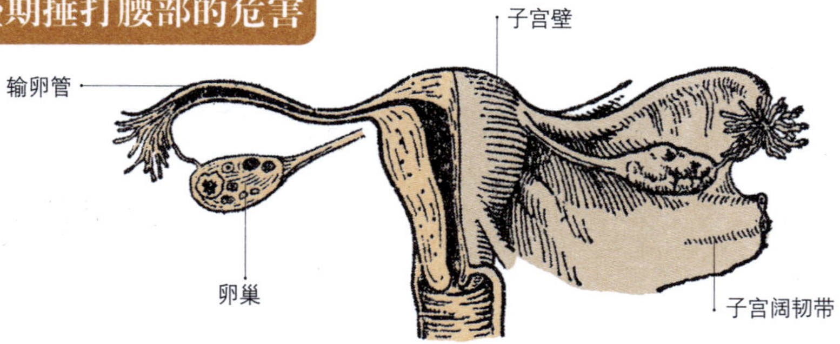

❶ 大力按摩或捶打腰部，反而会进一步加重盆腔充血，使腰疼加剧。
❷ 可能引起皮下出血，阻碍子宫内膜脱落后的修复。
❸ 方法不当还会使经期延长，出血量增加。
❹ 同经期剧烈运动一样，会使子宫受到强烈震动而脱离原位，引发子宫下垂、甚至脱位。

◆ 桂圆适合在经期吃吗？　注意

桂圆也叫龙眼，性温味甘，可以养血益脾、补心安神，对于血虚引起的头晕、心悸、失眠、神经衰弱等有效。但因为桂圆有比较强的活血作用，在经期吃了会引起月经过多。此外，孕妇也不适合吃桂圆，容易引起流产。

特效穴推荐

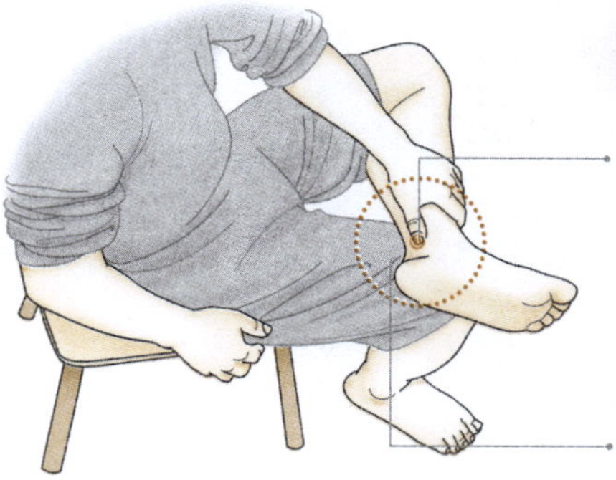

太溪穴

位置：位于足内侧，内踝的后方，当内踝尖与跟腱之间的凹陷处。

功效：可治疗肾炎、膀胱炎、遗精、遗尿和女性的各种子宫疾病。

正坐，一只脚放在另一侧膝盖上；手轻握脚，四指置于脚背，拇指弯曲，从上往下刮按，每天早晚各按摩 1~3 分钟。

喝出健康

【莲子花茶】

配方：花茶 3 克，莲子 30 克，冰糖 20 克。

制作：(1) 把用温水浸泡过的莲子加冰糖炖烂；

(2) 把花茶用沸水冲泡 5 ～ 10 分钟，取茶汁与莲子汁混合，即可饮用。

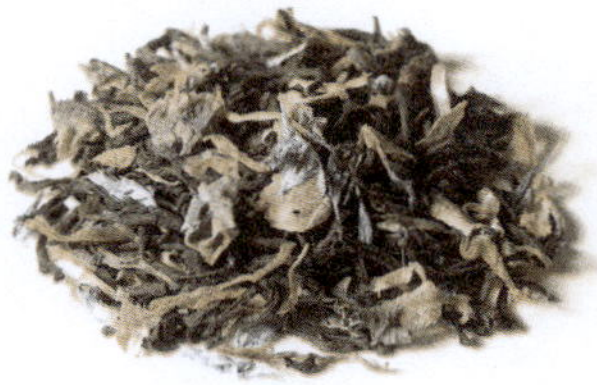

花茶是由精制茶坯与具有香气的鲜花混合，经过一定的加工过程，使茶叶吸附鲜花的芳香气味而成的。

食胜于药

【山药栗子猪肚煲】

材料：猪肚 1 个，山药 350 克，栗子 50 克，姜、料酒、盐各适量。

做法：(1) 山药洗净、去皮，切小块；栗子去皮；

(2) 猪肚用盐搓洗数遍后，洗净切条，加入姜、料酒适量和水，煲煮；

(3) 煲至八成熟后，放入山药、栗子煲熟，加盐调味即可。

低血压——“气”无力行血了

人的正常血压范围是收缩压应小于 140 mmHg、舒张压小于 90 mmHg。当血压出现长期持续低于正常范围的状态，即收缩压小于 90 mmHg 或者舒张压小于 60 mmHg，称为慢性低血压。据统计，慢性低血压的发病率为 4% 左右，老年人群中可高达 10%。低血压的人最明显的症状就是经常疲劳、头痛，还会伴有记忆力减退、睡眠障碍和失眠。当低血压的人从坐着的姿势突然变换体位站起来的时候，就会感到头晕、眼前发黑、耳鸣，会两脚发软，站立不稳。

在中医上讲，“运血者，即是气”。认为气能行血，血液是依靠气来推动的，气是血液循环的动力。气虚的人，就像水泵没了动力，自然没办法把血液有力地输送到全身，所以才出现了低血压。所以，体质性低血压要从补气做起，气补回来了，才能推动血液，从根本上改善低血压的症状。

低血压头痛

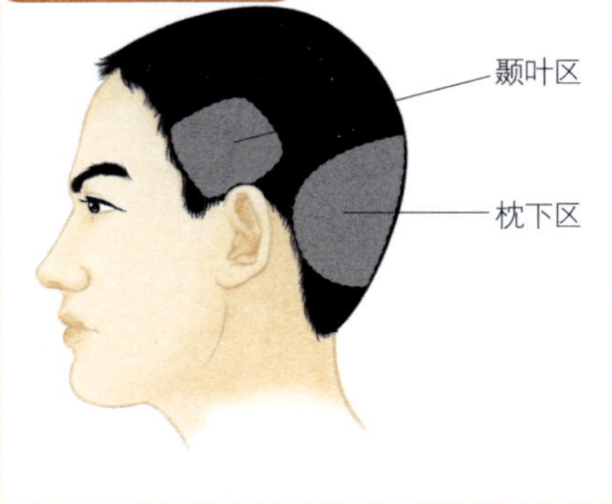

低血压头痛发生的位置常常是头顶（颞叶区）或耳后颈上的部位（枕下区）隐痛，还有随心跳的搏动疼痛。

低血压常见疲劳、头痛、眩晕

低血压的人最明显的症状就是经常疲劳，这种乏力并非都是因疲劳过度所致，通常情况下，这种倦怠感与患者实际工作或活动所消耗的体力并不相称。尤其是体力劳动，低血压患者会感到尤其吃力，即使工作量不大，他们也会觉得消耗了很多体力。

除了疲劳，头痛也是低血压患者的一大烦恼，他们经常会被头疼困扰。这种疼痛往往是在紧张的脑力或体力活动后出现，有时很轻微，有时可以很严重，会让人“头痛欲裂”。这样的头痛还会伴有记忆力减退、睡眠障碍和失眠症状。

◆ 起居小提示　注意

低血压患者起床时，应该先活动四肢之后再慢慢起床。不要从蹲着、坐着的姿势突然站起，应该先颈前屈到最大限度，再慢慢站起，10~15 秒钟后再走动。平时可以穿弹性袜，帮助下肢血液回流。

低血压的饮食注意

与高血压病相反，低血压患者可以适当的选择高钠、高胆固醇的饮食。食盐每日的摄入量可以在12~15克。脑、肝、蛋、奶油、鱼卵、猪骨等含胆固醇多的食品可以适量常吃，提高血胆固醇浓度，有利于增加动脉紧张程度，使血压上升。可以经常吃莲子、桂圆、大枣、桑葚等具有养心益血、健脾补脑功效的果品。多食补气血、温补脾肾的食物，药膳中的人参炖瘦肉、当归煲羊肉、田七炖鸡等，对改善低血压症状都十分有益。

特效穴推荐

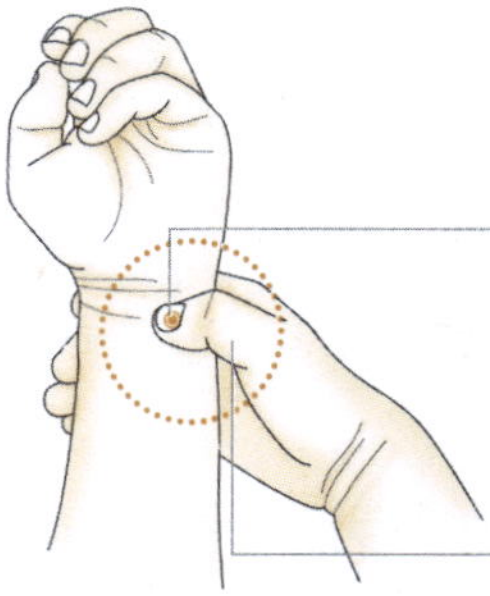

神门穴

位置：手腕关节的手掌一侧，尺骨侧屈肌腱的桡骨侧凹陷处。

功效：提神解乏，能改善精神状态，对神经衰弱、失眠、健忘心烦等症有效。

用另一只手的四指握住手腕，大拇指弯曲，掐按穴位，早晚各一次，每次大约3~5分钟。

喝出健康

【红枣党参茶】

配方：红枣20粒，党参20克。

制作：红枣去核，和党参一起放进锅里，加水约1升左右，煮沸，小火煮20分钟，滤渣代茶饮。

食胜于药

【山药薏米大枣粥】

材料：鲜山药200克，太子参20克，薏米50克，大枣15枚。

做法：(1) 山药洗净去皮切成块，太子参洗净后用适量清水泡胀，大枣、薏米洗净待用；

(2) 沙锅里加适量水，放入各种材料后煮沸，再用小火煮至薏米烂熟即可。

功效：早晚食用可补气养血，健脾生津，养肝益肾。适用于低血压，脾胃虚弱，贫血乏力，精神倦怠等症。

抑郁症——最危险的隐形“杀手”

曾经做过的大量研究表明，全世界有 30%~50% 的人在一生的某些时刻，曾符合抑郁症患者的诊断标准。在不久的将来，在世界高发病率的疾病中，抑郁症将有可能位列榜首，甚至会达到每 5 个人就有 1 个人患病，因此它又被称为“情绪感冒”。

抑郁症的判断标准

1. 心境抑郁，情绪低落，感到苦恼忧伤；
2. 对周围的事情丧失兴趣；
3. 悲观，觉得活着没意思，甚至痛苦绝望；
4. 思维能力下降，记忆力减退，反应也迟钝了
5. 说话慢吞吞的，有气无力，讲话常常颠三倒四；
6. 不喜欢和外界他人接触，有自闭的倾向；
7. 生活上很懒散，甚至连洗脸刷牙都不愿做；
8. 出现胸闷、心悸，白天嗜睡、晚上经常失眠；
9. 食欲下降、胃肠不适、便秘、体重减轻。

抑郁症，归根结底都是气虚的结果。人身体里的气分布在五脏，分为心气、肝气、肾气等。我们这里讨论的抑郁症就是由心气虚引起的。中医中，心这个脏器负责神智和精神，气虚，则气不足以养血，导致血不养心。心得不到滋养，又愈加的心气亏虚，就会出现少动、疲倦、唉声叹气、不爱活动的心气虚的症状，这就是抑郁症了。

抵抗抑郁症的食物

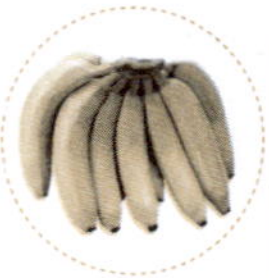

香蕉

营养丰富，含有大量淀粉、钾元素、色胺酸和维生素 B_6，可以帮助大脑摆脱忧郁情绪。

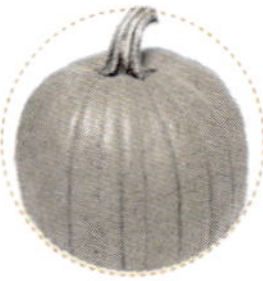

南瓜

含有丰富的维生素 B_6 和铁，帮助血糖变成葡萄糖，维持精力旺盛，带来好心情。

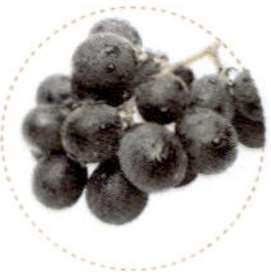

葡萄

含有大量的维生素 C，能够增加抵抗力，参与人体制造多巴胺、肾上腺激素等“兴奋”物质的合成过程。

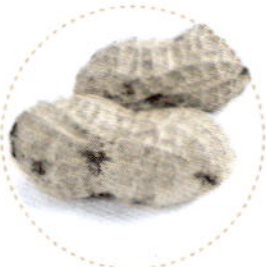

富硒食物

硒有改善情绪的功能。硒的来源有干果、鸡肉、海鲜等，全谷类食物如全麦面包、苏打饼干等。

要警惕季节性抑郁症

有些人的抑郁症会周期性地发生在秋冬季节，这就是季节性抑郁症。这是因为日照时间缩短，影响了人大脑内的激素分泌，由此引发了抑郁症。而随着春季的到来，季节性抑郁症的症状会减轻甚至消失。

特效穴推荐

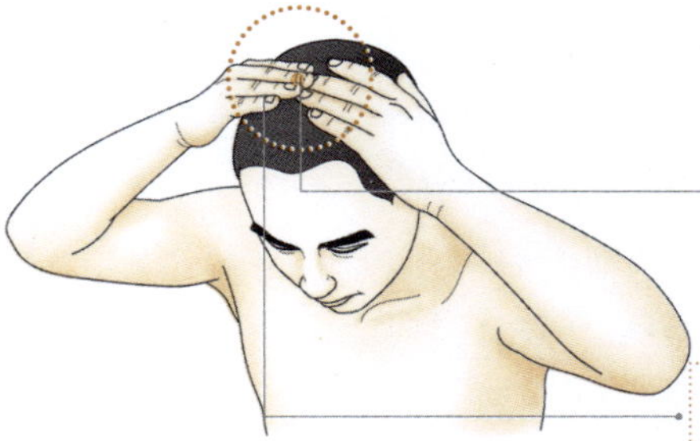

百会穴

位置：在人体头部，头顶正中线与两耳连线的交点处。

功效：能治疗头痛眩晕、贫血、失眠、神经衰弱等。

手放在耳朵两侧，中指交叠压在穴位上，同时向下按压两侧穴位，每次1~3分钟。

喝出健康

【桂圆莲心茶】

配料：桂圆30克，莲心2克。

制作：把桂圆和洗净的莲心，一起放入锅中，添水约750毫升，煮30分钟左右，滤去茶渣代茶饮。

食胜于药

【胡桃豆腐汤】

材料：胡桃100克，豆腐1块，高汤、酱油、麻油和香菜适量。

做法：（1）将胡桃放入热油，用小火慢炒，炒熟后压碎备用。

（2）嫩豆腐切丁，在高汤内炖煮20分钟，加酱油后，再煮5分钟。

（3）放入胡桃，稍勾芡后即可起锅，上桌前滴几滴麻油，撒上香菜即可。

功效：胡桃有缓解疲劳的作用，其中的磷脂对脑神经有良好的保健作用。

【百合排骨汤】

材料：排骨500克，莲子、百合各50克，枸杞少许，米酒、盐、味精适量。

做法：（1）将排骨洗净切块，焯水；莲子去心，百合掰开备用；

（2）将所有的材料一同放入锅中炖煮，至排骨完全熟烂，加入枸杞，调味即可。

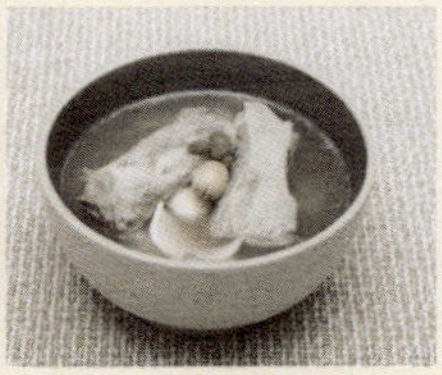

皮肤瘙痒——秋冬季节的烦恼

一到冬天，仔细观察，人们可能会在自己颜色比较深的内衣上发现很多皮屑，拿出来晒一下被子，阳光下可能还会见到皮屑到处飞的情景。有的人会这样解释，冬天嘛，天气比较干燥，人体缺水，掉皮屑是正常的。但如果这些皮屑不是自发掉下来的，而是因为瘙痒而抓下来的呢？

这时候就很有可能是气虚了。中医认为，“风盛则痒”。意思是说，人体感染了邪气，风盛则水少，致使阴虚阳亢，皮肤干燥，人就感觉瘙痒。除了气虚特别严重的，一般人不会因为气虚而皮肤瘙痒，但老年人除外。一方面，老年人皮肤退化，卫气防卫外来侵袭的能力更弱，更容易受到邪气的侵袭；另一方面，老年人体质衰弱，皮肤含水量更少，更容易受到风邪的来袭。此外，老年人还会由于饮食不节、情绪不好或者过度疲劳等导致气虚，都可能引起瘙痒。

随便用药有害无益

有人会在皮肤瘙痒时，擅自使用一些含激素的外用药膏，如皮炎平、无极膏、肤轻松等皮质类固醇药物。这些药物可能在开始使用时效果很好，只要一用上瘙痒很快就会消失。但这只是治标不治本的方法，不仅不能根治皮肤瘙痒，还可能有继发感染、毛囊炎、毛细血管扩张、激素性皮炎、皮肤萎缩、色素沉着等副作用。因此，皮肤出问题切不可随便用药，要听从医生的指导。

区别于过敏性皮肤瘙痒

过敏性皮肤瘙痒是由过敏原引起的，过敏原可以通过各种渠道进入人体，比如呼吸道吸入、食入过敏原、皮肤接触等。一般表现为荨麻疹、丘疹和湿疹等，挠过之后会出现皮下出血、红斑、水疱、渗出等症状。过敏性皮肤瘙痒一定要及时治疗，避免对身体造成更大的伤害。

皮肤的结构

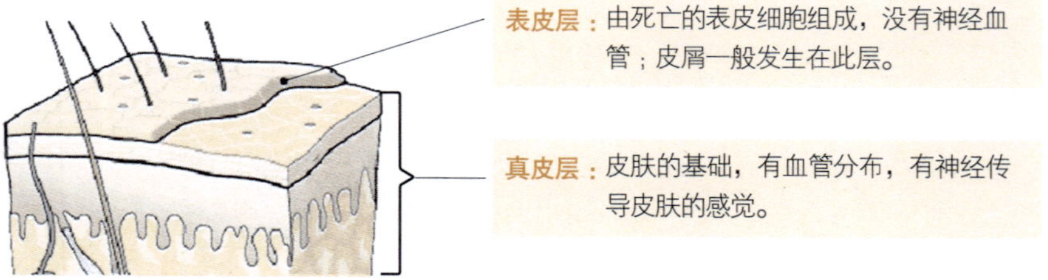

治疗皮肤瘙痒的食物

皮肤瘙痒的人可多吃有健脾润肺、养阴补血、祛风止痒功能的食物，如大枣、百合、莲子、银耳、山药、梨、花生、黑木耳、芝麻、花生、核桃等。还要多吃如胡萝卜、橘子、苹果、蛋类、鱼类以及奶、豆类制品。其中的维生素A能抗氧化；维生素B、维生素C能提高皮肤的修复能力，减少皮肤感染和皮屑；维生素E能延缓皮肤氧化衰老。

特效穴推荐

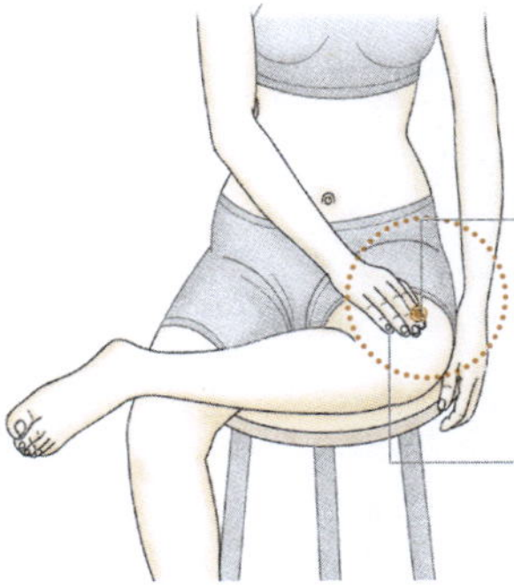

血海穴

位置：屈膝，髌底内侧端上2寸处，当股四头肌内侧头的隆起处。

功效：能祛瘀生新，对治疗荨麻疹、湿疹、湿痒疮毒、皮肤瘙痒有效。

用右手掌按住左膝，用大拇指的指尖按揉穴位，早晚一次，每次3~5分钟。

喝出健康

【红枣山药茶】

材料：红枣10枚，山药100克。

做法：大枣洗净，山药去皮切块，一起放入锅中，加水煮汤，滤去汤渣，代茶饮。

食胜于药

【羊肉山药粥】

材料：冬瓜100克，羊肉50克，山药100克，大米50克。

制法：（1）羊肉剁碎、冬瓜洗净去皮切块、山药去皮切丁；

（2）大米加水煮粥，八成熟时，再放入冬瓜、山药，煮烂后，调味即可。

【八宝肉皮粥】

材料：胡萝卜100克、肉皮100克、白芨10克、枸杞子15克、海参20克、粳米100克

做法：（1）胡萝卜洗净去皮，切成小块；肉皮刮净毛，切成1厘米宽的条；海参泡发，切丝；

（2）粳米放入锅中，加适量水，加入上述材料和白芨、枸杞子，大火煮沸后，改小火煮粥，直至肉皮软烂后，加盐调味即可。

009 调节饮食，把“气”吃进去

气虚是中医讲的虚证之一，是身体缺乏某些东西而造成的亏虚。对于虚证，最常见的办法就是补养，而气虚自然就需要补气了。那么我们在饮食中怎样吃能补气呢？适合吃什么呢？在“补气”的同时还要注意些什么呢？

健脾宜多食“甜”味

气虚的人适合多吃性平味甘或甘温的食物。根据中药“四气五味”学，平性食物、药物介于温热和寒凉之间，作用比较平和，不论寒症热症，皆可配用；味“甘”之物就是味道甜的食物或药材，一般具有滋补、和中或缓急作用，多用于虚证的补养。

气虚则多因伤肝而使正气受损，进而导致包括脾胃在内的气机中转站受累。因此，气虚体质的调理要首先从养脾入手，适当的多吃味甜的食物可以很好的养脾，如谷类中的糯米、黑米、黍米、燕麦等，蔬果要多吃南瓜、红枣、桂圆等。中医认为“多辣伤肝”，辛辣刺激的食物如辣椒等，气虚体质的人不宜食用。

注意“补气”，莫“破气”

气虚一般不容易造成大毛病，相对于其他偏颇体质来说，危害较小，所以在滋补身体的时候，只需扶助身体正气即可，一般营养丰富的食物，含有多种对人体有益的物质，只要经常食用，使人体各种营养成分充足即可。

因此，气虚的人适合“平补”。相对阴虚者的清补和阳虚者的温补而言，平补是一种相对缓和滋补方法，指用甘平和缓的食物或滋补药治疗各种体虚、慢症。可食茭白、南瓜、莲子、桂圆、黑芝麻、红枣、核桃等。

与“补气”相对，有些食物能够削弱和破坏身体中的元气，我们把这种作用称为食物的“破气”作用。在我们的饮食中，许多很常见的食物都有非常强的“破气”作用，比如白萝卜、芹菜、山楂等都属于这一类，气虚的人应该忌食此类食物。

气虚适宜药食同补

在使用食疗的时候，也可以在其中加入一些补气的中药，来加强疗效。

补气的中药自然首推人参，人参最主要的作用，就是补充元气，尤其适合于各种元气不足者。需要提醒大家的是，人参不能滥用，尤其不能与萝卜同食，否则就好比酸与碱发生中和反应生成水一样，两者对人体有益的成分刚好抵消，白白浪费了两种好材料。

黄芪也是气虚者的首选，与人参一样，黄芪也是补气良药，但二者又各自有侧重点。人参适用于大补元气，多用于虚脱、休克等急症，能起到民间所说“起死回生”的作用。平常不宜多用，否则容易上火。黄芪则刚好弥补了人参这方面的不足。它可以经常食用，对虚证有较好的疗效，很有些细水长流的味道。

还有一味药值得推荐，那就是白术。白术也是健脾益气的主要药物，尤其适合于治疗气虚型便秘。有胃胀、打嗝、饭后胀满、消化不良、乏力等症状的胃气虚的人，还可靠经常服用参苓白术丸来调理。

营养平衡，宜荤素搭配

气虚的人要多注意营养，以“谷气”补“元气”。日常饮食中，要荤素搭配，营养平衡，不可偏废一方，荤素最适合的比例是 1∶1。但需要注意的是，菜肴不宜过于油腻味重，否则食物积滞在胃里，本来气虚的人就脾胃虚弱，这样一来就更会伤了脾胃而引起消化不良。所以无论荤素，都应该保持清淡，口味适中。

气虚的人一般会因肠胃受肝气虚弱所累，而出现肠胃消化功能弱的症状，因此在日常饮食中，主食和菜肴应做得软烂、易消化。适合多吃煮炖的食物，并可以适当地延长烹饪时间来增加食物的软烂程度，而尽量少采用炒、煎、炸等使食物不易消化的烹饪方法。易消化的汤、粥、羹类食物是气虚体质饮食的首选，比如经常喝各种肉汤、骨头汤、肉糜粥等，都能够非常有效的养元补气。

饮食的荤素搭配

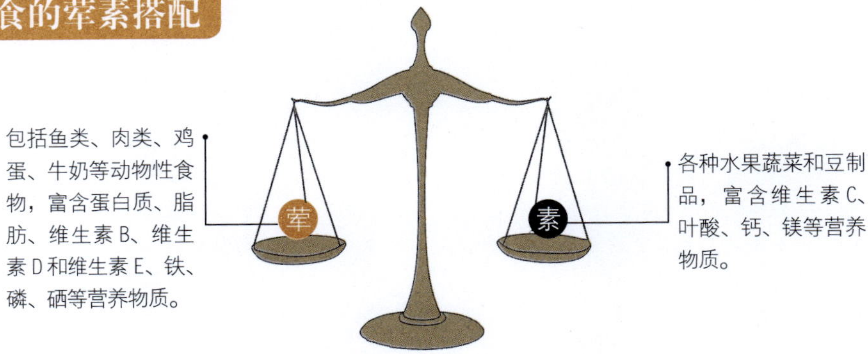

饮食宜忌

禁忌食物

不适合气虚体质食用的食物有白萝卜、山楂、大蒜、薄荷、紫苏叶、荞麦、茶叶、蚕豆、荸荠、芹菜、黄瓜、豆芽、海带、紫菜、茭白、藕、芥菜、苦瓜、空心菜、西瓜、香瓜、梨、金橘、橙子、柚子、杨桃、柿子、菊花、麦冬、豆蔻、芫荽、螃蟹、蛤蛎、蚌类。

适宜食物

红薯

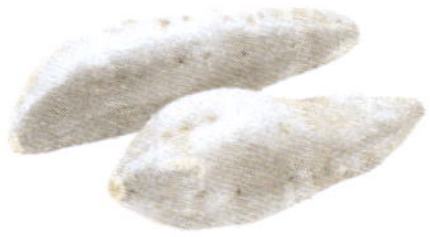

性平味甘，有“补虚乏，益气力，健脾胃，强肾阴”的作用，对于体虚引起的少气无力、肠胃不通、便秘等症有较好的治疗作用。作为主食可治疗脾虚。吃多了会出现腹胀、反酸、烧心、打嗝等不适。

粳米

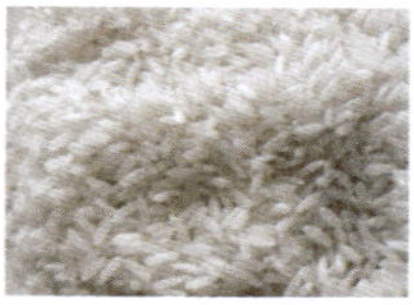

又称大米。味甘淡，性平和。补中益气，平和五脏，补脾胃、止烦渴，还用于呕吐、腹泻、脾胃阴伤、胃气不足、口干渴等。粳米粥适合久病体虚者、产后妇女、老年人、婴幼儿等消化能力较弱的人食用。

糯米

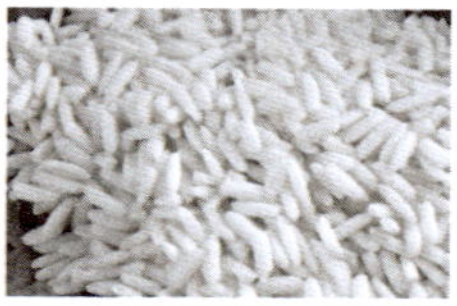

又称江米，性温味甘，营养丰富，具有补中益气，健脾养胃，止虚汗的功效，还能缓解腹胀腹泻、食欲不佳等症状。适合煮稀粥服用，可用于配合治疗慢性胃炎、消化性溃疡。

山药

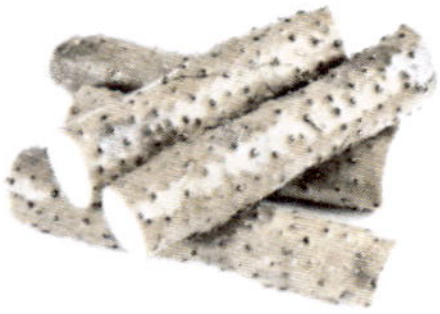

性温味甘，“不热不燥”，既可补脾气而又有益于胃阴。能治疗气虚引起的食欲不振、脾胃虚弱、腰膝酸软、虚胖等症，滋肾益精，常食可强身健体、延年益寿。有炖菜、煮粥等多种食用方法。

胡萝卜

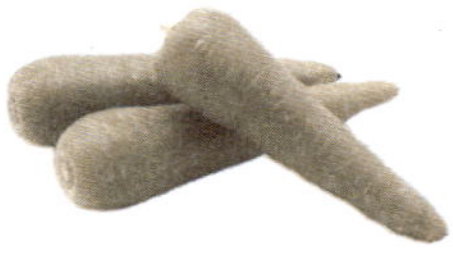

胡萝卜性平味甘，有健脾和胃、补肝明目、清热解毒、壮阳补肾等多重作用，对于营养不良、肠胃不适、便秘、性功能低下等针有较好的治疗作用。气虚体质者除了可以常食胡萝卜菜肴，还可将其切丁熬粥。

黄豆

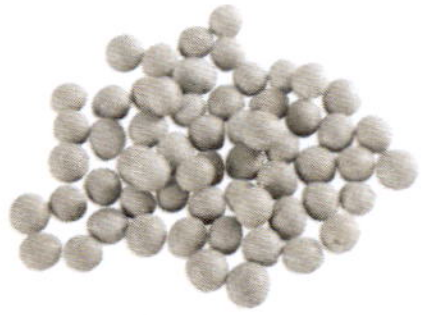

又称大豆，性平味甘。用于治疗脾胃虚弱、大便不调、小便不利、浮肿等，还有解毒功效。大豆异黄酮能延迟衰老、降血脂和预防癌症。黄豆芽可预防心脑血管疾病，有健脑、抗癌的作用。

黑豆

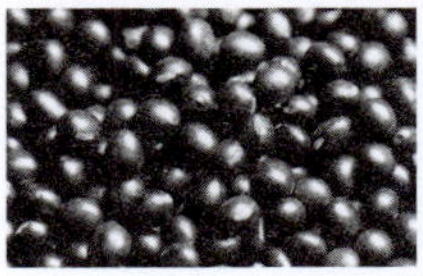

味甘性微寒。具有健脾利湿，补肾益阴，除热解毒、养血美容之等功效。含有丰富的维生素和蛋白质，不含胆固醇，一般煮熟食用或配药熟食。可搭配其他材料，制成豆汤、豆浆等食用。

豌豆

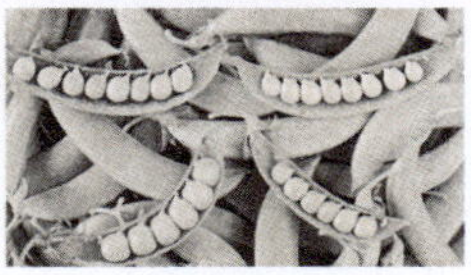

味甘性平。具有和中生津，补中益气、调理脾胃、止泻痢、利小便、消痈肿等功效。食疗方有核桃仁豌豆泥、豌豆鸭条、豌豆粥等。豌豆淡煮常吃治疗糖尿病；豌豆炖羊肉有很好的补气效果。

香菇

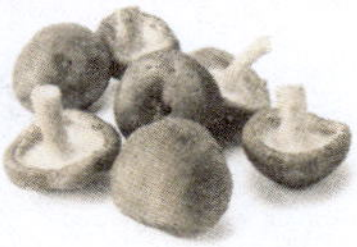

味甘性平凉。补肝肾、健脾胃、益气血，化痰理气，益胃和中，解毒，抗肿瘤的功效。气虚头晕、贫血、自身抵抗力下降以及年老体弱者宜食。用于食欲不振、身体虚弱、小便失禁、大便秘结、形体肥胖等症状。

豇豆

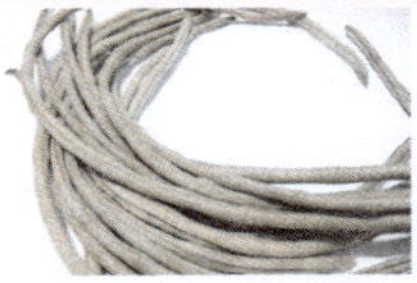

味甘性平。能健脾开胃，利尿除湿。能够理中益气、健胃补肾、健脾利湿，清热解毒，止血。可用于治疗妇女脾虚带下，或湿热尿浊，小便不利等。嫩豇豆腌渍成酸豆角佐餐甚佳，还可做成红油豇豆食用。

土豆

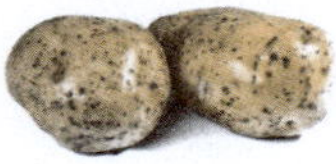

味甘、性平、微凉。具有健脾利湿，解毒消炎，宽肠通便，降糖降脂的功效。能治疗消化不良、习惯性便秘、慢性胃痛、关节疼痛等。还能预防心血管系统疾病和动脉粥样硬化的发生。

茄子

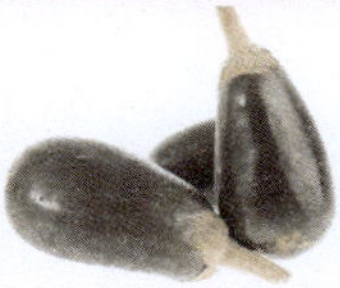

性凉味甘。能清热止血，消肿止痛、宽肠。大便干结、痔疮出血的患者适合多吃茄子。还可降低当固醇，促进伤口愈合等。可以选用紫茄同大米煮粥吃。脾胃虚寒、哮喘者不宜多吃。

羊肉

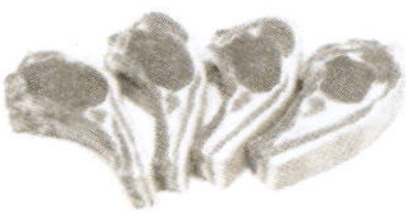

味甘性温。甘而不腻，性温而不燥，能补肾壮阳、祛寒暖中、补益气血，还能就健脾开胃，非常适合冬天食用。是补阳气的好食物，用于气血不足引起的脾胃虚冷、食欲不振、尿频等症状。

牛肉

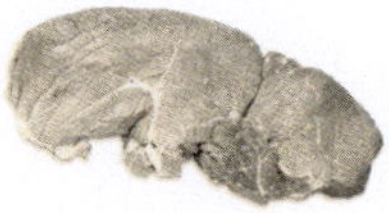

性平味甘。补中益气、滋养脾胃的作用，古有“牛肉补气，功同黄芪”之说。含有丰富的蛋白质、脂肪和维生素。牛肉炖汁或用牛肉适量与大米煮粥服用，对脾胃虚弱的恢复有很好的效果。

鸡肉

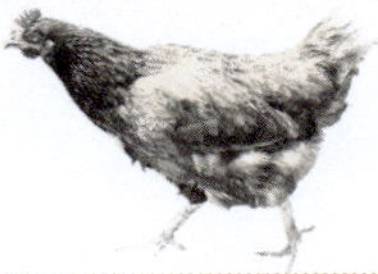

性温味甘。鸡肉营养丰富，有多种滋补作用，有温中益气、健脾胃、活血脉、强筋骨等作用，能治疗月经不调、营养不良、畏寒怕冷、虚弱贫血等虚证。适宜煮粥，或与其他材料一起煲汤。

葡萄

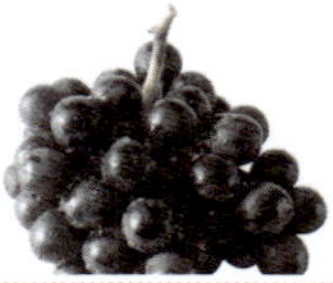

味甘性平。可治疗气血不足，肝肾虚弱，腰背酸痛，头昏心悸，对胃阴不足引起的咽干口渴、小便不利等也有效果。尤其适合患贫血、神经衰弱、肺虚咳嗽、风湿性关节炎的人食用。葡萄酒对气虚体质也有补益作用。

草莓

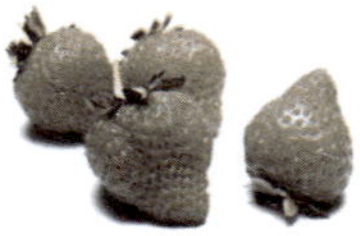

味甘酸性凉，能补脾气、消痰、解酒毒、开心益志。可用于治疗积食腹胀、齿龈出血、口舌生疮、尿少色黄、烦热干咳、咽喉肿痛等症状。新鲜草莓榨汁，与等量米酒混合，适合营养不良或病后体弱消瘦者饮用。

苹果

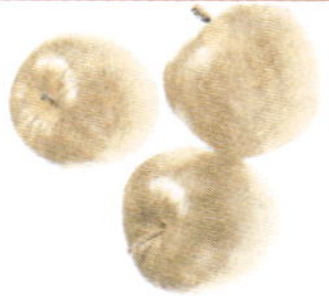

味甘、微酸，性凉。具有生津开胃、清热除烦的功效；可治疗消化不良，轻度腹泻或便秘，烦热口渴。适合慢性胃炎、神经性结肠炎、高血脂和肥胖、贫血和维生素缺乏的人食用，还能有效地治疗前列腺炎。

银杏

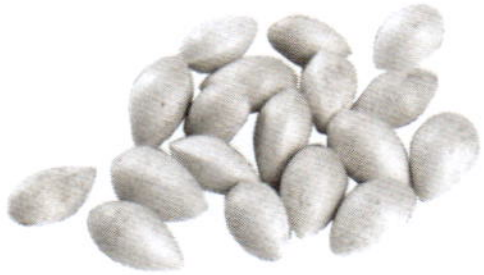

性平味苦涩，有小毒。可治疗气虚小便频繁、白带增多，乳腺增生、小儿腹泻、肺虚咳嗽等病症。对高血压及冠心病、心绞痛、胆固醇过高等有一定效果。食用时要去壳、去红软膜、去胚煮熟，每次20~30粒。

莲子

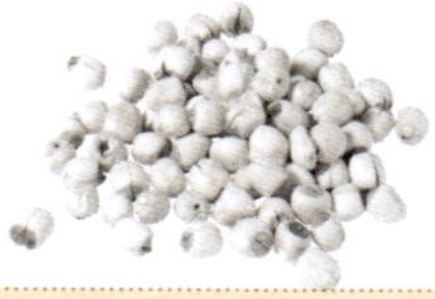

莲子性味甘平，具有益心固精、补脾止泻、益肾固精、养心安神等功效，一般家庭都用其制作冰糖莲子汤、银耳莲子羹，或制作八宝粥。阳虚体质者常食可以有效改善体虚症状。

栗子

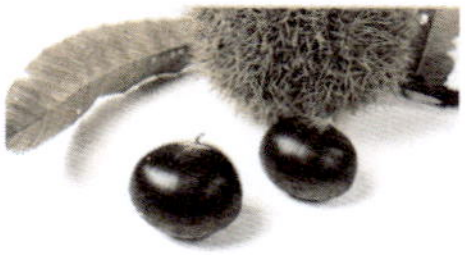

性温味甘。补脾养胃，强肾补筋，活血止血。滋补功能可与人参、黄芪、当归等媲美。用于食欲不振，反胃和慢性腹泻。还能预防高血压、冠心病、动脉硬化等疾病。栗子炖羊肉是营养丰富的滋补美食。

枸杞

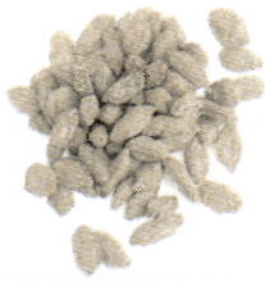

味甘性平。有滋阴养肝的作用，“久服坚筋骨，轻身不老，耐寒暑。”适用于虚证引起的肝肾阴亏、头晕目眩、健忘失眠等症，常食用可强壮筋骨。可调节机体免疫力，能够抑制肿瘤、抗脂肪肝、调节血脂和血糖。

牛奶

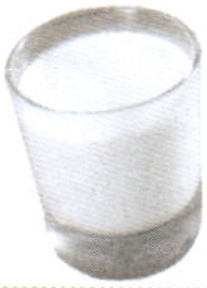

有益气血、健脾胃、生津润肠等作用，对于气血不足、营养不良及各种胃病患者有较好的疗效。起镇静安神的作用，临睡时喝杯牛奶还可促进睡眠。女性经期烦躁时不妨以喝牛奶来缓解。

豆腐

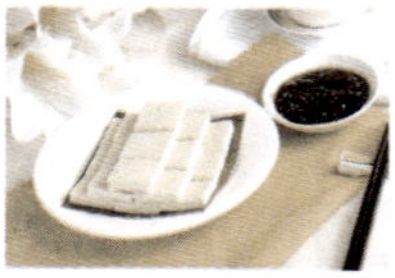

含有丰富的糖类、植物蛋白和微量元素，有“植物肉”的美称。食用后消化吸收率可达95%以上。经常食用可补中益气、清热润燥、生津止渴、清洁肠胃。能改善热性体质、增加营养、帮助消化、增进食欲、消除口臭口渴。

气虚型体质的养生食谱

雪梨豌豆炒百合

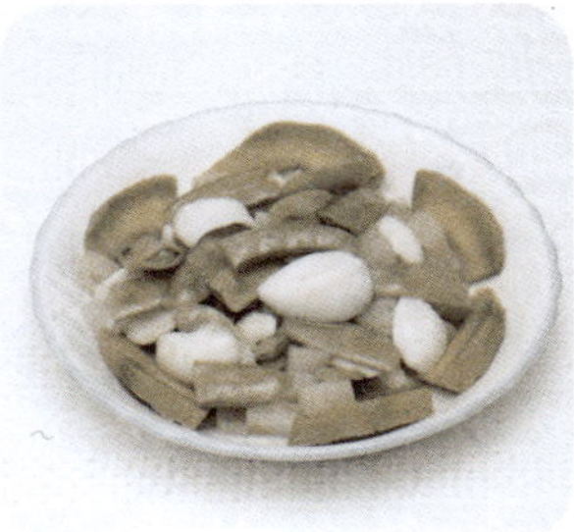

材料：雪梨1个，鲜百合30克，豌豆荚、南瓜、柠檬。

做法：（1）雪梨、南瓜削皮切片，豌豆、鲜百合洗净，柠檬挤汁备用。

（2）各种材料过水后捞出，锅中油烧热，放入材料翻炒片刻，加盐、鸡精等调味，用淀粉勾芡后起锅即可。

红烧鳝鱼

材料：黄鳝300克，胡萝卜50克。

做法：（1）黄鳝洗净剁成段，胡萝卜切丁，葱、姜切丝。

（2）油锅烧热，放入鳝鱼段煎炸至变色，捞出控油。

（3）放入葱姜爆香，加料酒、醋、胡椒粉、胡萝卜丁等熬成汁，加入炸好的鳝鱼段烧开后改小火煨熟，淋上香油即可出锅。

[营养透视——胡萝卜]

维生素			
A（微克）	802	B_1（毫克）	0.04
B_2（毫克）	0.04	B_6（毫克）	0.11
C（毫克）	12	E（毫克）	0.5
K（微克）	3	胡萝卜素（毫克）	4.81
叶酸（微克）	28	泛酸（毫克）	0.07
烟酸（毫克）	0.4		
三大营养素			
蛋白质（克）	0.9	脂肪（克）	0.3
碳水化合物（克）	7.9		
矿物质			
钙（毫克）	65	铁（毫克）	0.4
磷（毫克）	20	钾（毫克）	232
钠（毫克）	105.1	镁（毫克）	7
锌（毫克）	0.14	硒（微克）	2.8
铜（毫克）	0.03		

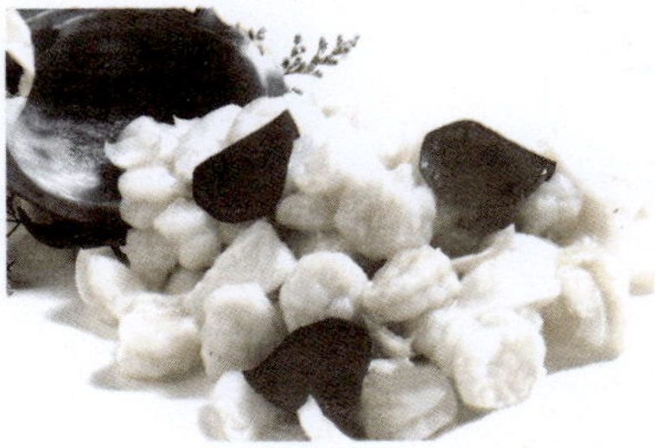

养生三白

材料：虾仁50克、雪蛤10克、玉兰20克、盐、鸡精、蚝油。

做法：（1）玉兰泡软切片，焯水；雪蛤浸泡数小时洗净，放入开水中煮片刻，捞出沥干。

（2）锅里放油烧热，放入虾仁翻炒数下，加入盐、鸡精、蚝油，放入雪蛤翻炒至八分熟，放入玉兰片炒匀即可。

人参鹌鹑蛋

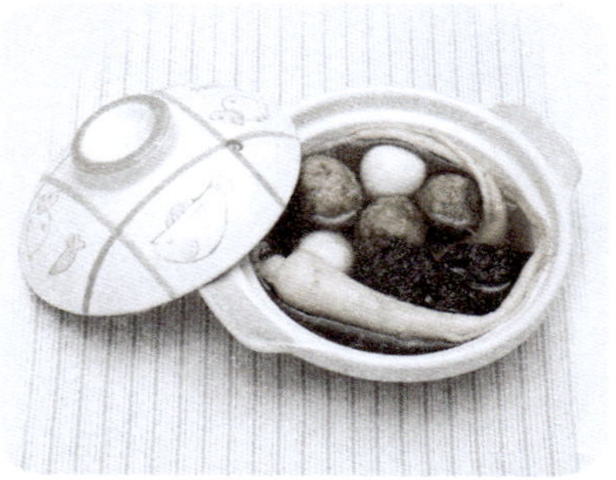

材料：鹌鹑蛋12个，人参7克，盐，麻油，糖，酱油等。

做法：（1）将人参煨软、切段后蒸2次，收取滤液。

（2）鹌鹑蛋煮熟去壳，一半用盐、味精腌渍15分钟，另一半用麻油炸成金黄色备用。

（3）高汤、白糖、酱油调成汁，和鹌鹑蛋一起下锅翻炒，同汤汁一起起锅，再加入另一半腌渍的鹌鹑蛋即可。

山药炒肉片

材料：山药500克，猪瘦肉300克，料酒、葱、姜等各适量。

做法：（1）山药去皮洗净并切片，猪肉洗净切片，葱、姜洗净切碎。

（2）油锅置上烧热，放入猪肉煸炒，然后投入山药、葱花、姜末翻炒，待锅中水将干时，加入盐、鸡精、料酒，继续翻炒至肉熟。

[营养透视——苹果]

维生素			
A（微克）	100	B_1（毫克）	0.01
B_2（毫克）	0.03	B_6（毫克）	0.06
C（毫克）	8	E（毫克）	1.46
生物素（微克）	26	胡萝卜素（毫克）	0.89
叶酸（微克）	5	泛酸（毫克）	0.09
烟酸（毫克）	0.1		
三大营养素			
蛋白质（克）	0.1	脂肪（克）	0.3
碳水化合物（克）	13.4		
矿物质			
钙（毫克）	11	铁（毫克）	0.1
磷（毫克）	11	钾（毫克）	2
钠（毫克）	0.9	镁（毫克）	5
锌（毫克）	0.01	硒（微克）	1
铜（毫克）	0.06		

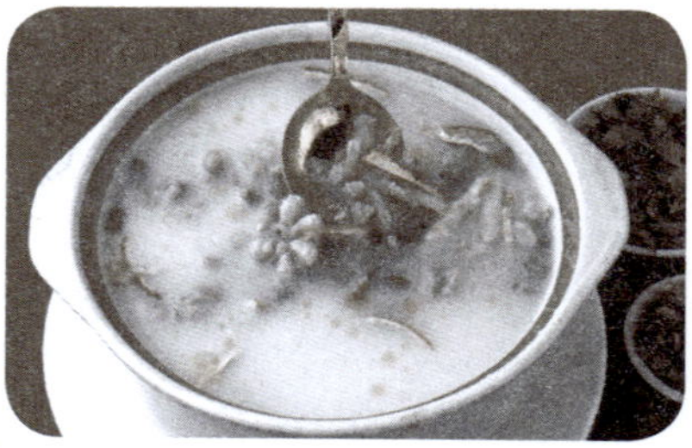

桂皮鱿鱼汤

材料：鱿鱼300克，枸杞适量，桂皮、酱油、料酒、胡椒粉、高汤各适量。

做法：（1）将鱿鱼用刀划成鱿鱼花，再切成块，开水中煮熟捞出。

（2）将鱿鱼和高汤倒入锅中，加入桂皮、酱油、料酒、味精、胡椒粉、枸杞煮沸，小火炖煮30分钟即可。

板栗香菇焖鸡翅

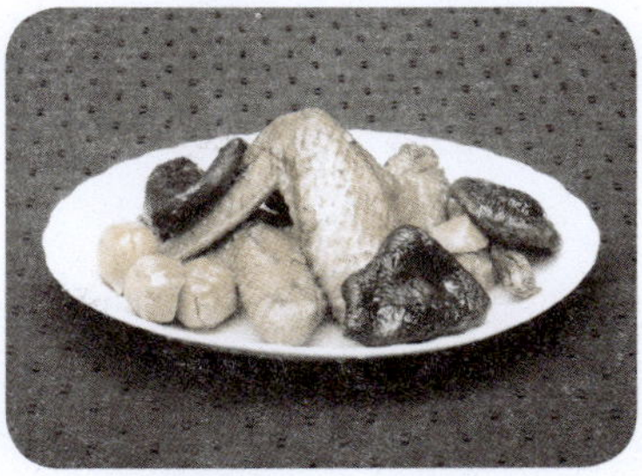

材料：香菇6朵，板栗200克，鸡翅100克，盐、料酒、蚝油等。

做法：（1）板栗去壳，香菇泡水，将鸡翅剔骨剁块，用淀粉、蚝油、盐腌渍25分钟。

（2）油锅烧热，放入板栗翻炒，再放入香菇、鸡翅翻炒，熟透后加适量开水、蚝油、盐，焖10分钟即可。

软炸扁豆

材料：扁豆300克，鸡蛋2个，盐、鸡精、酱油等。

做法：（1）扁豆焯水，捞出沥干，用盐、鸡精、料酒等腌制10分钟。

（2）鸡蛋打散与盐、面粉及少许水调成糊状，涂在扁豆上，热油炸至金黄色，捞出装盘。

（3）葱姜用油爆香，加入料酒、酱油、白糖及少许水勾成芡汁，淋入扁豆即可。

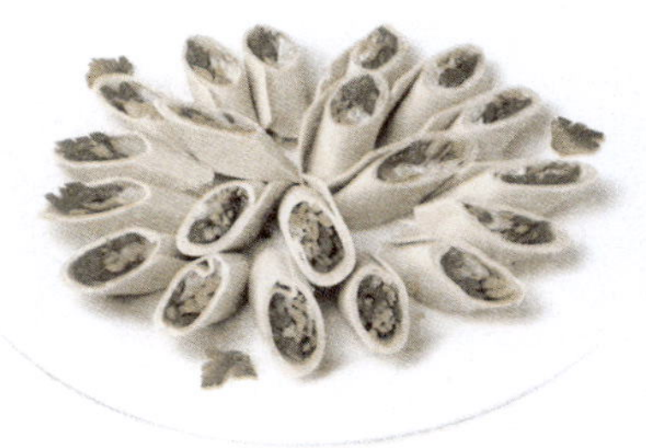

腐皮裹三丝

材料：芹菜150克，胡萝卜100克，白萝卜150克，豆腐皮、盐、酱油、醋等。

做法：（1）芹菜、胡萝卜、白萝卜切细丝，豆腐皮焯熟捞出。

（2）将盐、味精、酱油、醋、香油混合制成味汁。

（3）三丝淋上味汁，拌匀，再用豆腐皮裹好，切成小段，摆入盘中即可。

[营养透视——葡萄]

维生素			
A（微克）	5	B_1（毫克）	0.05
B_2（毫克）	0.03	B_6（毫克）	0.04
C（毫克）	4	E（毫克）	0.34
生物素（微克）	44	胡萝卜素（毫克）	0.13
叶酸（微克）	4	泛酸（毫克）	0.1
烟酸（毫克）	0.2		
三大营养素			
蛋白质（克）	0.3	脂肪（克）	0.3
碳水化合物（克）	0.2		
矿物质			
钙（毫克）	11	铁（毫克）	0.2
磷（毫克）	7	钾（毫克）	124
钠（毫克）	0.5	镁（毫克）	6
锌（毫克）	0.02	硒（微克）	0.5
铜（毫克）	0.1		

香菇鸡丝粥

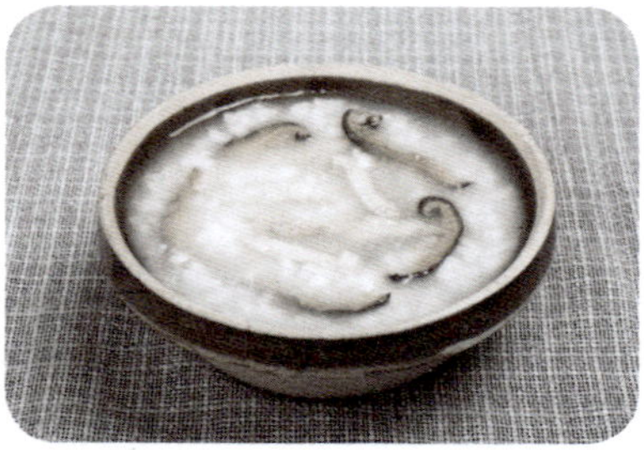

材料：鸡胸肉 200 克，枸杞 10 克，香菇 2 朵，冬笋 50 克，米 60 克，葱少许。

做法：（1）将米熬煮成粥；鸡胸肉去皮切丝，冬笋、香菇切丝，焯水备用。

（2）冬笋、香菇、鸡肉丝放入熬煮好的粥中，焖煮 20 分钟，放入枸杞、葱花再煮片刻，加盐调味即可。

木耳炒黄鳝

材料：木耳 200 克，鳝鱼 200 克，红辣椒 1 个，酱油、料酒、葱等。

做法：（1）木耳泡发洗净、撕片；红辣椒、葱洗净切丝；鳝鱼切段，焯水备用。

（2）葱丝用热油爆香，放入鳝鱼段翻炒片刻，加料酒、酱油、盐翻炒至七分熟。

（3）放入木耳、辣椒丝继续翻炒，直至木耳炒透，调味即可。

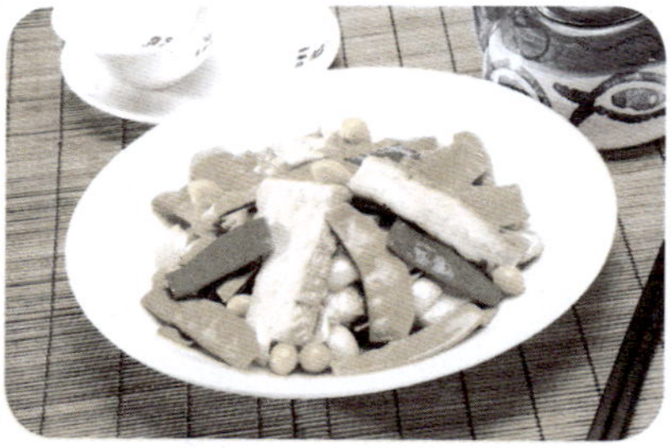

扁豆炒豆干

材料：扁豆 300 克，豆腐 300 克，黄豆、百合、红辣椒、酱油等适量。

做法：（1）黄豆煮熟，百合焯水，红辣椒去籽去蒂切片。

（2）豆腐切长薄片，放入油锅炸 1 分钟，捞出控油，切小块薄片。

（3）热油放入花椒爆香，加入扁豆翻炒至五成熟，加入盐、酱油、黄豆、百合、红辣椒继续翻炒至熟。最后放入豆腐，翻炒均匀入味即可。

[营养透视——草莓]

维生素			
A（微克）	2	B_1（毫克）	0.03
B_2（毫克）	0.03	B_6（毫克）	0.04
C（毫克）	35	E（毫克）	0.4
生物素（微克）	155	胡萝卜素（毫克）	0.01
叶酸（微克）	90	泛酸（毫克）	0.33
烟酸（毫克）	0.4		
三大营养素			
蛋白质（克）	0.8	脂肪（克）	0.1
碳水化合物（克）	5.2		
矿物质			
钙（毫克）	15	铁（毫克）	2.2
磷（毫克）	27	钾（毫克）	170
钠（毫克）	6.5	镁（毫克）	12
锌（毫克）	0.11	硒（微克）	0.7
铜（毫克）	0.04		

松仁烩鲜鱼

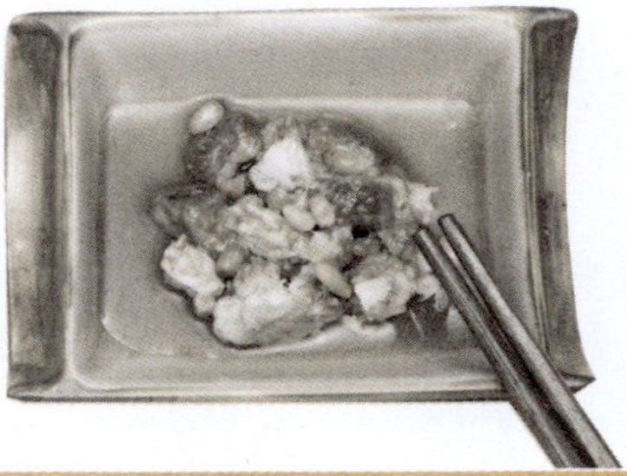

材料：鲜鱼 1 条，松仁 20 克，番茄酱、白醋、糖、淀粉。

做法：（1）鲜鱼洗净，腌入味后裹上蛋液，再沾上淀粉，入油锅炸至金黄色，待冷却后，将刺挑出，鱼肉备用。

（2）锅中加入少许清水，再放入调味料调成糖醋汁，勾芡淋油浇在鱼肉上，再撒上松仁即可。

核桃鸡丁

材料：鸡脯肉 300 克，核桃仁 100 克，鸡蛋 2 个，白糖、葱、姜等各适量。

做法：（1）核桃仁热水浸泡 10 分钟，去皮，切碎；葱、姜洗净切丝。

（2）鸡脯肉切丁，用盐、鸡精、淀粉、蛋液、胡椒粉等拌匀上浆。

（3）油烧热，放入核桃仁炸至微黄，捞出，放入鸡丁滑透并翻炒，加入葱、姜爆香，最后放入核桃仁炒匀即可。

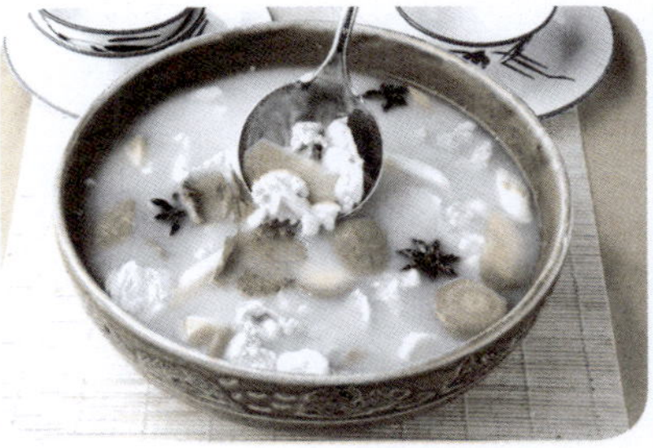

胡萝卜炖排骨

材料：胡萝卜 300 克，排骨 200 克，葱、姜、料酒等各适量。

做法：（1）排骨洗净剁块，放入开水中焯去污血。

（2）胡萝卜去皮洗净切块，葱洗净切碎，姜洗净切丝。

（3）炖锅置上，放入清汤烧开，加入排骨、姜丝、葱、料酒、盐炖 1 小时，再放入胡萝卜块炖熟即可。

[营养透视——莲子]

维生素			
B_1（毫克）	0.16	B_2（毫克）	0.08
C（毫克）	5	E（毫克）	2.17
烟酸（毫克）	4.2		
三大营养素			
蛋白质（克）	17.2	脂肪（克）	2
碳水化合物（克）	64.2		
矿物质			
钙（毫克）	97	铁（毫克）	3.6
磷（毫克）	550	钾（毫克）	846
钠（毫克）	5.1	镁（毫克）	242
锌（毫克）	2.78	硒（微克）	3.36
铜（毫克）	1.33		

山药炒豌豆

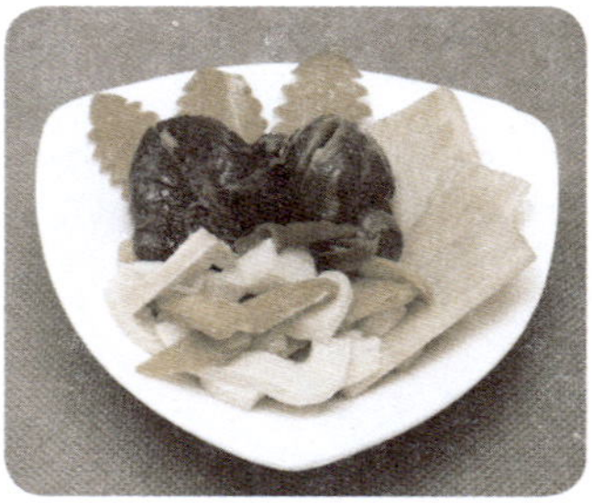

材料：豌豆荚 50 克，生山药 500 克，冬笋 200 克，竹笙、香菇、胡萝卜、辣椒适量。

做法：（1）香菇轻划十字，备用；豌豆荚、胡萝卜、辣椒斜切片，山药、冬笋切薄片，竹笙切段。

（2）烧热油锅，放入香菇、辣椒稍微拌炒，放入胡萝卜、山药等同炒，再加 1 杯水。

（3）收汁后放入豌豆荚、竹笙，最后用淀粉勾一层薄芡即可。

南瓜牛肉汤

材料：南瓜 300 克，牛肉 100 克，姜、葱等各适量。

做法：（1）南瓜去皮去瓤切块，葱姜切碎；牛肉切片，用盐腌至入味，焯水后沥干。

（2）沙锅加水烧热，放入南瓜及调味料煮半小时，放入牛肉再煮 20 分钟，撒上葱花即可。

[营养透视——香菇]

维生素			
A（微克）	3	B_1（毫克）	0.19
B_2（毫克）	1.26	B_6（毫克）	0.45
B_{12}（微克）	1.7	C（毫克）	5
D（微克）	17	E（毫克）	0.66
胡萝卜素（毫克）	20	叶酸（微克）	240
泛酸（毫克）	16.8	烟酸（毫克）	7.93
三大营养素			
蛋白质（克）	20	脂肪（克）	1.2
碳水化合物（克）	30.1		
矿物质			
钙（毫克）	83	铁（毫克）	10.5
磷（毫克）	258	钾（毫克）	1960
钠（毫克）	11.2	镁（毫克）	104
锌（毫克）	8.57	硒（微克）	6.42
铜（毫克）	0.45		

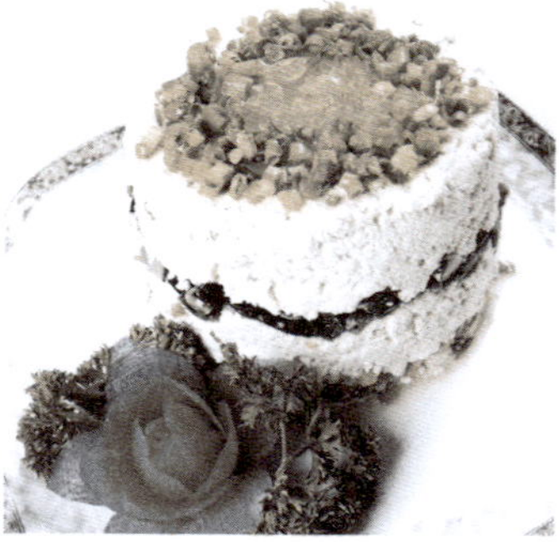

豆腐墩

材料：黄豆 500 克，香菇 5 颗，胡萝卜适量。

做法：（1）香菇切片，用盐、胡椒粉腌至入味；胡萝卜刮丝，加少许白糖腌至入味；黄豆加水放入粉碎机中打碎。

（2）将一半豆浆和豆渣倒入圆模子，加盐、鸡精拌匀，撒上香菇，再放剩下的豆浆和豆渣，最后放入胡萝卜丝。

（3）放入蒸笼蒸熟，取出倒扣在盘子里即可。

山药炖鸡汤

材料：胡萝卜1条、鸡腿1只、山药250克。

做法：（1）山药削皮切块，胡萝卜切块，鸡腿剁块，焯水备用。

（2）鸡肉、胡萝卜先下锅，加水至盖过材料，烧开后小火炖15分钟。

（3）加入山药转大火煮沸，转小火续煮10分钟，加盐调味即可。

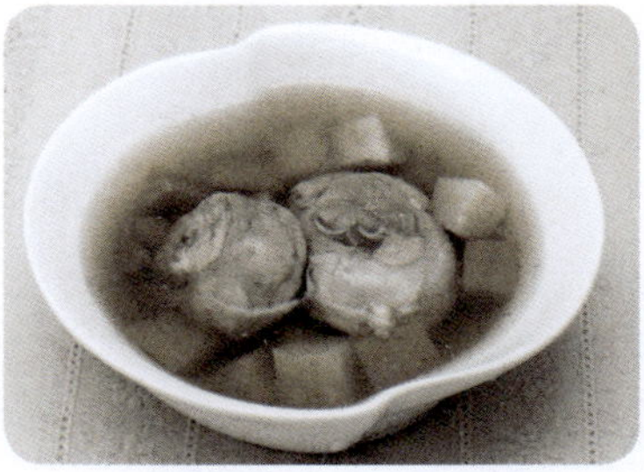

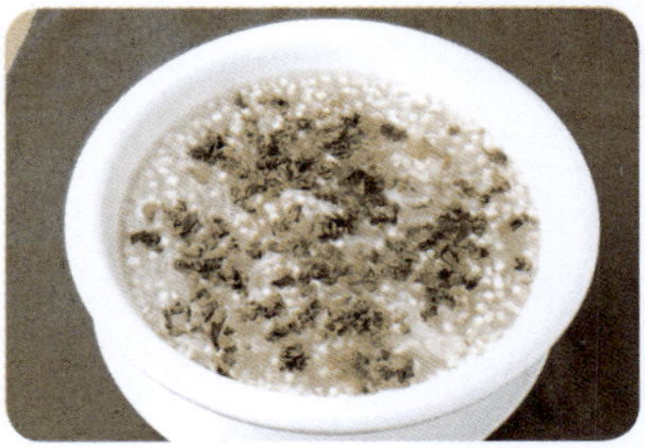

豆腐什锦汤

材料：豆腐200克，草菇300克，黄豆芽300克，西红柿1个。

做法：（1）豆腐、西红柿切片；草菇切半；姜、香菜切碎。

（2）热油，放入姜丝爆香，倒入草菇和黄豆芽炒至八成熟，向锅中加水，再放入西红柿和豆腐，煮至沸腾。

（3）加香菜、酱油、香油、胡椒粉、白糖、盐调味即可。

栗子羊肉汤

材料：生姜3片，羊肉500克，栗子200克，香菇5朵。

做法：（1）将羊肉洗净切块，焯水备用；香菇洗净，切丝；栗子去壳。

（2）所有的材料放入锅中，加适量水煮沸后，再用小火慢炖50分钟左右，煮至软烂，起锅前加入适当的调味料调味即可。

[营养透视——豌豆]

维生素			
A（微克）	8	B_1（毫克）	0.43
B_2（毫克）	0.09	B_6（毫克）	0.09
C（毫克）	43	E（毫克）	1.21
K（微克）	33	胡萝卜素（毫克）	0.05
叶酸（微克）	53	泛酸（毫克）	0.7
烟酸（毫克）	2.3		
三大营养素			
蛋白质（克）	8.5	脂肪（克）	0.4
碳水化合物（克）（克）	17.7		
矿物质			
钙（毫克）	20	铁（毫克）	1.7
磷（毫克	130	钾（毫克）	160
钠（毫克）	1.1	镁（毫克）	43
锌（毫克）	1.01	硒（微克）	1.74
铜（毫克）	0.22		

鸡蛋炒香菇

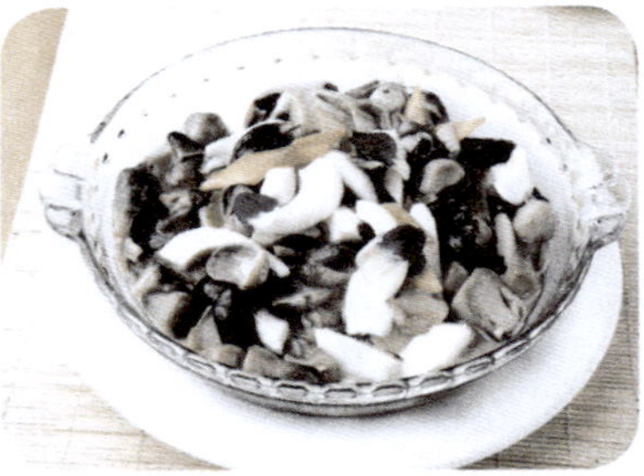

材料：熟鸡蛋一个，香菇200克，黄椒1个，蒜4瓣。

做法：（1）黄椒、香菇切块，蒜剁碎，熟鸡蛋取蛋清切条。

（2）锅中放油，倒入黄椒和蒜煸炒出香味，在加入香菇和适量水、盐、酱油、五香粉搅拌均匀，炒至熟。

（3）撒上鸡精，翻炒片刻，盛出后摆上蛋清即可。

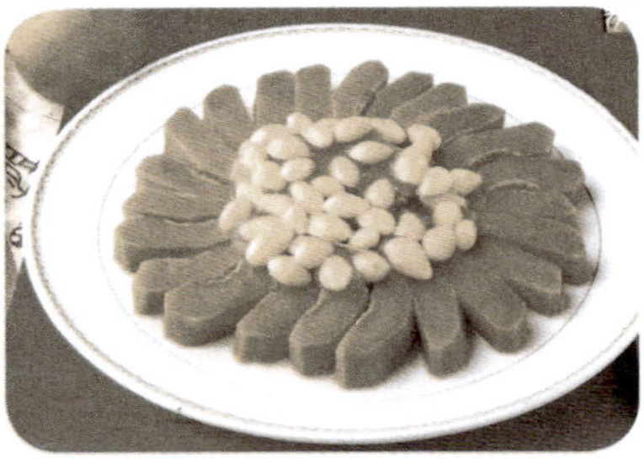

南瓜煮黄豆

材料：黄豆半碗，南瓜200克，姜1小块，糖适量。

做法：（1）姜切片，南瓜切块，黄豆入水浸泡5小时，待用。

（2）油烧热后放姜片炒香，再放入南瓜和黄豆，加适量水、盐、五香粉、酱油和糖。

（3）烧开后改小火再煮5分钟，盛出摆盘即可。

南瓜排骨汤

材料：粳米100克，排骨500克，小南瓜1个，红豆一把，红枣5个。

做法：（1）粳米浸泡1小时，排骨剁成小段，南瓜去皮切片。

（2）将粳米加适量的水，煮至沸腾，放入排骨、南瓜、红豆、红枣。

（3）煮开后转小火，煮至汤浓肉烂，加盐调味即可。

[营养透视——豇豆]

维生素			
A（微克）	42	B1（毫克）	0.07
B2（毫克）	0.09	B6（毫克）	0.24
C（毫克）	9	E（毫克）	4.39
K（微克）	14	胡萝卜素（毫克）	0.25
叶酸（微克）	20.8	泛酸（毫克）	1.3
烟酸（毫克）	1.4		
三大营养素			
蛋白质（克）	2.9	脂肪（克）	0.3
碳水化合物（克）	3.6		
矿物质			
钙（毫克）	27	铁（毫克）	0.5
磷（毫克）	63	钾（毫克）	200
钠（毫克）	2.2	镁（毫克）	31
锌（毫克）	0.54	硒（微克）	0.74
铜（毫克）	0.14		

清心莲子田鸡汤

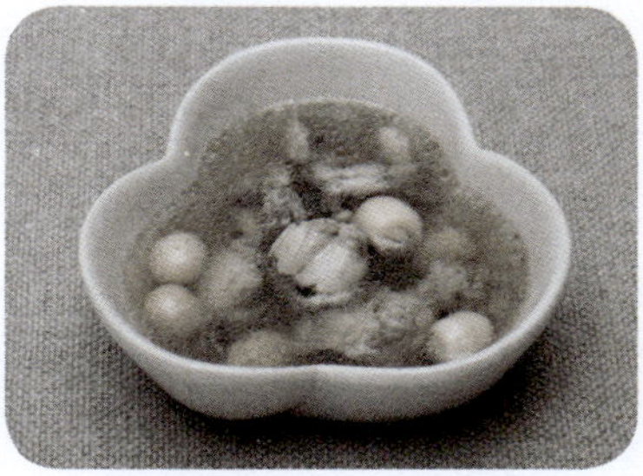

材料：田鸡 3 只、鲜莲子 150 克、棉布袋 1 个、人参和茯苓各 10 克、生姜 5 克。

做法：（1）将莲子淘洗干净，人参、茯苓、生姜放入棉布包中扎紧；两者都放入锅中，加 6 碗水以大火煮开后，再转成小火熬煮约 30 分钟。

（2）将田鸡用清水冲洗干净，剁成块，放入汤中一起煮熟。捞出棉布包，加入盐调味即可。

蛋黄椰蓉糍粑

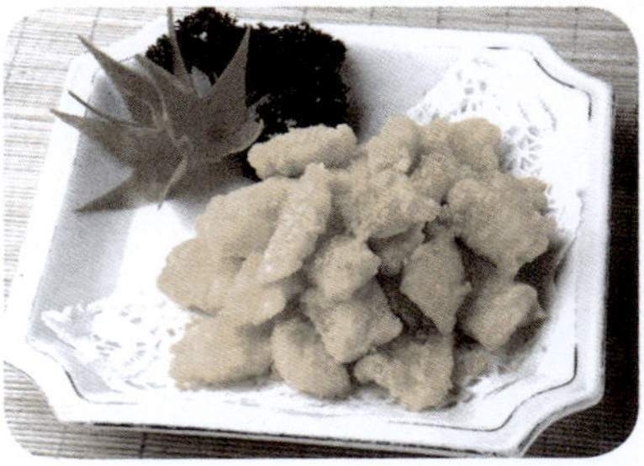

材料：糯米粉 300 克，鸡蛋 2 个，椰蓉、白糖、澄面、猪油适量。

做法：（1）澄面用开水烫熟，加入糯米粉、白糖、猪油、清水搅拌均匀，用手捏成如图样子。

（2）将捏好的剂子放入蒸笼中蒸熟。出锅后撒上椰蓉即可。

牛肉粥

材料：牛肉一小块，粳米半碗，鸡蛋 2 个，熟芝麻、葱适量。

做法：（1）粳米浸泡半小时，牛肉和葱分别切末，鸡蛋取蛋黄，打散待用。

（2）热油，放入葱末和牛肉末煸炒，加盐和酱油炒至熟透，盛出。

（3）将粳米加水倒入锅中，煮至熟烂时，将蛋黄液淋入锅中，再倒入炒好的牛肉末和熟芝麻即可。

[营养透视——黄豆]

维生素			
A（微克）	28	B_1（毫克）	0.41
B_2（毫克）	0.11	B_6（毫克）	0.59
E（毫克）	18.9	K（微克）	34
胡萝卜素（毫克）	0.17	叶酸（微克）	260
泛酸（毫克）	1.64	烟酸（毫克）	2.1
烟酸（毫克）	2.3		
三大营养素			
蛋白质（克）	35.6	脂肪（克）	19
碳水化合物（克）	19.5		
矿物质			
钙（毫克）	169	铁（毫克）	8.3
磷（毫克）	400	钾（毫克）	1800
钠（毫克）	0.5	镁（毫克）	199
锌（毫克）	3.04	硒（微克）	6.16
铜（毫克）	1.35		

鳗鱼枸杞汤

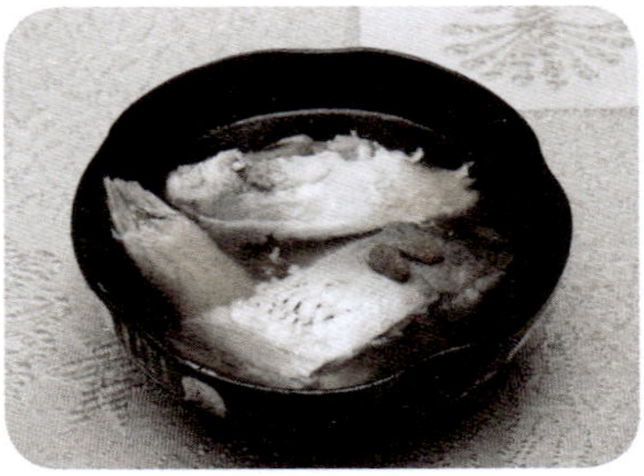

材料：河鳗 500 克，枸杞 15 克，米酒 15 克，盐 1 小匙。

做法：（1）河鳗洗净切段，放入沸水中氽烫，捞出备用。

（2）将所有材料放入锅中，加水盖过材料，撒入枸杞，然后大火煮沸。

（3）煮沸后再加入一些水，转小火煲煮约 40 分钟，快熟时，加入盐、米酒调味即成。

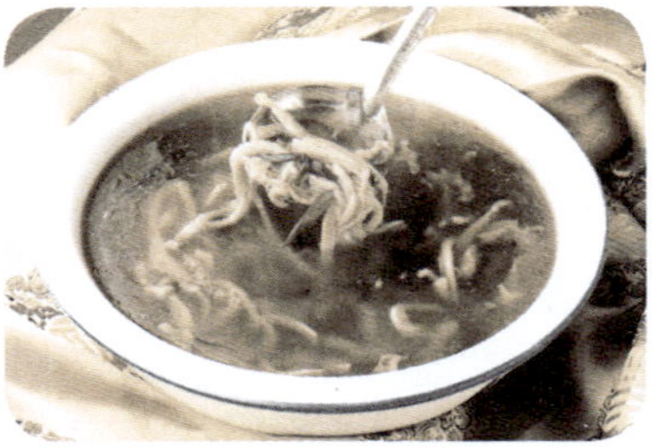

酸辣肚丝汤

材料：猪肚 300 克，姜、红辣椒、醋、胡椒粉、盐、花椒油、鸡精、香油、淀粉、酱油各适量。

做法：（1）猪肚洗净切丝，放入沸水中焯熟；辣椒切段；姜切片。

（2）将辣椒、姜片、肚丝、胡椒粉、醋、酱油和适量的水倒入锅中，煮至沸腾。

（3）淀粉加水勾芡，淋入锅中，再将盐、花椒油、味精、香油放入锅中，搅拌均匀，煮至沸腾即可盛出。

[营养透视——红薯]

维生素			
A（微克）	35	B_1（毫克）	0.12
B_2（毫克）	0.04	B_6（毫克）	0.28
E（毫克）	1.6	C（毫克）	30
胡萝卜素（毫克）	0.12	叶酸（微克）	49
泛酸（毫克）	0.06	烟酸（毫克）	0.5
烟酸（毫克）	2.3		
三大营养素			
蛋白质（克）	0.9	脂肪（克）	0.5
碳水化合物（克）	27.7		
矿物质			
钙（毫克）	44	铁（毫克）	0.7
磷（毫克）	20	钾（毫克）	5.3
钠（毫克）	15.4	镁（毫克）	12
锌（毫克）	0.14	硒（微克）	0.48
铜（毫克）	0.18		

山药扁豆粥

材料：粳米半碗、山药 1 根、扁豆一把、白糖适量。

做法：（1）粳米入水浸泡半小时；山药洗净去皮，切成小块。

（2）将扁豆、粳米放入锅中，加入适量的水，煮沸后再倒入山药，煮至粳米烂熟。

（3）将白糖倒入锅中，搅拌均匀，稍焖一会儿即可。

参茶最能补气虚

011

西洋参红枣茶

材料：西洋参 3 片、红枣 5 颗、冰糖适量。

做法：（1）将红枣、西洋参洗净、沥水；红枣切开枣腹，去掉枣核，备用。

（2）红枣、西洋参放入锅中，加 800 毫升水，煮滚后，用小火再煮 20 分钟，直到红枣和西洋参的香味都煮出来。滤掉茶渣，加入适量冰糖代茶饮用即可。

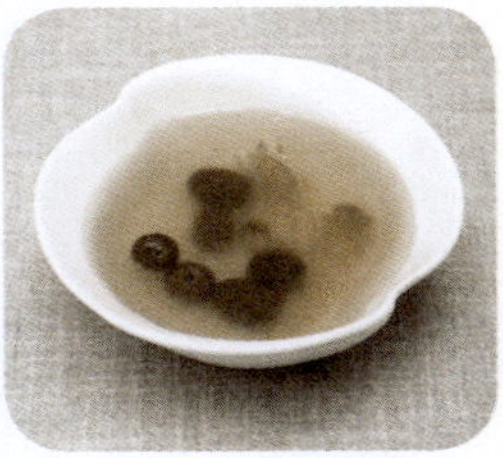

额外推荐

桂香茶

具有暖身功效的红茶搭配肉桂，就成了“桂香茶”。

冲泡方法：在茶壶中放入红茶，再加入肉桂粉，如果是 2 人份的话加 1 小茶勺肉桂粉就够了。倒入热水，盖上壶盖适当浸泡后即可饮用。可根据个人爱好放适量的砂糖。

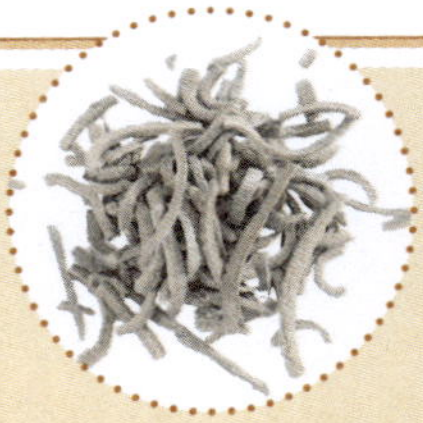

肉桂 有补元阳、暖脾胃、除积冷、通血脉的功效。主要用于治疗肢冷脉微、腹痛腹泻、腰膝冷痛、经闭、阴疽，以及虚阳浮越、上热下寒。

杜仲茶

杜仲茶在中国被视为长寿不老仙茶。可暖身消寒，促进血液运行，缓解腰痛。

冲泡方法：600mL~800mL 水中，投入市面上出售的 1 茶包杜仲茶（约 3g），小火煮沸后继续用小火煮 5 分钟后饮用。也可在小茶壶中冲泡。

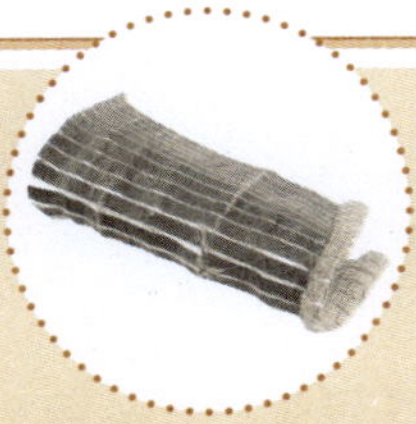

杜仲 有补肝肾、强筋骨、安胎之功。可治腰脊酸疼、足膝萎弱、小便余沥、阴下瘙痒、胎漏欲堕、胎动不安、高血压等。

高丽参绿茶

对于“气”不足的气虚者，龙井、毛峰等绿茶与有“补气之王”美誉的高丽参是绝配。高丽参可在药店购买。

冲泡方法：在温热的单人份茶杯中放入不到 2 大茶勺茶叶和 5 片高丽参（干燥、切片），注入 200mL 约 90℃的热水，盖上茶盖浸泡，约一半的茶叶沉下去时就可以饮用了。

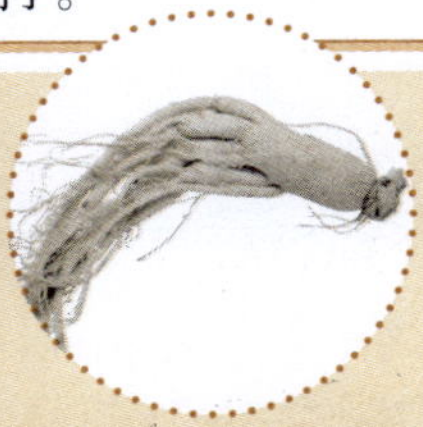

高丽参 大补元气、固脾生津、安神。治劳伤虚损、食少、大便滑泻、虚咳喘促、频尿等症状，还可治妇女崩漏、小儿受惊、久虚不复等病症。

012 瑜伽练习，轻柔的养生运动

气虚的人不适合做剧烈运动，过度疲劳会加重气虚的症状，而一些轻度的有氧运动，如散步、慢跑、羽毛球等都非常适合气虚体质的人。其中，瑜伽尤其值得推荐。瑜伽动作轻柔、舒缓，能伸展身体、增强力量、耐力和强化心肺，有益健康。此外，它能培养和谐的心灵和情感稳定的状态，使生理、感情和心理状态同时得到改善。

◉ 做好六种准备，开始瑜伽吧

1.时间

清晨4~6点是练习瑜伽的最佳时间，这时候环境清新，肠胃和大脑还处于安静状态，容易进入瑜伽练习的深层状态。但只要保证空腹的状态，在早晨、中午、黄昏或睡前来练习瑜伽都是可以的。

2.地点

最好在宽敞、舒适的房间内或者阳台上，有足够的空间适合伸展身体。保证通风好、空气清新，摆一些绿色植物或鲜花，再加上一些轻柔的瑜伽音乐更有助于放松。

3.衣着

适合穿宽松柔软的棉质瑜伽服，保证透气吸汗、身体不受拘束。要脱掉鞋子，最好也不要穿袜子，并且摘掉身上的饰物。

4.饮食

练习前1小时，可以喝一些牛奶、酸奶、蜂蜜、果汁等；练习时，应该适当喝水；结束1小时后再进餐，要避免油腻、辛辣的食品。饭后3小时内不宜练习瑜伽。

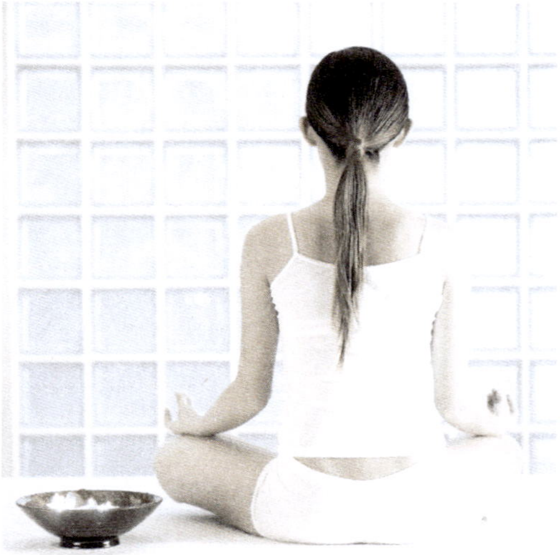

5.道具

可以使用专业的瑜伽垫，减小地面太硬或不平坦带来的不舒适感。或用干净的地毯或毛毯代替，但要注意防滑。不要在太软的床上练习，否则容易失去平衡，拉伤身体。

6.沐浴

沐浴前后的 20 分钟内都不要练习瑜伽，否则会消耗身体内储存的能量，伤害身体。在练习瑜伽前 1 小时左右洗个冷水澡，有助于发挥瑜伽的效果。

简单实用的瑜伽四式

① 战斗式

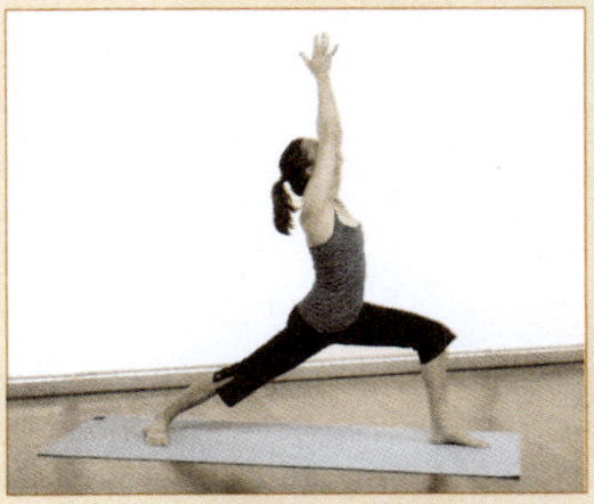

动作：(1) 直立，左脚向前迈出，与右脚成 45°。(2) 左腿弯曲，上臂尽量往上伸，贴近头部，正常呼吸，保持 30 秒。(3) 呼气还原，换另一条腿重复。

功效：按摩腹部器官，改善脏腑的功能，增强平衡感。

② 蛇式

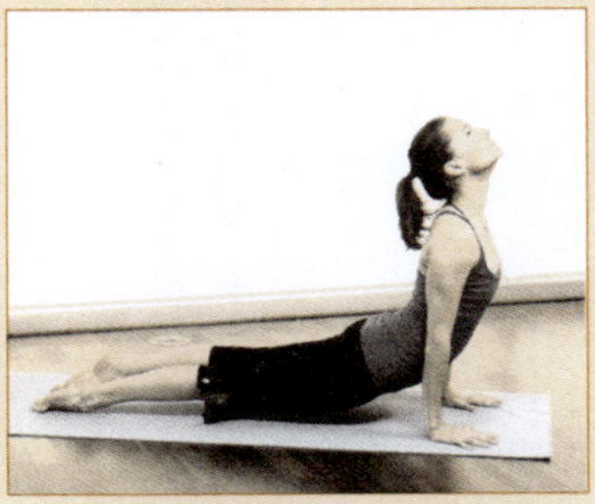

动作：(1) 俯卧，手掌撑地。(2) 吸气，头部和胸部向后抬起，腹部贴地。尽量抬到最高，保持屏息 6 ~ 8 秒。(3) 呼气，还原放松。

功效：促进胰脏、肝脏等消化器官活动，治疗月经病症。

③ 顶峰式

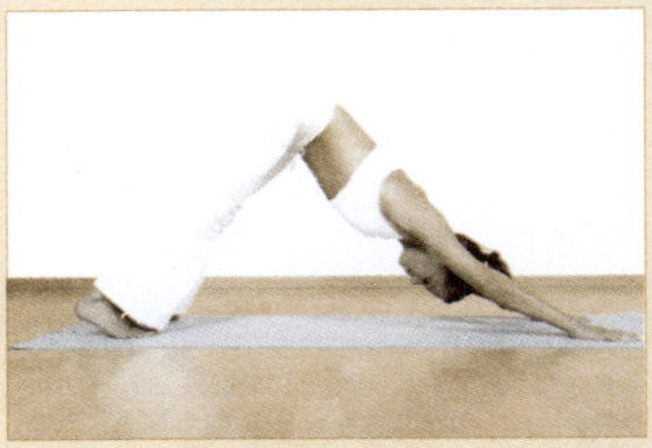

动作：(1) 跪在地上，双手撑地，脚尖着地。(2) 吸气，双腿伸直，抬高臀部，背部和颈部挺直，和双臂成直线，保持 30 秒。(3) 呼气，还原放松。

功效：消除小腿疲劳，促进头部血液循环，改善坐骨神经痛和肩周炎。

④ 锄式

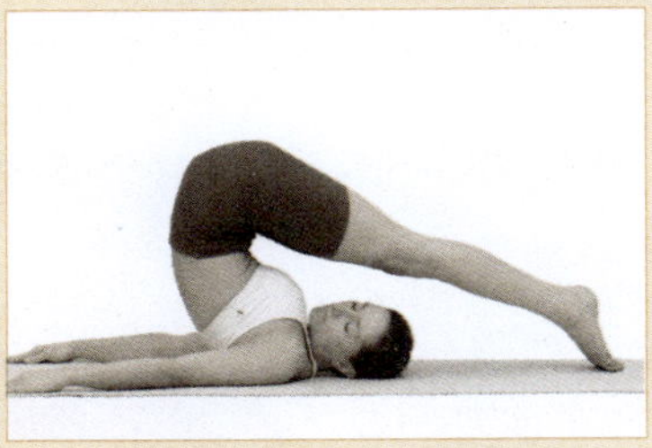

动作：(1) 仰躺，双腿并拢，双手放在体侧，掌心贴地。(2) 吸气，双腿抬过头部，尽量接近地面，臀部和大腿绷紧，保持 20 秒。(3) 呼气，还原放松。

功效：伸展胸部、肩膀，缓解压力、疲劳和坐骨神经痛。

013 小测试：看看你是气虚型体质吗？

气虚，用较通俗的话讲，就是亚健康，所以想要检测自己是否气虚，只需回答以下几个问题就行了。

1. 你是否经常稍微一受刺激就出冷汗？ ◯是；◯否

2. 你是否经常莫名其妙地出汗？ ◯是；◯否

3. 你是否经常感冒？ ◯是；◯否

4. 假如你家住在五楼，你是否还没爬到五楼就气喘吁吁？ ◯是；◯否

5. 你是否经常感觉没力气，懒洋洋的不想跟人说话？ ◯是；◯否

6. 伸出舌头，你的舌头两侧是否有齿痕？ ◯是；◯否

7. 晚上睡觉时，你是否特别容易被惊醒？ ◯是；◯否

8. 你是否经常莫名其妙地心惊胆战、害怕？ ◯是；◯否

9. 你是不是很没有安全感？害怕被人抛弃？ ◯是；◯否

10. 有人在你旁边交谈，你没参与其中，你是否会觉得他们很吵？ ◯是；◯否

11. 你是否经常做噩梦，从噩梦中惊醒？ ◯是；◯否

12. 早上起来，你是否觉得自己“肿了”？ ◯是；◯否

13. 你是不是体质偏瘦，怎么吃也吃不胖？ ◯是；◯否

14. 你是虚胖吗？ ◯是；◯否

15. 与别人相比，你感冒的时候很不容易发烧吗？ ◯是；◯否

16. 如果发烧，你一般是持续地发低烧，还是发高烧？ ◯低烧；◯高烧

17. 大便完毕，你是不是觉得很累？ ◯是；◯否

18. 晚上下班，公交车上闹哄哄的，你是否会觉得头晕？ ◯是；◯否

19. 你喜欢吃甜食吗? ◯是；◯否

20. 你是不是经常喜欢赖在床上、节假日都是在床上或者沙发上度过的?

◯是；◯否

21. 与别人相比，你的皮肤够红润吗? ◯是；◯否

22. 你有没有感觉自己的皮肤缺乏弹性、干巴巴的? ◯是；◯否

23. 你的牙齿容易松动吗? 或者你是否做过掉牙的梦? ◯是；◯否

24. 工作的时候，身体或精神状态不佳会让你对工作力不从心吗? ◯是；◯否

25. 你的脾气是怎样的? 非常容易生气吗? ◯是；◯否

26. 即使没有感冒，你的嗓子里是否经常有痰? ◯是；◯否

27. 你经常容易有脓鼻涕吗? ◯是；◯否

28. 你的月经经常不按日子来吗? ◯是；◯否

29. 与别人相比，你比较容易落枕吗? ◯是；◯否

30. 与别人相比，你的月经时间比较长吗? ◯是；◯否

31. 秋冬来临，天气变得干燥，你是否经常感到身上很痒? ◯是；◯否

32. 举行公共活动时，你不喜欢发表自己的意见吗? ◯是；◯否

上面有32个问题，都是气虚体质者容易出现的症状。在回答问题时，你选择“是”的次数越多，你就拥有更多气虚体质者的表征，说明你的气虚程度越深，体质越不好。

为什么你比别人多选了几个“是”？在补气的同时，不妨扪心自问，自己是否拥有导致气虚的那些坏习惯、甚至是不经意间的习惯？如果有，那就快些改掉吧，否则不但补气也不能很好地解决问题，而且在正气与邪气的反复较量中，正气更容易受到伤害，可能更容易造成气虚体质。

第三章

DISANZHANG

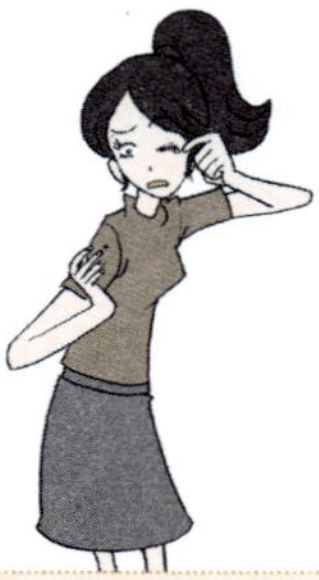

血虚型体质

血，即循行于脉内的红色液态样物质，是构成人体必不可少的物质之一。心主血，血藏于肝，统于脾，布于肺，根于肾。血依靠气的推动，在脾、肺的共同协助下，随着气的升降而循行全身，支持着人身体的各种活动。血的生成有赖于水谷精微、精髓、津液和营气，如果某些元素缺乏了，血就像失去了源泉的河流，自然就会血虚了。

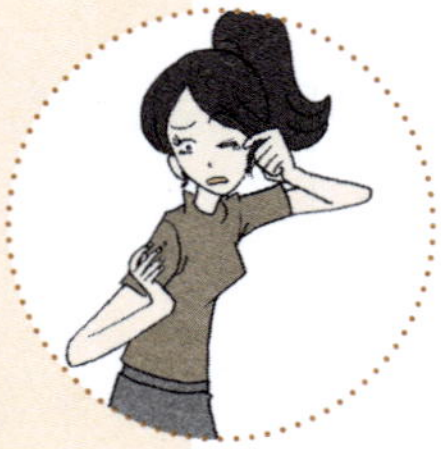

本章看点

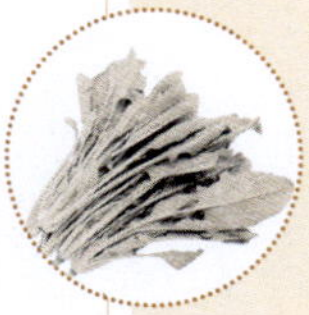

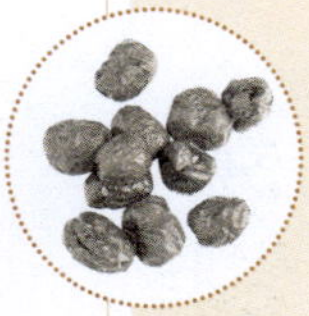

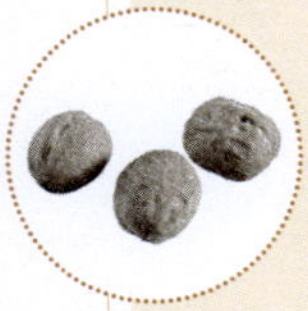

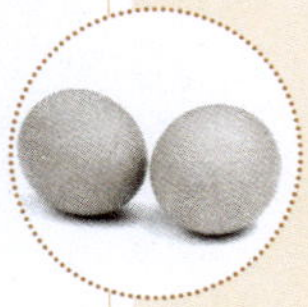

- 究竟什么是血虚体质呢？

  身体里的“血”不足就会形成血虚体质。

- 怎样判断自己是不是血虚呢？

  脸色苍白、头晕失眠、眼睛干痛是血虚体质常见的症状。

- 什么消耗了我们身体里的血？

  熬夜、过度劳累、脾胃虚弱都会引起血虚。

- 血虚会带来哪些健康问题？

  血虚会引起贫血、干眼症、头昏嗜睡、月经不调。

- 饮食能弥补血的不足吗？

  黑色和红色的食物是补养气血的最佳食材。

- 休息和养血之间又有怎样的关系呢？

  充足的睡眠能够保证身体有效的生血养血。

014 脸色苍白暗示着血虚

你是否头发少，又没有光泽，还会掉头发？你的皮肤容易长皱纹吗？镜子里的你是不是脸色苍白呢？翻开眼皮，会看到苍白又无血色的眼睑吗？和别人相比，你很瘦弱吗？伸出手，你的指甲怎么样，是苍白色的吗？——你想过这样的自己是血虚型体质吗？

“面无血色”的莉莉

莉莉才24岁，精致的五官，苗条的身材，一切看起来都是那么完美。以前，她自己也是这么认为的，可是现在，她的身体却越发的不对劲，给她带了很多难言的烦恼。

这一切都要从她交男朋友说起。她以前也遇到过很多男孩子，也试着谈了几个，总没有合意的，直到她遇到了现在的男友。

“女为悦己者容”，男友和她说过自己喜欢身材好的女孩子，莉莉就暗下决心，一定要减肥。其实，她并不胖，但她却为了保持所谓的好身材，每天只吃一点东西，结果身材达到了预期的想象，她却成了一个病美人。

她开始觉得没力气，喜欢睡觉，以前她每天睡8个小时，现在晚上回家吃完晚饭就想睡，一倒下就要睡上将近10个小时。到早上，经常醒不过来，闹钟把全家人都叫醒了，就她还在蒙头大睡。为此，她总是迟到，连着几个月都被扣了奖金。

后来，她又因为不注意安全措施而遭遇了一次意外怀孕。到医院去做人工流产的时候，大夫告诉她，她这样的身体要注意了，体质太弱了。这次人流让她大伤元气，足足请了半个多月的假，躺在家里，没办法去上班。

她本来长得就白净，经过这场“劫难”，现在脸上已经一点血色都没有了。照镜子的时候总好像擦了一层白粉一样，嘴唇也淡淡的只有粉色，她只好拼命地用胭红和唇膏来遮掩。渐渐地，莉莉注意到自己开始长皱纹，她用了除皱霜，去做美容护理，但都不见效果，反而越来越明显。

这时，她除了贪睡，又多了一个毛病——头痛。因为头痛，她上班的时候经常没精神，有时还会心慌、眩晕，工作效率下降了不少，被领导批评成了家常便饭。

她去医院检查，大夫说她有点贫血，不是很严重。这就奇怪了，既然不是很严重，为什么她会这么难受呢？一个偶然的机会，她看了一本中医书，才知道自己是血虚了。

你是血虚型体质吗?

自我舌诊

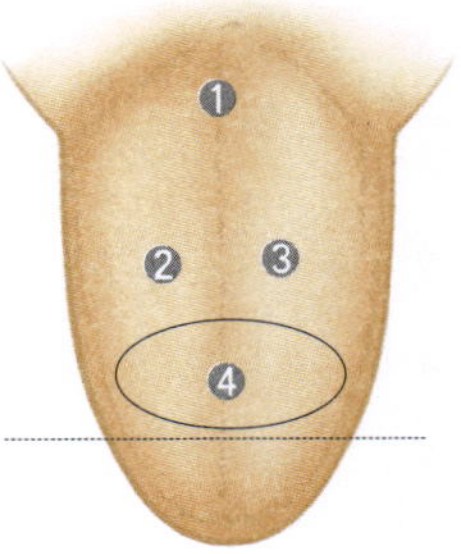

对着镜子，先来看看你的舌头吧，如果你的舌头是下面这个样子的，那你就是血虚了。

❶ 舌质血色较浅或发白；
❷ 舌苔较薄，隐约不明显；
❸ 舌面光滑，或有裂纹；
❹ 与其他体质相比偏小。

体质特征

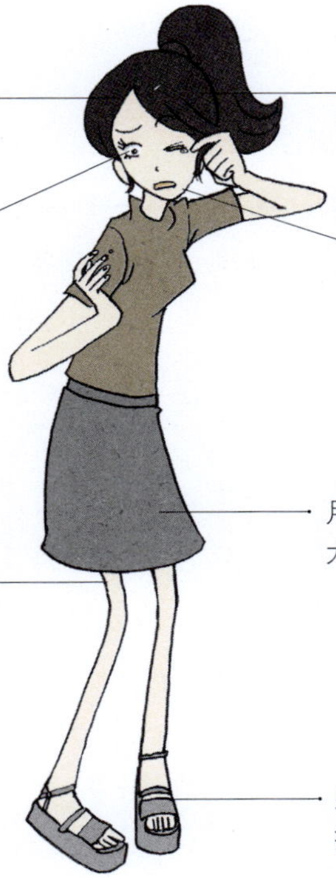

性格特点

性格较内向，不善言辞，不张扬；
畏缩胆小，不敢去尝试冒险，缺乏胆量和创新精神；
与人交往中，对陌生的环境和人保持一定距离，不擅长交际。

015 血虚不一定是缺血

有些人会有面色无华、皮肤干燥、大便干结、头晕嗜睡、失眠多梦、双眼干涩、脱发白发等多种症状。这就是血虚，是由血量不足、血质失常或血液功能障碍而引起的体质。中医讲的“血”是什么呢？它是如何转化生成的呢？血虚又是怎么发生的呢？

过度劳累伤气也耗血

五脏六腑在发挥各自作用时，一方面需要动力支持，这就是“气”，一方面还需要运输者，这就是“血”。只有二者同时发挥作用，身体才会得到滋养，才能正常运作。《黄帝内经》中指出：“心主血，肝藏血，脾统血”，“目受血而能视，足受血而能步，掌受血而能握，指受血而能摄”。说明全身的活动都要靠血液的供养。

因为当人生活规律、起居正常时，气和血也能发挥正常的作用，工作时精力充沛，休息时此二者也各自休养生息，为第二天的工作酝酿新的气血。当人过度劳累时，就是在过度地使用气和血，今天的气血已经用完了，需要休息一下再造，但人体却没有给它们重新生发的时间，所以第二天人体再用到气血时，已存的气血就会出现供不应求的情况。久而久之，气虚了，血也虚了。

此外，用脑过度也会带来血虚。有些人 30 多岁就长了白头发，或者年纪轻轻就脱发谢顶。究其原因，是工作压力大，休息太少，用脑过度。脑的重量只占人体的 2%~3%，但它所需要的血流量却占心输出量的 15%~20%！所以从某种意义上来说，过度用脑，就是过度用血，耗脑就等于耗血，长期过度用脑必然导致血虚。

大脑

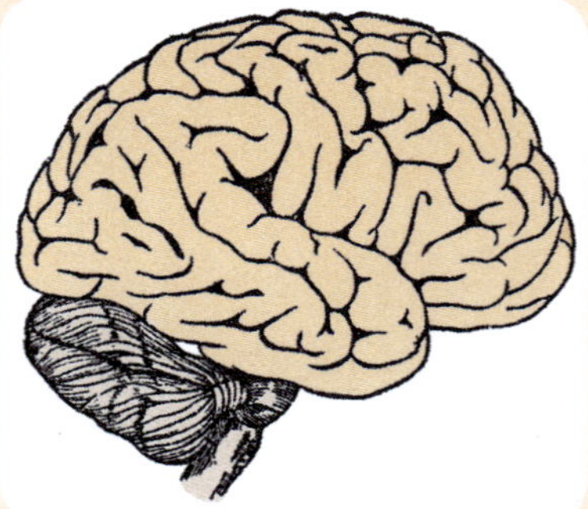

大脑是人体最重要的器官，它所需的血流量占心输出量的15%~20%。

脾胃弱，水谷不足也血虚

血液的生成，既有先天的肾精作用，也与后天精气密切相关。后天精气的形成又与水谷精微有关，人体只有吸收尽可能多的食物精华，才可能精气充足，血气旺盛。这就有赖于脾胃的工作，中医讲脾“主运化”，它能将食物中的营养

导致脾胃虚弱的坏习惯

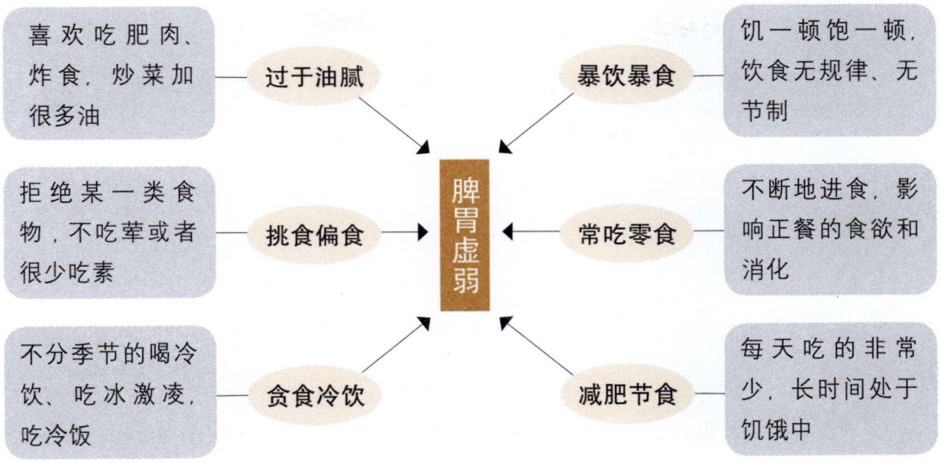

成分转变为水谷精微，再化成气血运送到全身，不能利用的废物则变成垃圾，通过大肠排出体外，因此我们也说脾是造血的器官。而胃负责消化，只有经过胃消化的食物才能供给脾利用来生血。

如果脾胃虚弱了，我们吃的食物就消化不掉，所以有的人大便不成形，根本原因就在于此。但大便不成形不是问题的关键，关键是这样人体无法吸收食物的精华，水谷精微就无法转化为气血。人体长期脾胃虚弱，即使吃很多营养丰富的食物也不能被身体利用，不能帮助生血，因此，身体就很可能出现血不足的状况了，久而久之就促成了血虚体质。

人流是最大的伤害

现在很多年轻人观念开放，认识不久就可以住在一起。因此而怀孕最终流产的事情并不少见，对于男性来说可能损失并不大，但对女性的身心伤害却是无法估量的。

胚胎是受精卵形成的，卵子在女性体内成为受精卵之后，就开始吸收母体的营养生长起来。这时胎儿完全是“寄生”的，他一天天的长大，也是在一天天不断地从母体摄取气血精华。中医认为，胎儿的形成是要耗费女性很多元气和血液精华的。而流产，就是将女人耗费了大量精华的部分从身体里拿走了，再加上女性在流产过程中大量失血，这样必然会严重地消耗气血，免不了要气虚血亏。

妊娠中的流产和引产

流产发生于怀孕期12周内，发生于12周后的称为引产，引产对女性身体的伤害更大。

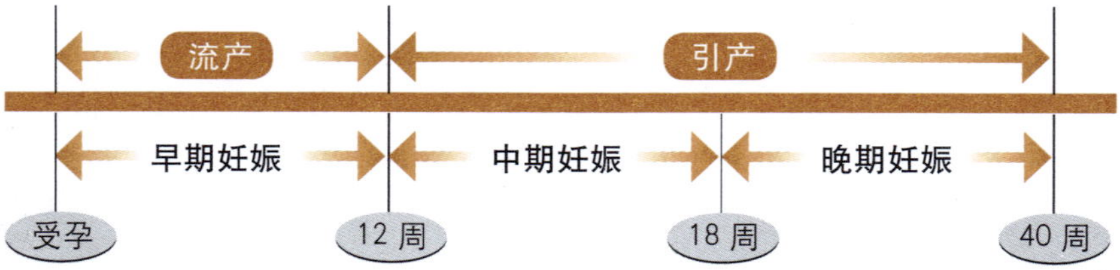

危害更大的是习惯性流产。人气血充盈的时候就像一个水量充足的池塘，而每一次流产就像是挖开个口子向外面放水。反复这样之后，气血的池塘就干涸了，再想怀孕就无异于“竭泽而渔”，结果气虚不能载胎，血虚不能养胎。即使吃很多滋补的东西，来补血补气，但就是无法弥补以往的漏洞和损失，所以有的女人流产几次，就无法生育了。

形影相随的气虚和血虚

我们常听到中医上的一种说法，就是“气血两虚”。气虚和血虚就像一对形影不离的好兄弟，常常相伴而行，那么气虚和血虚到底是什么样的关系呢?

气的产生要靠血的正常运行，血能为气的生成和功能活动提供水谷精微。如果人体中血不足，气便成了“无本之木，无源之水”，自然不能很好地生成运化。气变得虚弱不堪，不能正常地为脏腑器官提供能量，所以人就会出现疲倦乏力等症状了。

气还需要依靠血的流动而运行，正如风的产生是由于有气压差的存在，气的流动是由于有血压差的存在。一旦发生了血虚，气也同样无法随之流往各处，久而久之必然气也虚了，人体就表现出气血双虚的症状了。

血虚和气虚

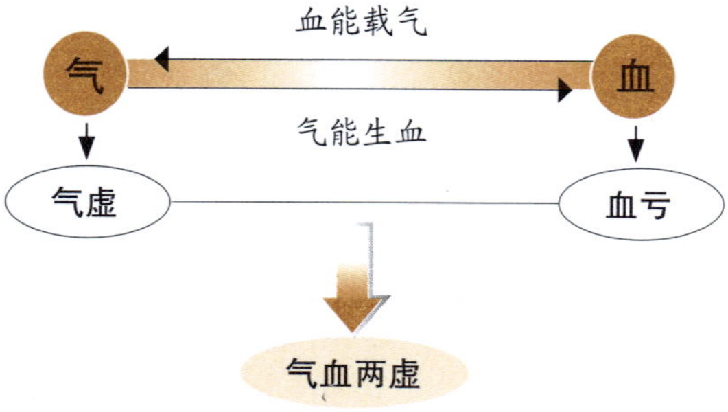

血虚和气虚

气虚和血虚既是先后关系，也是因果关系。身体表现也有异同：血虚的人，会因脏腑失去血液的濡养而有头晕眼花、月经量少等特征；单单是气虚，就不会有这些症状。

血虚引出身体大问题

016

血液是人体生命的河水，血虚就像是人生命的河水枯竭了，会带来身体的营养缺乏、滋养不足等一系列的问题。血虚了，随之而来的便是贫血乏力、面白憔悴、头昏眼花等，身体由内到外都会出现各种问题，因此血虚引起的毛病不容忽视。

常见疾病食疗速查

（1）近视眼

症状：远处事物看不清楚，移近后则可看清，会因眼外肌、睫状肌过度紧张，引起眼睑沉重，眼球酸胀，眼眶疼痛。严重的还可出现头昏、头痛、恶心。

食疗推荐

【羊肝粥】

羊肝一块，葱子 30 克，大米 30 克。将羊肝切细丝，大米淘净。先将葱子水煎取汁，加羊肝、大米煮为稀粥。待熟后调入食盐适量服食。

（2）鼻炎

症状：鼻堵塞，鼻分泌物增多，早期为清水样涕，后变为黏液脓性鼻涕。过敏性鼻炎主要症状是突然鼻痒、打喷嚏、流清涕、鼻塞，且反复发作。

食疗推荐

【丝瓜藤煲猪瘦肉】

近根部的丝瓜藤 3 ~ 5 克洗净，猪瘦肉 60 克切块，同放锅内煮汤，至熟加少许盐调味，饮汤吃肉。为 1 日量，分 2 次食用。

（3）女性带下病

症状：白带比平时增多，颜色异常，有特别的腥臭味，并且伴有阴部瘙痒的症状，还可出现腰酸怕冷，小便清长，或腹痛便干等症状。

食疗推荐

【莲子炖乌鸡】

莲子 50 克，乌鸡肉 200 克，仙茅 10 克。将莲子、仙茅、乌鸡肉洗净，乌鸡肉切小块。把全部材料一起放入锅内，加盖炖 3 小时，调味即可。

◉ 贫血——血虚最亲密的伙伴

要了解什么是贫血，就要从我们的血液说起。血液在心脏的驱动下，在血管构成的管道中流通、循环，把各种各样的营养带给全身。其中，最重要的营养之一就是氧气。氧气把红细胞里的血红蛋白当作交通工具，它依附在血红蛋白上到达身体各部位。

贫血，顾名思义，就是血少了，其实更准确的说是红细胞数和血红蛋白少了。如果你嘴唇泛白，舌头少血色，翻开眼皮，眼睑内表面看不到充足的毛细血管，那你就有可能是贫血了。当然，是否贫血要到医院做血液检测才能确定。

女性贫血

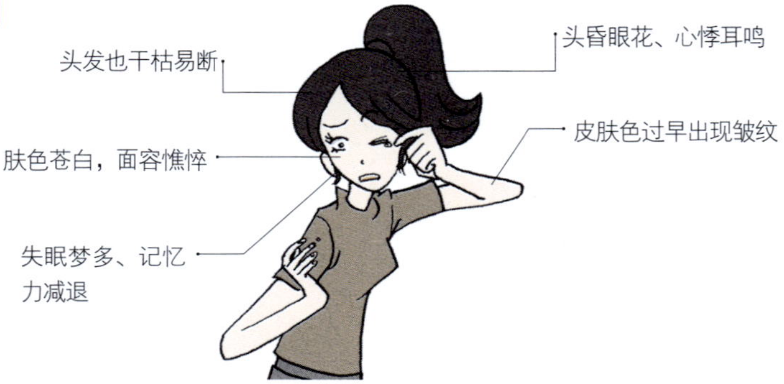

中国古人的生活方式是“日出而作，日落而息”。从中医的角度看，这是很好的养血方法，因为天黑之后至凌晨1点，是人体造血的时间。每天晚上11点前睡觉，血气基本能平衡，略有剩余；日落而息，尽早休息，人体血气会呈上升趋势，偏颇体质者可逐渐走向健康。

不妨试试“大鱼大肉”

俗话说“吃什么补什么”，所以贫血了就多吃一点“大鱼大肉”，非但不会危害身体，反而是大有裨益的。补充血液所需的原料，比如蛋白质、矿物质等，在动物类食品中的含量都非常丰富。最好的补血食物有动物肝脏、血液、瘦肉、带鱼，还有像红枣、红豆、桂圆这类东西效果也很好。

◆ 贫血不宜过多饮茶　注意

茶是养生的好东西，但对贫血的人来说就并非如此了。茶中含有鞣酸，在胃里会和其他食物中的铁元素形成鞣酸铁，鞣酸铁是不溶性的，这样就阻碍了铁的吸收，使贫血病人不宜过多饮茶。

特效穴推荐

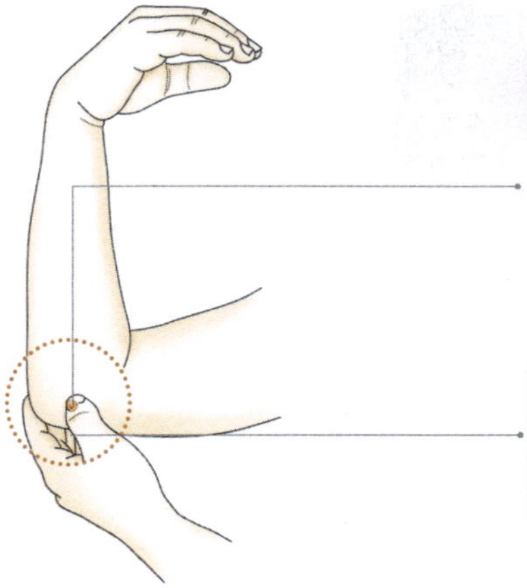

小海穴

位置：肘内侧，尺骨鹰嘴与肱骨内上髁之间的凹陷处。

功效：按摩此处，促进小肠吸收营养，使气血运行循环通畅，还能清热消炎。

伸臂屈肘向头，前臂与上臂约成 90°，另一只手轻握肘尖，大拇指指腹垂直向两骨间揉按，每次 1~3 分钟。

喝出健康

【桂圆红枣茶】

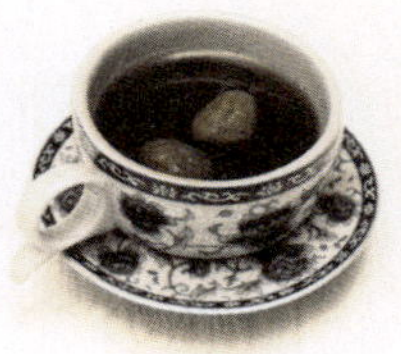

材料：冰糖 50 克、桂圆肉 50 克、去核红枣 10 颗。

做法：锅中加入水和红枣，红枣煮熟后，加入桂圆肉和冰糖，再煮 15 分钟即可。

食胜于药

【鸭血粉丝汤】

材料：鸭血 200 克、粉丝 100 克、葱姜丝、香菜、盐、辣油。

做法：(1) 鸭血切片，粉丝泡发；

(2) 锅里加水和调料，放入鸭血煮 15 分钟，再加粉丝煮 2 分钟。

(3) 盛出后，加香菜、辣油调味即可。

【干锅鳝鱼】

材料：鳝鱼 250 克、青椒 30 克、红油、盐、豆瓣酱、葱姜蒜。

做法：(1) 鳝鱼洗净，用盐、料酒腌制，青椒、葱姜蒜切片。

(2) 油七成热，将鳝鱼和青椒倒入翻炒数下，捞出。

(3) 葱姜蒜下锅，加豆瓣酱炒散，倒入鳝鱼和青椒，加盐、红油等调味后即可。

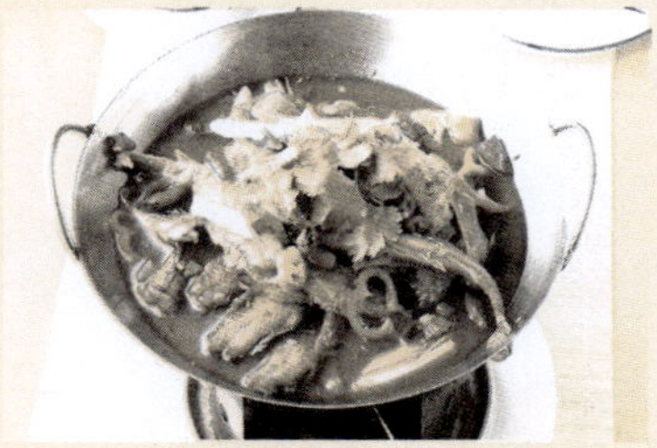

头昏嗜睡——血虚成了“瞌睡虫”

我们经常发现，血虚的人身体总会有这样或者那样的不适，或容易头晕头痛，气色差，总是面带菜色，眼圈发青或者发黑。还总是精神匮乏，早晨不爱起床，懒床、迟到是经常发生的事，白天也时时想睡觉，成了名副其实的“瞌睡虫”。

这是因为人的精神也受到“血”的影响，当人体内血气充足，人的精神才会饱满，才有精力和力气做事。一旦缺血了，人的精神少了支持，生命就没有活力，会精神萎靡。最明显的表现就是爱睡觉，睡得比正常人多，但总是睡不够，稍微睡眠不足就会头昏、眩晕。

正常的睡眠时间

1 岁以下的婴儿→每天大概睡 16 个小时；

1~4 岁的幼儿→夜里要睡 12 小时，白天还要小睡 3 小时；

5~12 岁的儿童→睡 12 个小时是必要的；

13~30 岁的青少年→每天 8 小时睡眠；

31~60 岁的成年人→男性需要 6.49 小时，女性需要 7.5 小时；

60 岁以上的老年人→ 7 小时至 5.5 小时。

低糖低脂饮食，吃出好精神

很多人在吃饭半个小时后会特别想睡觉，这种现象和人体里的一种物质——食欲激素有关。当人血糖升高时，食欲激素的分泌会减少，这时人就会瞌睡。含糖类和脂肪多的食物，会使身体里的葡萄糖水平明显增加，食欲激素迅速减少，人就免不了会瞌睡连连；以蛋白质、膳食纤维为主的饮食对血糖的影响要小很多，所以“催眠”的效果也就差很多了。因此，血虚嗜睡的人用蛋白质来代替糖类和脂肪，会有意想不到的提神效果。

◆ 战胜困倦的小秘方 **注 意**

1. 适量运动：俗话说“饭后走一走，活到九十九”，饭后散步促进血液循环，缓解困倦。

2. 刺激一下身体：吃酸味辣味的东西，刺激味觉；听节奏感强的音乐，刺激听觉；用冷水洗手洗脸，刺激皮肤。

3. 心理上振奋起来：适当保持精神紧张，能促进肾上腺素的分泌量，就不会哈欠连天想睡觉了。

不可乱喝咖啡提神

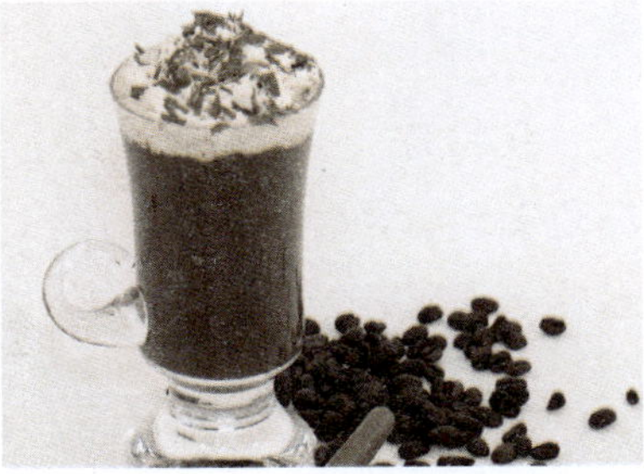

身体的疲劳和困倦感，是在提醒我们该休息了，而咖啡中的咖啡因却使身体出现精神充沛的假象，而事实上，身体已经在超负荷运转了。咖啡因还能使血压上升，提高患高血压的风险。

特效穴推荐

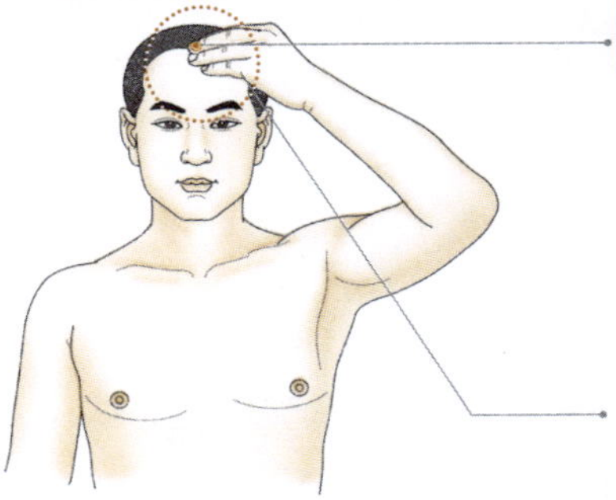

神庭穴

位置：在人体头部，当前发际正中直上 0.5 寸处。

功效：有醒脑开窍、疏风清热的作用，治疗头晕、前额的神经痛、失眠等。

手掌心朝下，对着前额，用中指指尖垂直揉按，每次 3~5 分钟。

喝出健康

【乌梅汤】

材料：乌梅 5 颗，山楂干 15 克，玫瑰果 4 颗，冰糖 25 克。

制法：乌梅、玫瑰果、山楂干洗净，放入锅中。加水烧开后，小火煮 20 分钟，加冰糖调味，取汁代茶饮。

食胜于药

【竹荪炖素肉片】

材料：素肉片 100 克，竹荪 20 克，香菇 6 朵，腰果 10 粒，高汤适量。

做法：（1）竹荪用水泡软，去头尾，切成段；香菇泡发去蒂，切开。

（2）将素肉片、竹荪、香菇、腰果放入锅中，倒入适量高汤，煮沸后转小火炖煮 30 分钟左右，加入盐等即可。

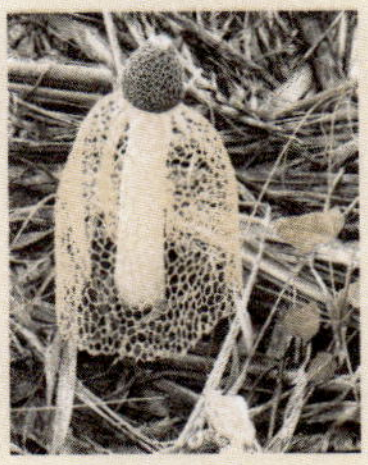

【桂圆鹌鹑蛋】

材料：桂圆肉 20 克，鹌鹑蛋 5 个，红糖适量。

做法：（1）鹌鹑蛋打散，再加入桂圆肉和红糖，混合均匀。

（2）向其中加水 100 毫升，放在锅里蒸熟即可食用。

干眼症——“久视伤血”的结果

在我国，干眼症的发病率为 2.7%，约有三千万患者，多发于秋冬季。干眼症的患者常常觉得眼睛干涩、疲劳，尤其在读书和看电视时症状最为严重。这是什么原因呢?

其实很简单，眼睛分泌的眼泪减少了，自然就会出现干眼的症状了，这就是干眼症。尤其是当工作需要注意力集中时，人们眨眼的频率会明显减少，这时我们分泌的泪液就更加难以充分地滋润整个眼睛了，干眼的症状就会愈发严重。还有另一个容易发生干眼症的人群就是老人，老人的泪腺萎缩退化，泪液的滋润效果也变差了，所以会得干眼症。再加上很多患者不知道平时应如何进行患眼护理，而使病情进一步加重。

“肝血不足”就会眼干

在人的各种脏腑中，尤以肝与目的关系最密切。中医认为，肝有贮藏血液和调节血量的功能。当人休息或情绪稳定时，人体需要的血量较少，多余的血液就储藏在肝中；当工作或情绪激动时，肝就排出储藏的血液，供人体活动。

中医认为，“肝脉系目”、“肝开窍于目”，人体五脏的精华都注于目，中医还讲“五劳”所伤：久视伤血，久卧伤气，久坐伤肉，久立伤骨，久行伤筋。其中，第一伤就是久视伤血。肝血不足时，无力濡养于目。所以，人就会感觉眼睛干涩，或者眼皮不停地跳。

干眼症的症状

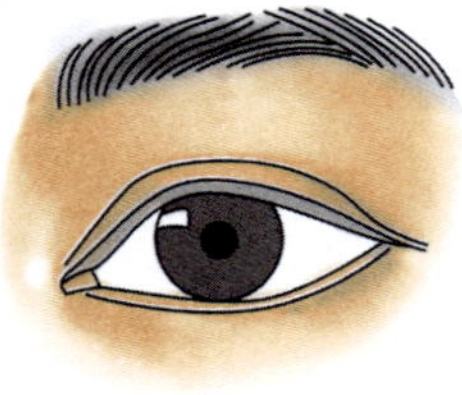

1. 总感觉有异物刮擦，或有沙粒；
2. 干燥、刺痛感或烧灼感；
3. 间歇性模糊，易疲劳；
4. 可能有畏光或其他的视力问题。

养眼、润眼有良方

尽管眼睛是个很“娇气”的器官，但要想保养它也不是一件难事，很多小方法就能做到。

常闭眼	改变电脑的底色	多吃黄色食物	眼药水救急
用眼 1 小时后，就闭上眼睛，转动眼球，同时按摩一下穴位，效果会更好。	可以把电脑原来的白色底色调整成浅绿色，对长时间用电脑的人来说很有必要。	鱼油、鱼肝油中大量的维生素 A 和黄色食物中丰富的胡萝卜素，都对保护眼睛大有益处。	眼药水是滋润眼睛最直接的办法，但不可常用，症状严重时可用来缓解眼干。

特效穴推荐

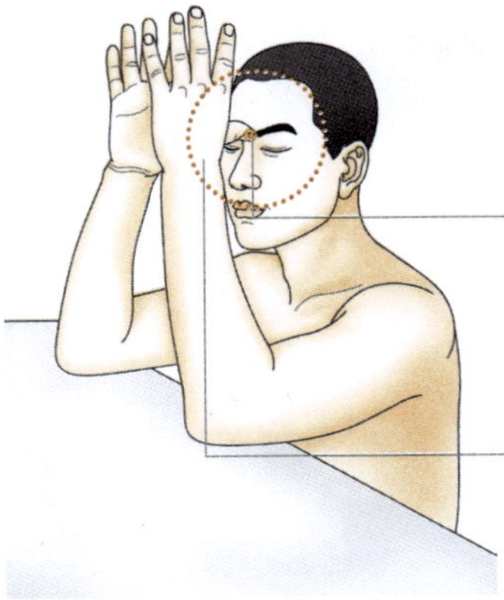

攒竹穴

位置：眉毛内侧端，眼眶骨上凹陷处

功效：按摩此穴位，能缓解眼睛红肿、疼痛，视物不清等，还能治疗结膜炎。

双手大拇指由下向上，向眉棱骨按揉，每次1~3分钟。

喝出健康

【菊杞茶】

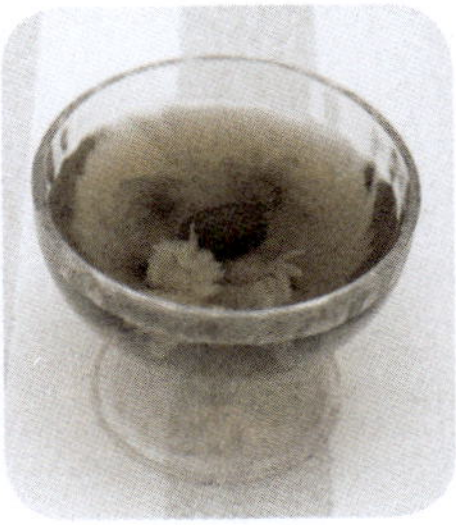

制法：杭菊花、枸杞、绿茶，用热水冲泡，待绿茶、菊花泡开后，滤去茶渣即可饮用。

功效：《本草纲目》中记载菊花“性甘、味寒，具有散风热、平肝明目之功效”。能让人头脑清醒、双目明亮，特别对用眼过度造成的双眼干涩有较好的疗效。枸杞子养阴明目，能提高免疫力，促进病变角膜的修复。绿茶可以去火润燥，具有清肝明目的功效。

食胜于药

【胡萝卜炒鸡蛋】

材料：鸡蛋3个，胡萝卜100克，盐、鸡精、花椒粉、葱、姜等各适量。

做法：(1) 胡萝卜去皮洗净切丁，焯水沥干。

(2) 鸡蛋打入碗中搅匀，葱、姜洗净切丝。

(3) 油锅置火上烧热，放入葱、姜爆香，加入胡萝卜炒熟，加入盐、鸡精、花椒粉，同时滑入蛋液翻炒至熟。

【熘肝尖】

材料：鲜猪肝200克；柿子椒100克，胡萝卜20克，玉兰片、木耳适量。

做法：(1) 将猪肝洗净切片，裹一层湿淀粉和盐；玉兰片和胡萝卜切片焯水。

(2) 锅里放油，放入猪肝翻炒，再放入玉兰片、胡萝卜、木耳炒熟。

(3) 酱油、醋、湿淀粉、料酒调汁，倒入锅中，变黏稠即可出锅。

月经不调与不孕——女性心里的最痛

现代社会中，很多原因都会引起月经紊乱，不少女性都会遇到这种问题。月经日子忽前忽后，很少会“如约而至”，有时又毫无规律地或多或少、断断续续，最影响人的情绪。去看大夫才得知自己是月经不调了。月经不调的女性，不容易怀孕，闭经的女性更不可能怀孕，这种情况就更糟糕了。

中医上解释为，当人的机体正气不足时，就会肾气亏损，卵巢功能、体内激素调节紊乱，血海不能按期充盈满溢。结果必然气血亏虚，五脏六腑及器官不能按时按量地得到气血的濡养，久而久之便形成气虚血虚，必然会行经规律失常，月经周期就乱了套。

饮食补血调月经

女性每次月经都是一个失血的过程，如果不注意休息和营养，就会因此而血虚。因此，女性在日常饮食中除了要补充蛋白质，还要注意多吃一些补血的东西，比如大枣、红豆、芝麻、花生、桂圆，用来煲汤煮粥都是不错的选择。

滋补的食物之所以常常做成粥和汤，是因为粥和汤的烹饪时间较长，不仅能使食物软烂易消化，还能充分地释放出食物中的营养，是各种饮食中最适合用来滋补身体的。另外，粥和汤还能较长时间的保持温热，不会因为变凉而伤害肠胃。

另外，要忌食辛辣、热性的食物，这些会加重血虚风燥的症状，让女性身体里的阴阳失衡更加严重，不仅不利于月经周期的调整，还会让人“上火”。

月经不调

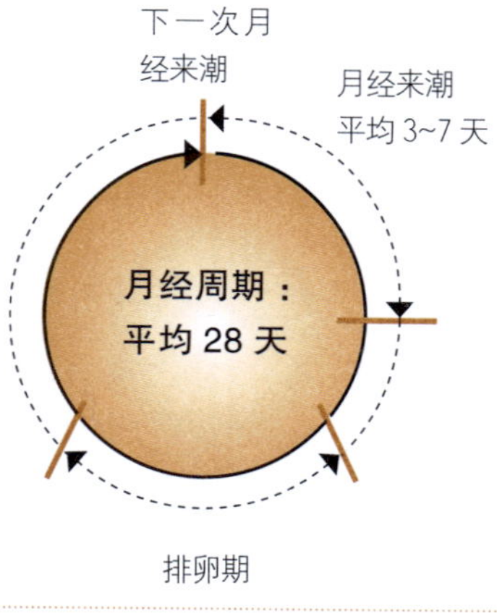

❶ 经期提前：月经周期缩短，短于 21 天。
❷ 经期推迟：月经错后 7 天以上，甚至 40 ~ 50 天一次。
❸ 经期延长：经期超过 7 天以上。

保持心情舒畅

“百病源于心”，尤其是女性的月经周期更容易受到情绪的影响。女性心情抑郁时，内分泌系统也就失调了，月经周期自然不能步入正轨。只有保持良好的情绪，内分泌、消化、免疫系统才会正常工作，身体舒适健康，月经也会回归正常了。

特效穴推荐

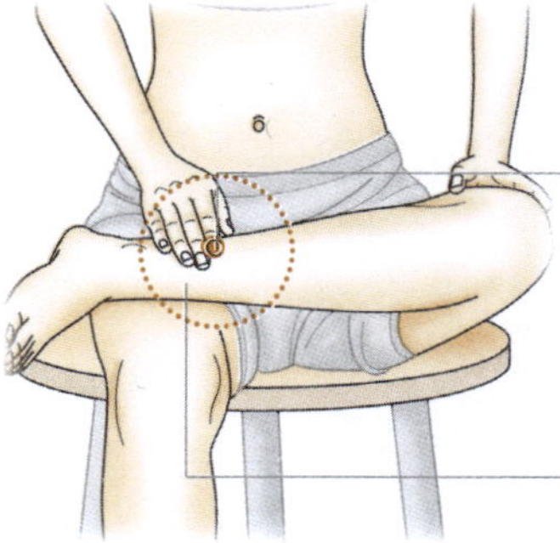

三阴交穴

位置：位于小腿内侧，脚踝以上3寸的地方。

功效：补益肝、脾、肾三经气血，治疗月经不调、痛经、闭经等症状。

双手拇指轻轻地按揉，掐、提，或食指弯曲，用屈曲处骨突部对准穴位点压。

喝出健康

【桂圆玫瑰茶】

配方：桂圆3～5颗，玫瑰花5朵，红枣3～5枚。

制法：桂圆、玫瑰花、红枣放入杯中，冲入热水，加盖浸泡15分钟，即可饮用。

食胜于药

【洋葱炒黄鳝】

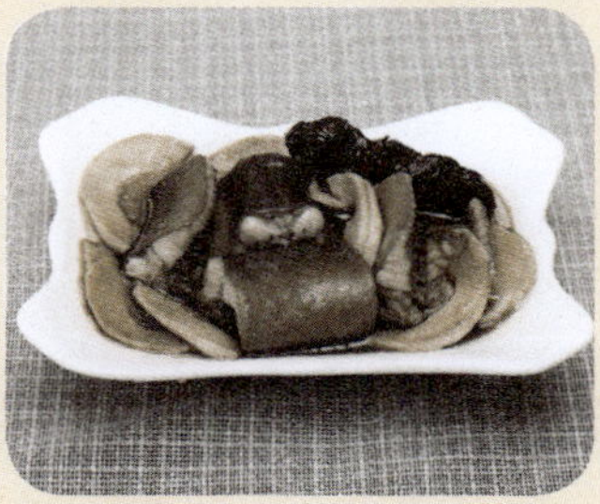

材料：鳝鱼150克，白皮洋葱60克，盐3克，味精1克，酱油5克，植物油15克。

做法：(1) 黄鳝除去肠杂，切成块。

(2) 洋葱洗净，切片。

(3) 起油锅，先放入黄鳝，煎热，再放入洋葱，翻炒片刻，加盐、酱油、清水少量。

孩子多动、挑食——母亲血虚埋下的隐患

这里要说说孩子身上常见的一种情况——多动症。当孩子在六七岁进入学校，这种病症就会明显地显现出来了。有多动症的孩子注意力不集中，容易走神、顽皮等。其实这和血虚的体质有很大关系。

多动源于“血不养心”

大部分多动症孩子的母亲本身有血虚的毛病。孩子在母亲体内就开始积累精血了，来形成自己的体质，而如果母亲血虚，孩子从娘胎里带来的精血就少，因而先天禀赋不足。与其他的孩子相比，体内缺少了充足的精华滋养。所以也更容易后天出现心血亏虚，导致多动。

多动症儿童在饮食中，可以多吃些含蛋白质、维生素及卵磷质、矿物质的食物，这些食物有一定的镇静作用，对防止和减轻儿童多动症十分有益。

缓解多动症的食物

缓解多动症的食物

蛋白质
牛奶、鸡蛋、大豆及豆制品、瘦肉等

亚油酸
核桃、花生、芝麻、葵花籽、橄榄油等

钙离子
奶制品、小鱼、小虾、骨头和鸡蛋等

锌和碘
海带、紫菜、海蜇、鱼类等海产品

挑食也可能是遗传来的

我们经常见那些爷爷奶奶，满屋子追着孩子要他吃饭，这样的孩子并不一定是被惯坏了，只是他天生脾胃不和不想吃饭而已。这样的毛病也有可能是从母亲那里遗传来的。

如何纠正孩子挑食

1. 运动会影响食欲，所以应餐前避免剧烈运动；
2. 同一种食材，经常换一种烹饪方法，让孩子对饭菜更有食欲；
3. 一顿饭中，多准备几种食物，让孩子有选择的余地；
4. 大人以身作则，按时吃饭，荤素搭配，培养孩子养成良好的进餐习惯。

好多未婚女性身体没什么毛病，就是月经忽前忽后。这种不正常可能是因为暴食暴饮或者挑食，结果脾功能衰弱，就脾虚了。脾是主运化的，脾虚会导致人无法吸收食物的精华，水谷精微就无法转化为气血，然后又引起了血虚。这样的母亲将来生的孩子，也容易脾胃虚弱和挑食。

特效穴推荐

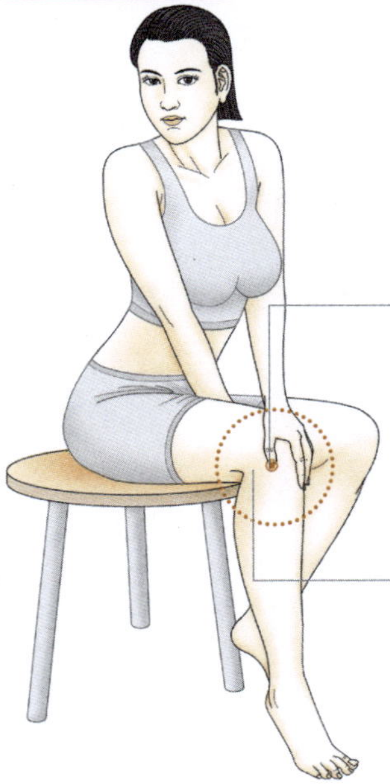

阳陵泉穴

位置： 膝盖下方、小腿外侧的腓骨小头稍前的凹陷处。

功效： 疏泄肝胆，舒筋健膝，能够治疗僵硬、抽动、关节酸痛等。

正坐，用拇指按揉，先左后右，两侧穴位每次各按揉1~3分钟。

喝出健康

【百合枣仁茶】

配方： 百合20克，酸枣仁10克，白糖适量。

制法： (1) 酸枣仁加适量水，煮10分钟后去渣取汁。

(2) 百合浸泡一会儿，再加入酸枣仁汁，煮到百合软烂后，加白糖即可。

食胜于药

【鹌鹑蛋羊肝羹】

材料： 鹌鹑蛋5只，羊肝150克，水发银耳60克。

做法： (1) 银耳用水泡发，切碎；羊肝洗净切片。

(2) 银耳和羊肝加清汤同煮，汤开后打入鹌鹑蛋，待熟透，加油盐调味即可。

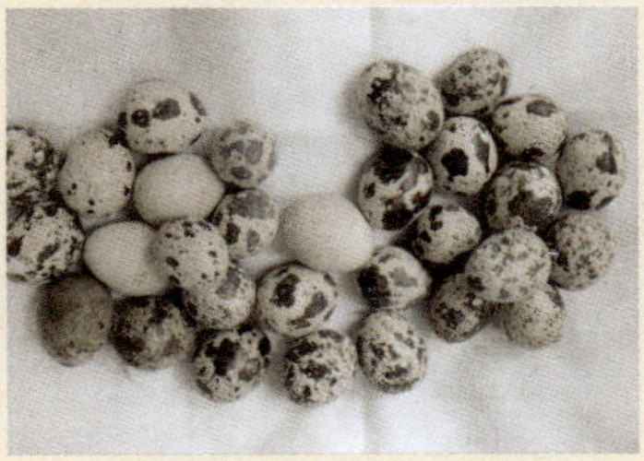

017 吃出血色有妙招

血虚，也属于虚证，自然和气虚一样，需要补养。可以通过食物的补养，把缺少的血吃回来。不过这也有很多需要注意的，只有按照需要吃对了东西，我们才能气血旺盛。这里我们就要选择能补血养神的东西来吃。

红色、黑色最补血

首先，日常饮食中要改掉偏食的毛病，不能只吃喜欢的食物，还应根据自己的体质摄取适合的食材。血虚的人在食疗中要注重补“血”。在这一点上，我们可以看颜色吃东西，各种色彩的蔬菜瓜果中，红色和黑色食品的补血效果最好。

黑色食物

黑色食物中有保健作用的成分是黑色素。黑色素是一种抗癌物质，不仅能够促进血液成分的恢复，还具有增强免疫力等其他多种功效。黑色食品主要有黑米、黑豆、黑枣、黑芝麻、豆豉、紫菜、海带、香菇、黑木耳、乌骨鸡、墨鱼、海参，还有海藻、乌龙茶、甲鱼等。

红色食物

红豆含有铁和维生素 B_{12} 等多种营养，有促进血液循环和补血的功效。花生有益气健脾、补血止血等功效，特别是花生皮，是治疗贫血的良药。红枣含丰富的钙铁，除补血的功效外，还能养胃、安神、改善骨质疏松。胡萝卜、番茄、枸杞子等也都是很好的补血食物。

在这里，向您推荐一款补血效果非常好的粥品——“四红粥”，是由红豆、红枣、花生和红糖煮成的粥。熬粥最好用糯米，先加红枣、花生和红豆，粥快熟的时候再放入少许红糖。对治疗贫血特别是缺铁性贫血尤其有效。

不宜只吃素食

瘦肉、动物肝脏、血液、鱼类等“荤食”是很好的补血材料，这些食物除了含铁外，还含有丰富的蛋白质和烟酸等维生素，有很好的补血生血功效。相对来说，大部分素食的补血效果并不是很突出。因此，如果血虚的人，再坚持素食主义就不能算是好的选择了。

但也不是说所有的素食都不能补血，如果有特殊的原因一定要坚持素食的话，可以选择紫菜、木耳、海带、芥菜等含铁较多的蔬菜。再搭配一些其他含铁丰富的豆类，也可以有很好的补血效果。

要健脾也要活血

若想调理血虚体质，则首先要保证饮食的规律化，保证脾胃运化功能的正常发挥。中医认为，“脾为后天之本，气血生化之源”。脾胃是血液生化之源，只有脾胃正常血液才能源源不断地生成。具有健脾胃作用的食物有水稻制品、小麦制品、香菇、山药、鸡肉、鹌鹑、鳝鱼、山楂、扁豆、大枣等。

健脾与生血

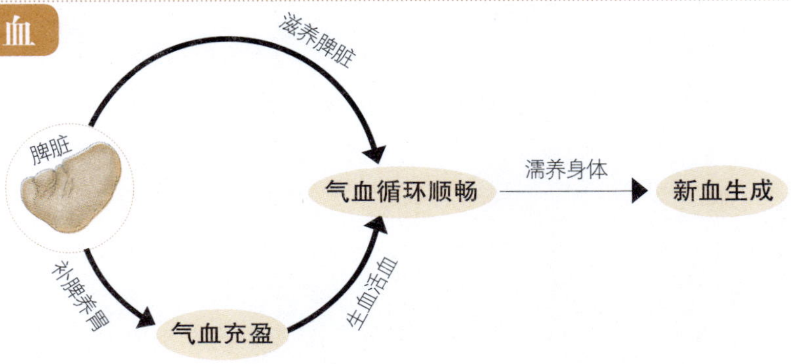

中医理论认为，如果血液积滞，运行不畅，使血脉受阻，不利于新血的生成。因此在健脾的同时，还要补充一些活血生血作用的食物，如茄子、藕、柿子、木耳、桃、食醋、当归等。这类食物一般具有通行血脉、散结化瘀、行气止痛、通经等功效，有助于保证血液的畅通，使脏腑器官得到及时濡养。

补血并不难，最宜多喝汤

有些人吃汤菜时，喜欢只吃菜不喝汤，这样做无异于“买椟还珠”，因为丢掉的汤才是精华。事实上，汤的营养价值比其中的菜高多了，在炖制的过程中，食物的各种营养成分充分渗出，据研究表明，汤料中有70%的营养物质都已经溶解在汤里了。

对补血来讲，最值得推荐的就是“肉骨头汤”。做法也很简单，肉骨头以文火煨汤，营养成分损失最少，在煨汤的过程中不停火、不添水，让骨头里的蛋白质、脂肪、胶质等可溶有机物慢慢向外渗出，至汤变得浓稠，骨头和肉都酥软为止。

◆ 炖汤的误区　注意

有人认为炖汤是时间越长越好，事实并不是这样的。炖汤要掌握好火候，一般说来，鱼汤、骨棒汤烧到汤汁发白就可以食用了。如果再继续长时间煮炖的话，就“过火”了，会破坏其中的营养。

饮食宜忌

禁忌食物

不适合血虚体质食用的食物有大蒜、姜、葱、羊肉、狗肉、猪头肉、生萝卜、芹菜、荸荠、荷叶、白酒、薄荷、菊花、槟榔等。此外，血虚体质宜少吃辣椒、肉桂、胡椒、芥末等辛辣热性食物。中医认为，过食热性之品，易助内热、伤阴血。也不适合饮浓茶。

适宜食物

黑米

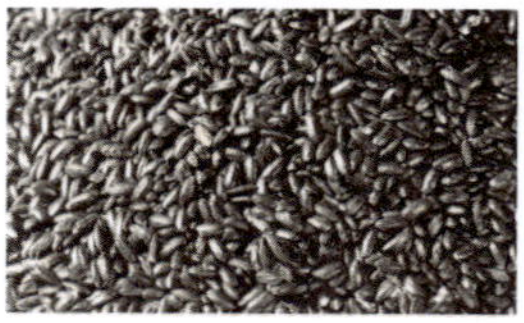

性平味甘。有“补血米”、“长寿米”之称。能滋阴补肾，健身暖胃，明目活血、清肝润肠等，对于血虚引起的头发花白、头晕目眩、脾胃虚弱及肾虚水肿都有疗效。食用前需浸泡，常用黑米与大米同煮粥，能够滋养身体。

黑豆

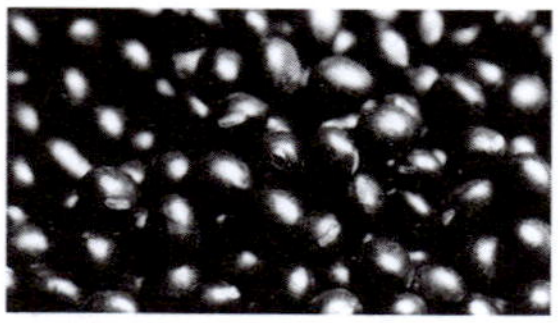

黑豆有滋肾功效，有“黑豆乃肾之谷”之誉。黑豆味甘性平，有补肾强身、活血利水、解毒、活血润肤等功效，能改善肾虚导致的白发、脱发。女性常食黑豆还有明目、乌发及使皮肤白嫩的功效。

红豆

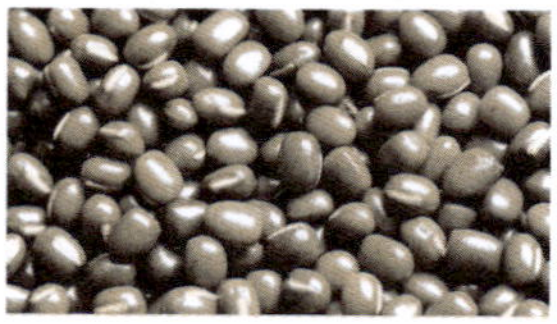

性味甘寒，有治血、排浓、消肿、解毒、利小便等功效，李时珍称之为“勺占之谷”。红豆中富含叶酸，对产妇、乳母有滋补功效。血虚体质经常吃红豆粥、豆沙包等红豆制品，有助于改善体质。

红枣

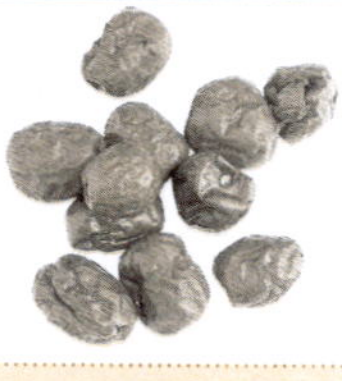

味甘性温，是补气养血的“圣品”，含有丰富的营养，富含铁和磷等造血原料。能补中益气、养血安神，还有健脾作用，对虚证都有补益调理作用。煮食时加入红糖，效果更好。

桑葚

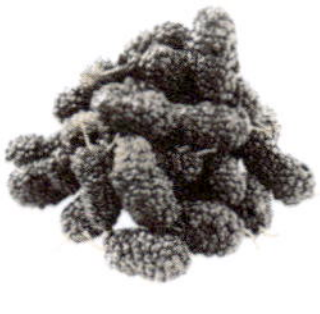

有补血滋阴、安神养颜、生津润肠、清肝明目等功效。能治疗白发、头晕目眩、心悸耳鸣、腰膝酸、大便干结等。女性每天吃二三十颗桑葚可以养颜美容，男性食用可补肝益肾、改善性功能。

桂圆

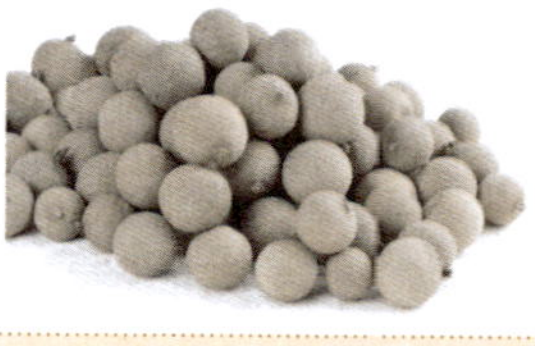

性味甘温，有养血益脾、补心安神、润肤美容等多种功效，对于血虚头晕、心悸、失眠、神经衰弱等有较强的滋补作用。一次不可食用过多，其性温生燥而不适合阴虚体质的人食用。

黑芝麻

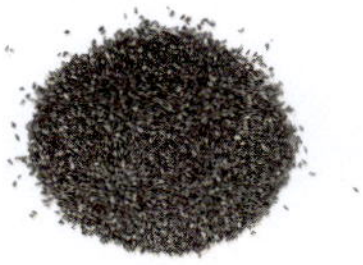

味甘性平，具有滋养肝肾、养血润燥的作用。维生素E、维生素B1和铁，能够预防贫血、活化脑细胞、消除血管胆固醇。可治疗贫血、高脂血症、高血压病，还能养颜黑发。

花生

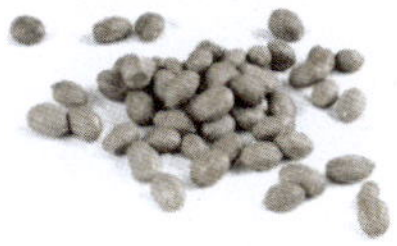

味甘性平。能补脾益气、疏通经络，可用于产妇通乳，常食用可改善气色。其中的维生素K有止血作用，对出血性疾病有辅助治疗作用，将花生与红枣一起熬汤最适于血虚、血瘀者饮用。

核桃

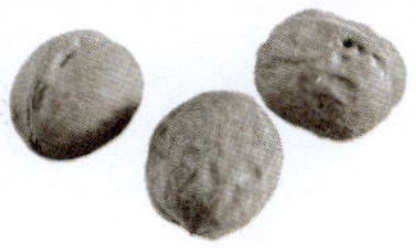

性温味甘。无毒，有健胃、补血养气、止咳平喘、润燥通便等功效。核桃与薏仁、栗子等同吃，能治遗精、尿频、腹泻等；与芝麻、莲子同吃，能补心健脑，对治疗盗汗有效。含有丰富的维生素E，能抗衰老。

菠菜

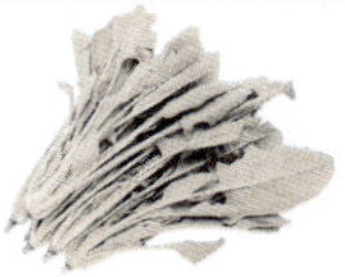

性凉，味甘辛。具有补血止血、通血脉、止渴润肠、滋阴平肝等功效。对高血压、便秘、贫血、坏血病患者、皮肤过敏和糖尿病患者有益。富含维生素B6和叶酸，有助于宁心提神。

木耳

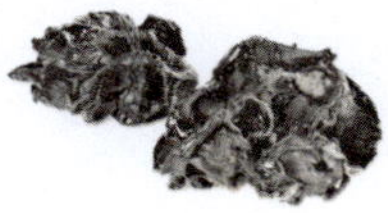

性平味甘，是典型的滋阴补血食物，有益气凉血、养肺润肠、养神美容之效，特别适合缺铁性贫血的人食用，常食可防治贫血，改善血虚引起的齿龈疼痛、脱肛、便血、崩漏等症。

丝瓜

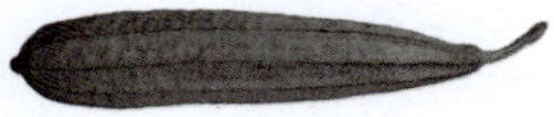

性平味甘，具有通经络、顺气血、凉血解毒等功效，还有防治妇科病的功效，用老丝瓜泡酒可以催乳，调节子宫出血或血崩。能有效地活血、止白带，对痛经治疗效果明显。适合做汤食用。

乌鸡

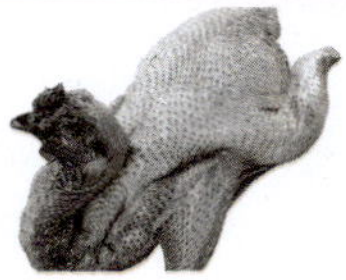

有“药鸡”之称，滋补效果极佳，有滋阴补肾、养血益肝、退热补虚等功效，对于体虚血亏、肝肾不足、脾胃不健者有极强的调理作用。常喝乌鸡汤还有美容养颜及抗衰老之功效。

鸡蛋

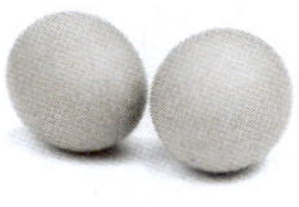

鸡蛋食疗价值较高，有滋阴润燥，补肺养血，除烦安神，补脾和胃等功效，能治疗血虚引起的头眩晕、夜盲症、营养不良、脾胃不和、心悸烦躁等，阴虚体质也可常食来缓解各种干症。

肝脏

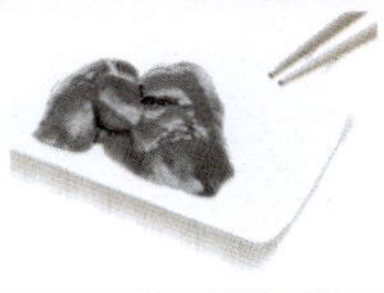

猪肝、羊肝、牛肝、鸡肝等动物肝脏含有丰富的维生素和铁、磷等元素，具有滋肝补血的作用。人的肝脏功能下降时，多食动物肝脏有补血功效，面色萎黄者适当吃动物肝脏可改善体质。

动物血

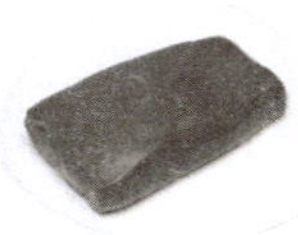

有“液态肉”之称。能补血美容、解毒清肠，铁含量尤其丰富，能改善贫血。鸭血有类似功效，可补血解毒滋阴，对于女性血虚引起的行经潮热或者血热头晕耳鸣有较好的调理作用。

牡蛎肉

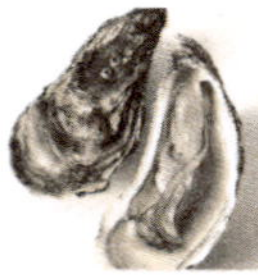

性微寒，具有滋阴补血的功效。其中的维生素B12和钴元素是预防恶性贫血所不可缺少的，所以食用牡蛎能够活跃人体的造血功能，对血虚体质有良好的补益作用。

乌贼

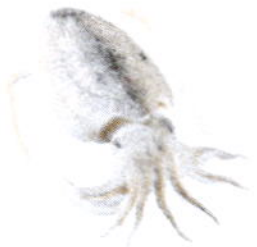

性平味咸，蛋白质含量高，还含有多糖、磷酸钙、镁盐等。能养血滋阴，李时珍称其为“血分药”，适合阴血不足、肝肾亏虚，尤其是女性血虚者食用，血虚经闭的人常吃乌贼会有改善。

带鱼

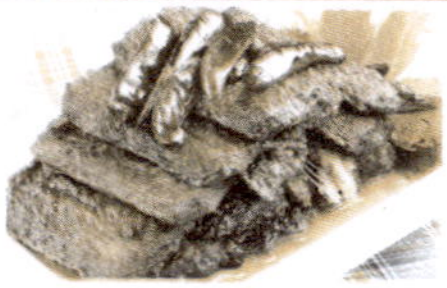

性温味甘。能滋阴、养肝止血、和中开胃、补虚益气。适合久病体虚，血虚头晕，食欲不振、营养不良的人食用。吃法多样，可煎炸食用或煮汤。与木瓜同食，可治疗产后少乳、外伤出血等症。

鳝鱼

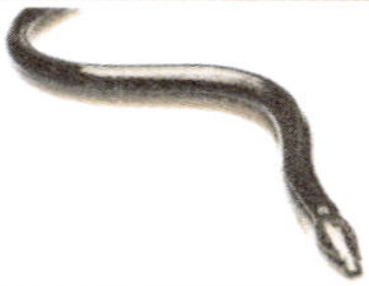

性温、味甘，能补中益气、养血益脾、滋肝补肾、祛风通络等。为温补强壮剂，可治疗内痔出血、产后瘦弱、肾虚腰痛、倦怠乏力、风湿麻痹等症。注意，不新鲜的黄鳝不可食用。

阿胶

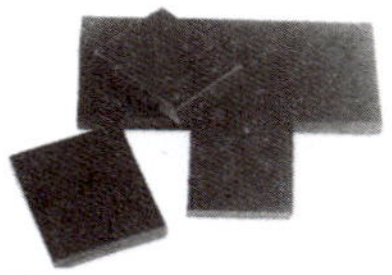

性味甘平，有补血止血及滋阴润燥之效，常用来治疗及调理血虚萎黄、眩晕、心悸、各种出血症。补血效果尤其明显，中年女性适当吃阿胶既可改善体质，还有助于缓解各种更年期不适症。

红糖

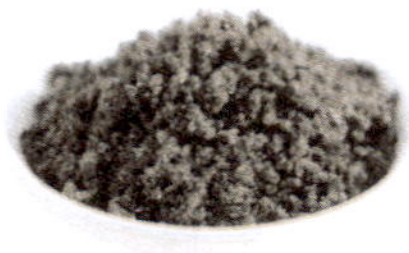

性温、味甘。“温而补之，温而通之，温而散之”，能益气补血、健脾暖胃、止痛、活血化瘀，对于促进新陈代谢很有好处，适当食用还能延年益寿。阴虚内热者、消化不良者不宜食用。

蓝莓

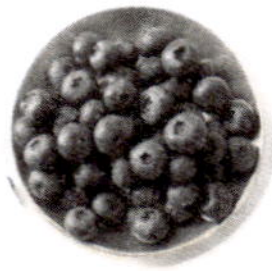

能预防心血管疾病、糖尿病、老年失智症、癌症，以及白内障等眼疾，还能缓解腹泻和便秘治疗消化系统的炎症。可强健心脏，降低胆固醇，可以减少得冠状动脉疾病的机率，进而预防心脏病发作及中风。

当归

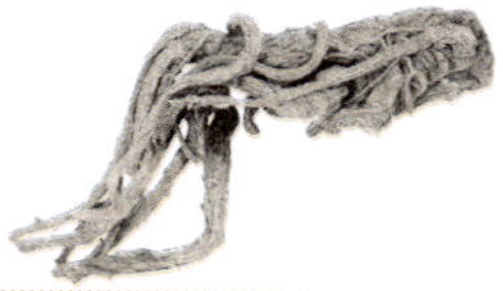

有补血活血、调经止痛、润肠通便的作用。用于血虚萎黄、眩晕心悸、虚寒腹痛、肠燥便秘、月经不调、经闭痛经等症。能够抗缺氧，调节免疫功能，预防动脉硬化和血栓的形成。还有抑菌、抗癌的作用。

血虚型体质的养生食谱

018

桂圆养生粽

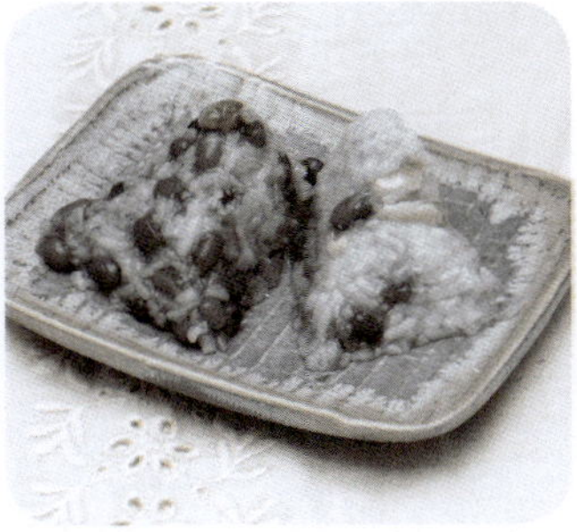

材料:红豆半杯，松子1汤匙，燕麦片1/3杯，红、白糯米1杯，枸杞1汤匙，板栗2个，桂圆1汤匙，红枣3颗。

做法:（1）将红枣去核，桂圆肉切碎，板栗切片；其他材料泡好备用。

（2）将以上所有材料放在电饭锅内煮，煮熟后搅拌均匀。放入松子、枸杞等，再包入粽叶或锡箔纸内，食用前蒸一下即可。

花旗参炖乌鸡

材料：乌骨鸡1只，猪肉200克，花旗参10克，姜片、糖等。

做法:（1）乌骨鸡、猪肉焯水后捞出，和花旗参一起放入炖盅。

（2）加适量清水，烧开后小火慢炖3小时，再放入姜片及盐、糖等调味料，略煮入味即可。

花生红枣炖猪蹄

材料：花生仁、红枣各适量，猪蹄500克，葱、姜等。

做法:（1）葱洗净切碎，姜洗净切丝，红枣泡发洗净。

（2）猪蹄刮洗干净，放入水锅中煮沸，撇去浮沫，加入料酒、酱油、葱、姜、花生仁、红枣煮40分钟，加盐调味即可。

[营养透视——红枣]

维生素			
A（微克）	2	B_1（毫克）	0.06
B_2（毫克）	0.05	B_6（毫克）	0.14
C（毫克）	297	E（毫克）	0.1
生物素（微克）	16	P（微克）	320
胡萝卜素（毫克）	0.01	叶酸（微克）	140
泛酸（毫克）	1.6	烟酸（毫克）	0.86
三大营养素			
蛋白质（克）	1.4	脂肪（克）	0.1
碳水化合物（克）	33.1		
矿物质			
钙（毫克）	16	铁（毫克）	0.7
磷（毫克）	51	钾（毫克）	127
钠（毫克）	7	镁（毫克）	25
锌（毫克）	1.82	硒（微克）	1.02
铜（毫克）	0.06		

桂圆煲猪心

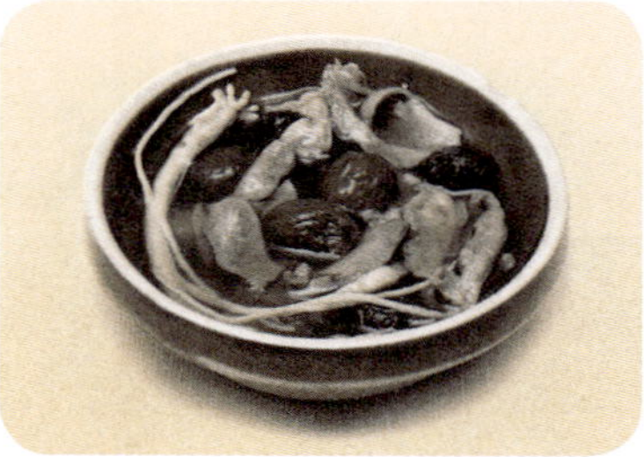

材料：猪心1个，姜片15克，桂圆35克、党参10克，红枣15克。

做法：（1）猪心洗净，去肥油，切小片，红枣洗净去核，党参洗净切段备用。

（2）猪心用沸水汆烫后，捞出沥干水分。

（3）沙锅上火，加2升水，放入猪心和其他材料，大火煮沸后改用小火煲约2小时，最后再加调味料即可。

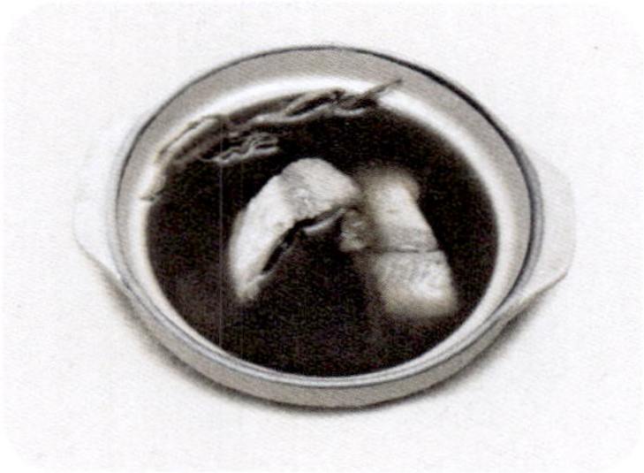

参须枸杞炖河鳗

材料：河鳗500克，参须15克，枸杞10克。

做法：（1）鳗鱼清理干净后汆烫去腥，捞出再冲净，盛入炖锅。

（2）参须冲净，撒在鱼上，加水盖过材料，移入电饭锅，加2杯水。

（3）炖至开关跳起，揭开锅盖撒进枸杞，再按一次开关直至跳起，加盐调味即可。

［营养透视——黑豆］

维生素			
A（微克）	28	B_1（毫克）	0.41
B_2（毫克）	0.11	B_6（毫克）	0.59
E（毫克）	18.9	K（微克）	34
胡萝卜素（毫克）	0.17	叶酸（微克）	260
泛酸（毫克）	1.64	烟酸（毫克）	2.1
烟酸（毫克）	0.4		
三大营养素			
蛋白质（克）	35.6	脂肪（克）	19
碳水化合物（克）	19.5		
矿物质			
钙（毫克）	169	铁（毫克）	8.3
磷（毫克）	400	钾（毫克）	1800
钠（毫克）	0.5	镁（毫克）	199
锌（毫克）	3.04	硒（微克）	6.16
铜（毫克）	1.35		

海参炖鸡翅

材料：海参300克，鸡翅200克，葱、姜、香菜等。

做法：（1）海参洗净切块，葱、姜、香菜切碎；鸡翅洗净沥干，加入盐、料酒、酱油腌10分钟。

（2）油锅烧热，放入鸡翅炸至鸡皮呈金黄色，捞出沥干。

（3）葱姜加油爆香，倒入料酒，放海参炒透，再投入鸡翅及其他调料，小火炖十几分钟，淋入芡汁，收汁后撒上香菜即可。

何首乌炒猪肝

材料：猪肝 300 克，韭菜 250 克，豆瓣酱 8 克，何首乌 20 克。

做法：（1）猪肝切片，焯水捞出；韭菜切小段。

（2）何首乌加水中煮沸，小火煮 10 分钟，滤取药汁勾成芡汁。

（3）起油锅，将韭菜、猪肝与豆瓣酱一起炒匀，再淋上芡汁即可。

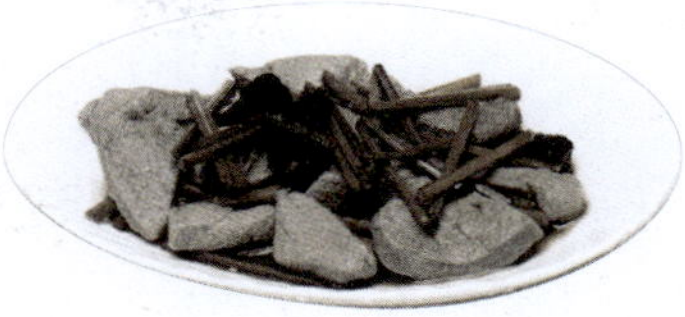

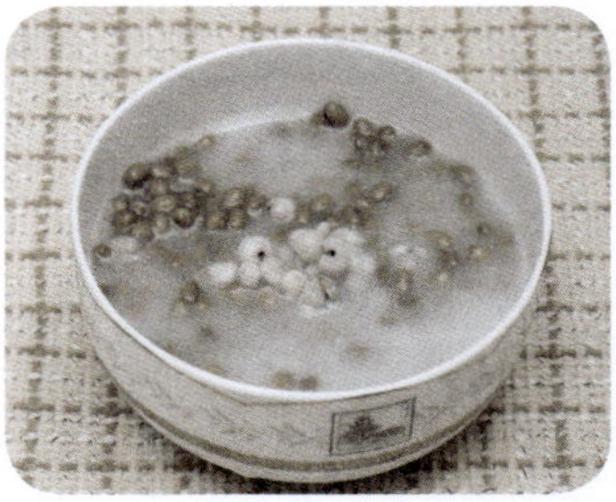

枸杞牛肉汤

材料：山药 600 克、牛肉 500 克、枸杞 10 克。

做法：（1）牛肉切块焯水后洗净，山药去皮洗净切块。

（2）将牛肉盛入煮锅，加 7 碗水以大火煮开，转小火慢炖 1 小时。

（3）加入山药、枸杞，续煮 10 分钟，加盐调味即可。

猪血菠菜汤

材料：猪血 300 克，菠菜 200 克，葱、香油等。

做法：（1）菠菜择洗干净，切段，葱洗净切碎；猪血洗净切块。

（2）油锅置火上烧热，放入葱段炒香，加入适量清水煮开。

（3）放入猪血再煮开，加入菠菜段、盐，煮至变色，淋入香油即可。

[营养透视——红豆]

维生素			
A（微克）	30	B_1（毫克）	0.45
B_2（毫克）	0.09	B_6（毫克）	0.39
E（毫克）	0.6	K（微克）	8
胡萝卜素（毫克）	0.79	叶酸（微克）	130
泛酸（毫克）	2.2	烟酸（毫克）	1
烟酸（毫克）	0.4		
三大营养素			
蛋白质（克）	20.1	脂肪（克）	0.5
碳水化合物（克）	57		
矿物质			
钙（毫克）	91	铁（毫克）	6.7
磷（毫克）	340	钾（毫克）	1500
钠（毫克）	1.7	镁（毫克）	138
锌（毫克）	2.27	硒（微克）	3.8
铜（毫克）	0.64		

人参蒸嫩鸡

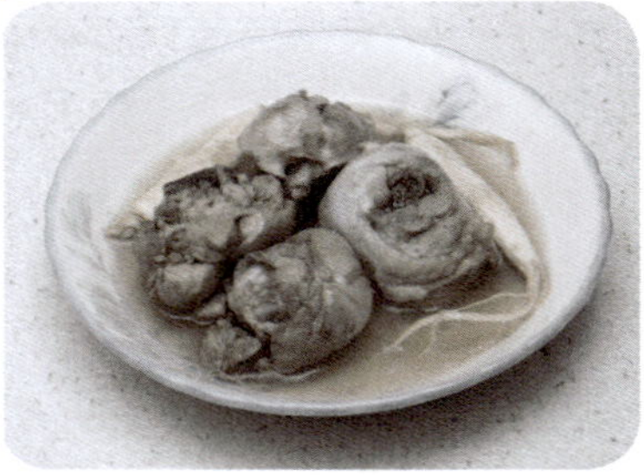

材料：小公鸡1只，姜1克，人参3克。

做法：（1）人参用温水洗净，姜切片；鸡剁成块，焯水备用。

（2）鸡块和人参一起放入碗中，加清汤、姜片、精盐、味精、料酒、胡椒粉腌渍15分钟。

（3）腌好的鸡块加盖，放上蒸笼蒸1小时即可。

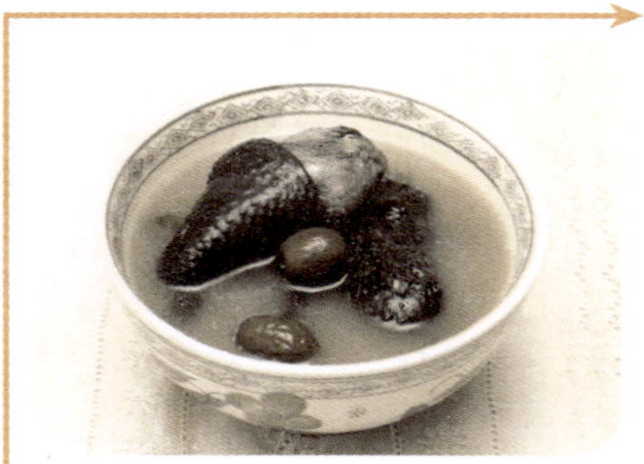

红枣乌鸡汤

材料：乌骨鸡半只，绿茶10克，香菜20克，红枣20粒，枸杞5克。

做法：（1）先将红枣泡软，鸡洗净、剁块，绿茶用布袋装好备用。

（2）将剁好的鸡块放入锅中，放入茶包、枸杞、红枣，并加水至盖过鸡块为止。

（3）煮沸后慢熬1小时，加盐调味，撒上香菜、淋入香油即可。

[营养透视——桑葚]

维生素			
A（微克）	19	B_1（毫克）	0.02
B_2（毫克）	0.05	B_6（毫克）	0.07
C（毫克）	22	E（毫克）	12.78
生物素（微克）	85	胡萝卜素（毫克）	0.03
叶酸（微克）	38	泛酸（毫克）	0.43
烟酸（毫克）	0.6		
三大营养素			
蛋白质（克）	1.6	脂肪（克）	0.4
碳水化合物（克）	9.6		
矿物质			
钙（毫克）	30	铁（毫克）	0.3
磷（毫克）	33	钾（毫克）	150
钠（毫克）	1	镁（毫克）	17
锌（毫克）	1.33	硒（微克）	2.31
铜（毫克）	0.07		

冬菇鳝片粥

材料：粳米半碗，鳝鱼1条，香菇4朵，芹菜2棵，粟粉等。

做法：（1）将粳米做成米饭；香菇切条；芹菜切末。

（2）黄鳝剖洗干净，片下鱼肉，切成片，放粟粉和胡椒粉抓匀。

（3）将冬菇、鳝鱼片和适量的高汤倒入锅中，煮至沸腾，再加入米饭和芹菜末，煮熟即可。

红枣当归鸡腿

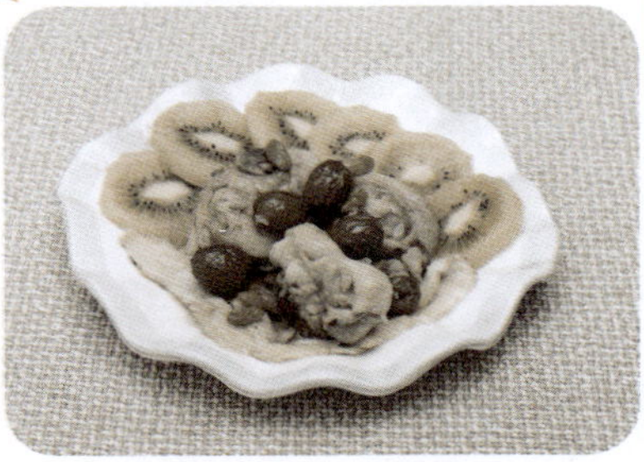

材料：鸡腿 100 克，猕猴桃 1 个，红枣 5 克，当归 2 克。

做法：（1）红枣、当归放入碗中，倒入米酒，浸泡 3 小时左右。

（2）鸡腿用酱油抹匀，放置 5 分钟，入油锅中炸至两面呈金黄色；取出、切块。

（3）鸡腿块放入锅中，倒入红枣、当归，转中火煮 15 分钟，猕猴桃削皮切片，摆盘即可。

无花果煎鸡肝

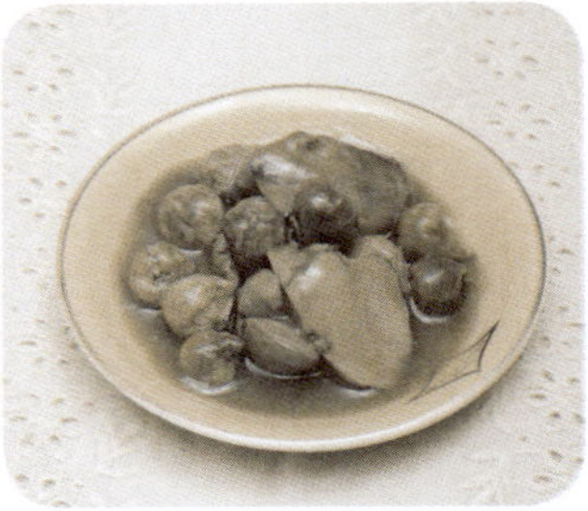

材料：鸡肝 150 克，无花果干 3 粒，砂糖 1 大匙。

做法：（1）鸡肝洗净，放入沸水中汆烫，捞起沥干；将无花果洗净、切小片。

（2）锅中加一匙油，待油热后将鸡肝、无花果干一同爆炒，直到鸡肝熟透、无花果飘香。

（3）砂糖加 1/3 碗水，煮至溶化；待鸡肝煎熟盛起，淋上糖汁调味。

红枣带鱼粥

材料：糯米半碗，带鱼半条，红枣 3 个，葱、姜等适量。

做法：（1）葱姜切末；糯米入水浸泡 2 小时；带鱼切块；红枣去核。

（2）将红枣、糯米加适量的水，煮至沸腾后转小火，炖煮至糯米软烂。

（2）将带鱼倒入锅中，煮熟后放盐和香油调味，撒上葱姜末即可。

[营养透视——龙眼]

维生素			
A（微克）	106	B_1（毫克）	0.01
B_2（毫克）	0.14	B_6（毫克）	0.2
C（毫克）	43	生物素（微克）	20
胡萝卜素（毫克）	0.02	叶酸（微克）	20
烟酸（毫克）	1.3	烟酸（毫克）	1
烟酸（毫克）	0.4		
三大营养素			
蛋白质（克）	1.2	脂肪（克）	0.1
碳水化合物（克）	16.2		
矿物质			
钙（毫克）	6	铁（毫克）	0.2
磷（毫克）	30	钾（毫克）	248
钠（毫克）	3.9	镁（毫克）	10
锌（毫克）	0.4	硒（微克）	0.83
铜（毫克）	0.1		

糯米甜红枣

材料：糯米粉100克，白糖30克，红枣200克，荷叶1张。

做法：（1）将红枣洗净泡好，切开枣腹去核，盘中放一片荷叶。

（2）糯米粉用水搓成细团，放入切开的枣腹中，摆在荷叶上。

（3）白糖加水溶化，均匀地倒入糯米红枣中，再将整盘放入蒸笼，蒸5分钟即可出笼。

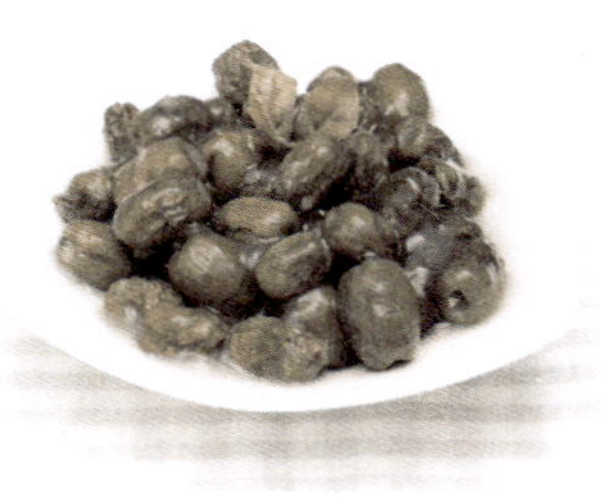

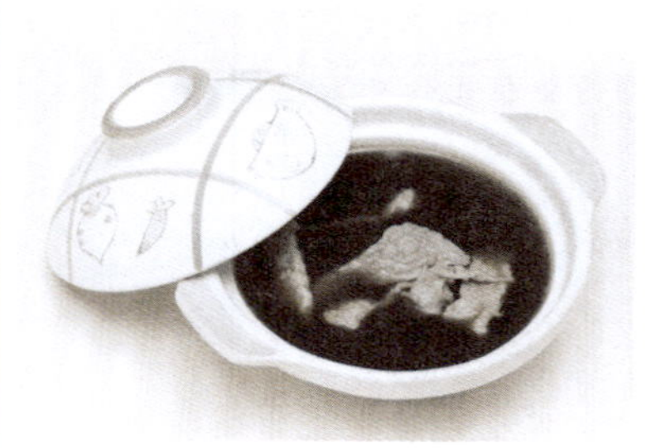

阿胶牛肉汤

材料：牛肉100克，阿胶15克，米酒20毫升，生姜10克，精盐适量。

做法：（1）将牛肉去筋切片。

（2）将切好的牛肉片与生姜、米酒一起放入沙锅，加入适量的水，用小火煮30分钟左右。

（3）最后加入阿胶及调味料，溶解搅拌均匀即可。

[营养透视——黑芝麻]

维生素			
A（微克）	32	B_1（毫克）	0.24
B_2（毫克）	0.2	E（毫克）	38.28
生物素（微克）	110	胡萝卜素（毫克）	0.19
烟酸（毫克）	6.7		
三大营养素			
蛋白质（克）	17.3	脂肪（克）	60.5
碳水化合物（克）	10.3		
矿物质			
钙（毫克）	946	铁（毫克）	10.1
磷（毫克）	530	钾（毫克）	140
钠（毫克）	8.2	镁（毫克）	202
锌（毫克）	6.24	硒（微克）	4.06
铜（毫克）	1.41		

糖醋带鱼

材料：带鱼500克，醋、白糖、酱油、姜、葱、蒜等各适量。

做法：（1）带鱼洗净，切成5厘米左右的段，用盐腌渍。

（2）在锅中放油，烧至七成热，将带鱼裹上一层湿淀粉，放入锅内，炸至金黄色装盘。

（3）葱姜加油、蒜炒香，放入炸好的带鱼，加酱油、醋、糖翻炒数下，淋上花椒油即可出锅。

白果莲子乌鸡汤

材料：白果 30 克，乌骨鸡腿 1 只，新鲜莲子 150 克 。

做法：（1）乌鸡腿洗净、剁块，汆烫后捞起，用清水冲净。

（2）盛入煮锅加水至盖过材料，以大火煮开转小火煮 20 分钟。

（3）莲子洗净放入煮锅中继续煮 15 分钟，再加入白果煮开，加盐调味即可。

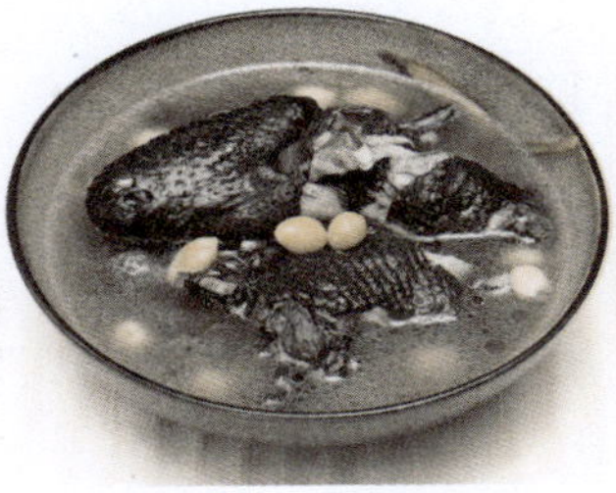

川味烩鱼块

材料：鲤鱼 1 条，辣椒酱、葱、姜、干尖椒、白糖等。

做法：（1）将鱼洗净，切成块状；姜切片，葱切段，干尖椒切小段。

（2）锅中放油烧热，将鱼块下锅炸至两面微黄捞出待用。

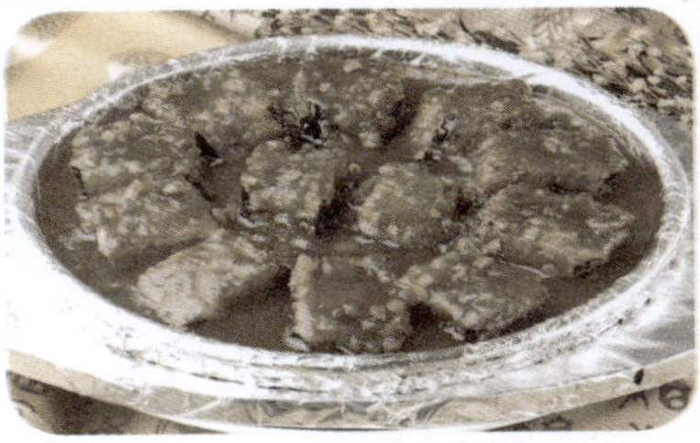

（3）葱、姜、干尖椒加油炒香，下辣椒酱翻炒，加入炸好的鱼块，加料酒、盐、白糖、酱油翻炒。加少量水，待锅中收汁，加鸡精，勾芡搅匀即可。

黑木耳炒猪肝片

材料：猪肝 200 克，蘑菇（干）25 克，大葱、姜、香油、江米酒等。

做法：（1）黑木耳泡发去蒂，撕成片；葱、姜切成末；猪肝切成薄片，加入淀粉及少量水，搅拌均匀备用。

（2）葱姜加油煸炒，随后加入猪肝片，煸炒片刻，加入米酒，煸炒至猪肝熟透，捞起滤油。

（3）锅底留少许油，放入木耳用大火煸炒，木耳亮滑香透时，放入猪肝片，加盐、香油，煸炒均匀即可。

[营养透视——花生]

维生素			
A（微克）	6	B_1（毫克）	0.85
B_2（毫克）	0.1	B_6（毫克）	0.46
C（毫克）	14	E（毫克）	2.93
K（微克）	100	胡萝卜素（毫克）	0.01
叶酸（微克）	76	泛酸（毫克）	17
烟酸（毫克）	14.1		
三大营养素			
蛋白质（克）	12.1	脂肪（克）	25.4
碳水化合物（克）	5.2		
矿物质			
钙（毫克）	8	铁（毫克）	3.4
磷（毫克）	250	钾（毫克）	1004
钠（毫克）	3.7	镁（毫克）	110
锌（毫克）	1.79	硒（微克）	4.5
铜（毫克）	0.68		

美肤猪脚汤

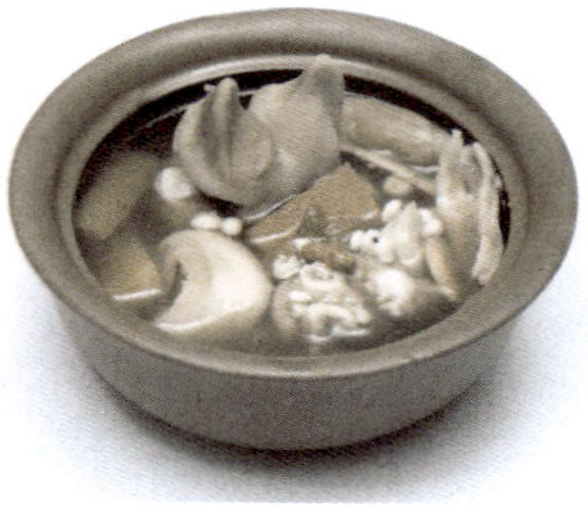

材料：猪脚 200 克，胡萝卜 100 克，生姜 3 片，人参须 10 克，薏仁 50 克，盐等。

做法：（1）薏仁泡水 30 分钟；猪脚洗净后剁成块，再氽烫后备用。

（2）胡萝卜洗净切块，与猪脚一起放入锅中，再加生姜、适量水煮沸。

（3）小火煮约 30 分钟后将人参须捞出，续熬煮至猪脚熟透，加入盐调味即可。

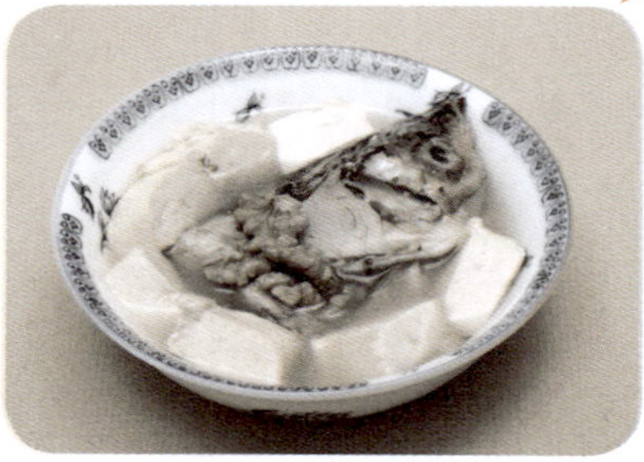

核桃鱼头汤

材料：桂圆肉 25 克，鱼头 1 个（约 500 克），核桃仁 30 克，豆腐 250 克，米酒、姜、葱等。

做法：（1）将桂圆肉、核桃仁洗净；鱼头清理干净；豆腐切块。

（2）将鱼头、桂圆肉、核桃仁、姜、葱、豆腐、米酒同放入炖锅中，用大火煮沸。

（3）再转小火煮 30 分钟，再加入盐、味精、鸡油、胡椒粉即成。

[营养透视——核桃]

维生素			
A（微克）	10	B_1（毫克）	0.26
B_2（毫克）	0.15	B_6（毫克）	0.49
E（毫克）	43.21	K（微克）	7
胡萝卜素（毫克）	0.06	叶酸（微克）	91
泛酸（毫克）	0.67	烟酸（毫克）	1
三大营养素			
蛋白质（克）	15.2	脂肪（克）	65.6
碳水化合物（克）	0.8		
矿物质			
钙（毫克）	25	铁（毫克）	2.2
磷（毫克）	280	钾（毫克）	540
钠（毫克）	4	镁（毫克）	131
锌（毫克）	2.05	硒（微克）	4.62
铜（毫克）	1.17		

冬菇鹌鹑蛋

材料：冬菇（鲜）800 克，鹌鹑蛋 500 克，金华火腿 10 克，上汤约 200 克。

做法：（1）把火腿切成末；冬菇泡发。

（2）在冬菇有褶皱的一面上，撒上干淀粉 10 克，然后将鹌鹑蛋磕入冬菇内，撒上火腿末少许，移放平盘中，上笼蒸熟后取出。

（3）炒锅里倒入上汤，烹入绍酒、鸡精，加盐勾成芡汁浇在平盘上，淋入芝麻油即可。

红茶喝出好气色

019

红茶+枸杞子+红枣

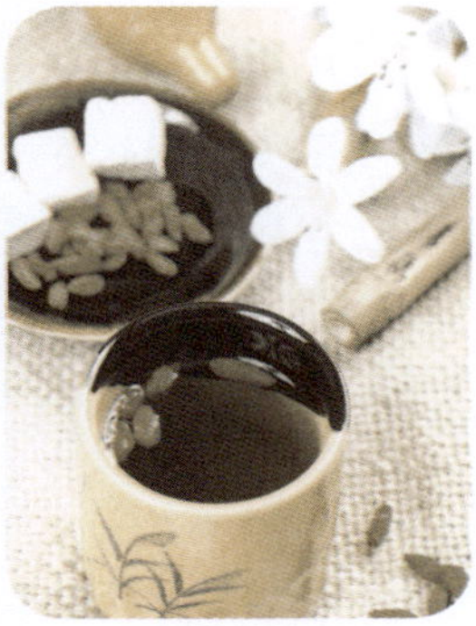

“血”不足的血虚者，茶中可加入有补血作用的枸杞子和红枣。茶叶除红茶外，还可选择焙茶。茶中浸泡过的枸杞子和红枣也可食用。

冲泡方法：在温热的单人份茶杯中放入不到 2 大茶勺茶叶，2 个红枣（可切成两半），10~15 粒枸杞子，注入 200 毫升约 90℃的热水，盖上茶盖浸泡，约一半的茶叶沉下去时就可饮用。可续热水。

额外推荐

蓝莓红茶

有暖身效果的红茶和有补血作用的黑色食材蓝莓完美组合。

冲泡方法：茶碗中放入 7~8 颗风干的蓝莓，注入热红茶。可根据个人喜好放入砂糖。

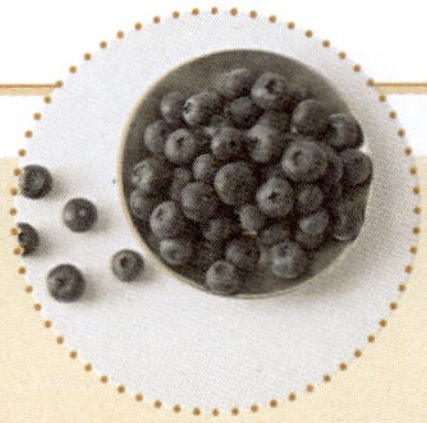

蓝莓 蓝莓中的花青素能够预防心脏病的发生，减缓记忆力衰退，预防结肠癌；另一种叫紫檀芪的物质，是非常有效的抗氧化剂和抗炎剂。

黑豆茶

黑豆是适合血虚者的黑色食材，可调节肠胃。

冲泡方法：500 毫升水中，投入市面上出售的 1 茶包黑豆茶（约 5 克），再加黑豆 20 粒，煮沸后继续用小火煮 10 分钟，取出茶包即可饮用。也可在小茶壶中冲泡。

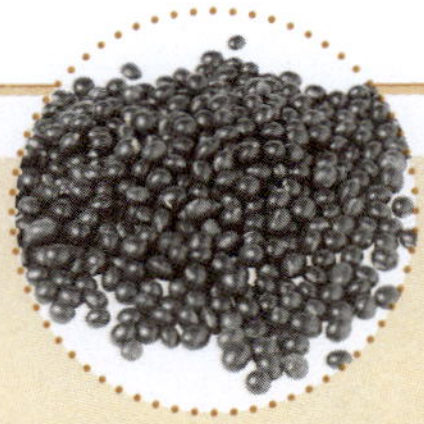

黑豆 黑豆中含有丰富的蛋白质，易于人体消化吸收。黑豆能抑制胆固醇的吸收，能预防动脉硬化；对血糖影响很小，适合糖尿病人食用。

桂圆红枣茶

材料：桂圆 15 克、红枣 5 颗、黑豆 30 克、糙米 30 克、白糖 2 小匙。

冲泡方法：黑豆与糙米浸泡后，与去核红枣、桂圆一起，加水 1000 毫升，煮滚后以小火再煮 30 分钟，取汁当茶饮。

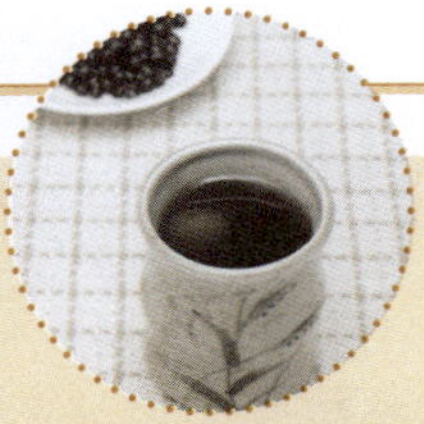

桂圆 桂圆有很好的补血功效，在中医著作中称其能“大补气血，力胜参芪”。但因其性温大热，阴虚体质或身体内热的人不适合多吃。

020 睡眠养血，休息是关键

人不吃饭，能活 20 天；不喝水，能活 7 天；不睡觉，只能活 5 天。在人的一生中，约三分之一的时间是在睡眠中度过的，睡眠似乎是人维持生命一种必不可少的活动，但人为什么要睡觉呢？怎样睡觉才是最健康的呢？睡觉的时候，要注意哪些问题呢？

人的生命离不开睡眠

人睡觉的时候看起来仿佛是静止了，其实不然，这时候身体里还在进行着我们无法察觉的各种活动。这也导致了我们的睡眠会呈现出两种完全不同的状态：一种睡眠是身体相对活跃的状态，眼睛会不停地转动，会四肢活动、翻身，梦也是在这个阶段发生的；另一种是更深的无意识状态，此时人会安静的沉睡，甚至很难被叫醒。这两个过程在睡眠中交织在一起，交替地发生着，组成人的睡眠。

睡眠，不仅能让人的身体放松，还能解除精神疲劳。曾经有人提出一天只需要睡 4 小时就够了，而研究者将每晚只睡 4 小时的人与每晚睡 8~9 小时的人放在一起做比较，结果发现两者在生理上没有什么差异——他们的身高、体重，甚至智力几乎都相同。但心理状态却有非常大的差别：睡眠时间充足的人非常乐观，而睡眠时间短的人总是忧心忡忡。

睡眠的功能

1. 消除身体疲劳
2. 恢复体力
3. 处理和储存记忆
4. 修复大脑损伤
5. 增强免疫力

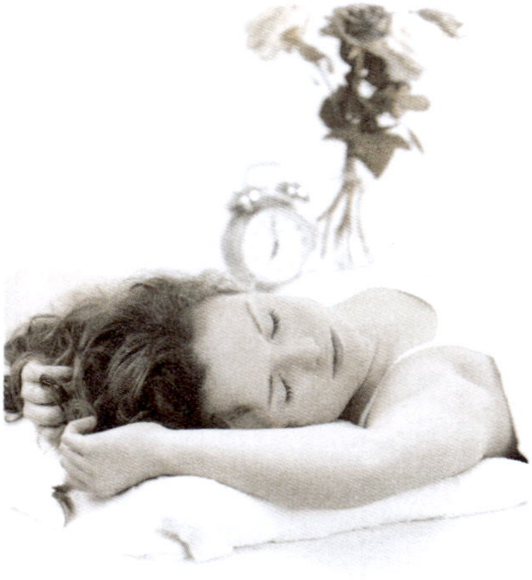

睡好子午觉，最利养生

我们都知道“日出而作，日落而息”，中医上也讲到，养生要随着阴阳而动，随时辰时令而变化。睡眠的养生效果也是一样的。

《黄帝内经》中是这样论述阴阳与睡眠的：子时（夜间 23 点 ~ 凌晨 1 点）是阴阳相会、水火交泰的时间，称为“合阴”。因此，夜晚的时候人们应该停止工作，躺下来好好的休息，应该长眠、深眠。与此相对，日出之后阴消阳长，到午时（中午 11 点 ~ 下午 1 点）太阳升到最高点，是阳气最盛的时候，称为“合阳”，此时因为阳气最盛，而使人体处于最清醒的状态。这就是所谓“阳气尽则卧，阴气尽则寐”。

知道了一天中阴阳变化的规律，我们就要睡好子午觉，那么子午觉该怎么睡呢？这就要做到“子时大睡，午时小憩”。

（1）睡好子时觉

晚上要在 11 点以前上床睡觉，在子时进入最佳睡眠状态。这样不仅睡眠效果最好，还能养阴补血。西医中也提到，人的造血器官骨髓，也是在子时开始工作的，及时休息能很好地补充和更新身体里的血液，保证人身体健康和精力充沛。

（2）午时应小憩

经过一上午的紧张工作，人会感到稍微的疲倦，这时候就可以在午时小憩片刻，静卧或者静坐 30 分钟左右就可以了，此时不适合长睡，否则醒来之后容易头痛头昏，不清醒。

昼夜与睡眠时间

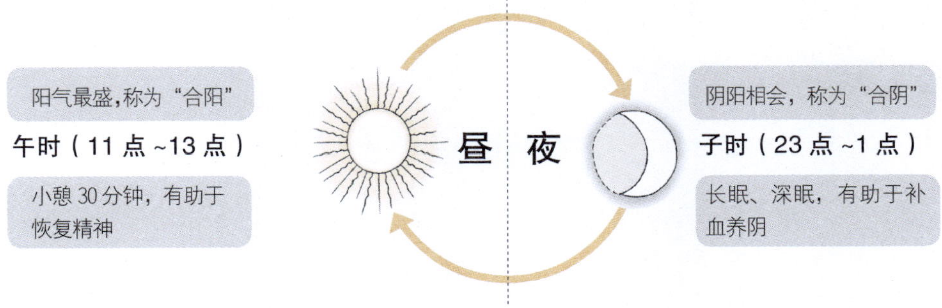

睡眠中的造血排毒“时刻表”

晚上 21 点 ~23 点——淋巴排毒时间，应保持心情平静，准备就寝。

晚上 23 点 ~ 凌晨 3 点——肾、肝排毒时间，就寝，进入熟睡状态。

凌晨 3 点 ~ 清晨 5 点——肺排毒时间，处于熟睡之中 。

夜晚 21 点 ~ 凌晨 4 点——骨髓造血时间，深度熟睡中。

清晨 5 点 ~7 点——大肠排毒时间，从睡眠中醒来，上厕所排便。

021 小测试：看看你是血虚型体质吗？

由于血虚与阴虚、气虚都有一定的关系，表现出类似的症状，很多人无法判断自己究竟属于哪种体质。血虚作为一种独立的体质，必然有很多属于自己的特征。做完下面的选择题，你就可以判断自己究竟是否属于血虚体质。

1. 劳累过后，你经常感觉到头晕或者头痛吗？ ◯是；◯否

2. 你是否经常容易手脚麻木？ ◯是；◯否

3. 与别人相比，你更容易小腿抽筋吗？ ◯是；◯否

4. 每天早上起床照镜子，你经常为自己面无血色而忧心吗？ ◯是；◯否

5. 晚上睡觉时，你是不是没完没了地做梦、并且很容易被惊醒？ ◯是；◯否

6. 平常稍微听到什么动静，你会吓一跳吗？ ◯是；◯否

7. 你经常需要用眼药水来缓解你的干眼症吗？ ◯是；◯否

8. 伸出你的双手，你是否觉得自己的指甲比别人的薄？ ◯是；◯否

9. 每月你的“大姨妈”光临，是不是都要迟到？ ◯是；◯否

10. 每次月经，你是不是只用几片卫生巾就够了？ ◯是；◯否

11. 每天早上梳头发，你是不是都要心疼梳子上或者地上大把大把的头发？ ◯是；◯否

12. 年纪轻轻，你就谢顶了吗？ ◯是；◯否

13. 你是否发现，自己竟然比父母还先有白发乃至少白头？ ◯是；◯否

14. 上完厕所，你是否发现，大便粘在便池上，怎么冲也冲不掉？ ◯是；◯否

15. 大便的时候，你发现大便很干？ ◯是；◯否

16. 大便完毕，你是否发现，怎样擦也擦不干净，往往需要用很多卫生纸？

○是；○否

17. 你的头发是否喜欢开叉？ ○是；○否

18. 你是否皮肤发黯，不得不靠穿亮颜色的衣服来装扮自己？ ○是；○否

19. 无论冬夏，你是否比别人更少出汗？ ○是；○否

20. 躺在床上，你是否翻来覆去睡不着觉？ ○是；○否

21. 你是不是白带比较少，内裤上总是干干净净，而自己又觉得很干燥呢？

○是；○否

22. 晚上跟亲爱的他缠绵，你是否觉得下身不够润滑？ ○是；○否

23. 即使刚洗完澡，你仍然觉得身上莫名其妙地痒吗？ ○是；○否

24. 仔细检查自己的指甲，上面有横纹、竖纹或凹面吗？ ○是；○否

25. 随便碰到什么东西，你的指甲都很容易断吗？ ○是；○否

26. 你是否经常出现这样的情况，明明记得要拿什么东西的，但别人一打岔，你就忘记了？ ○是；○否

27. 不管用多好的护发素，你的头发是否仍然干枯、无光泽？ ○是；○否

28. 与别人相比，你的嘴唇颜色很淡吗？ ○是；○否

29. 蹲下后再起立，你会觉得眼前发黑、眼冒金星吗？ ○是；○否

上面共有29道选择题，每选择一个肯定答案，说明你离血虚体质又近了一步。那么，与别人相比，你选择的肯定答案更多吗？如果是，那么我非常遗憾地告诉你：你该补血了。

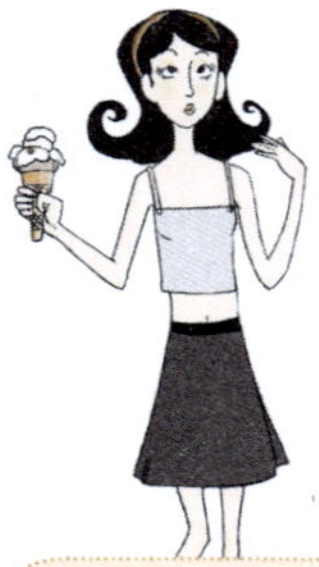

第四章

DISIZHANG

阴虚型体质

中医将阴阳相对，这在人体里也不例外——阳气是人体「阳」的主体，而身体里的各种津液则属「阴」，构成了身体成分的很大一部分。而如果阳气过盛，阴气衰弱，身体里的「火」就占了优势，这就是阴虚。阴虚的人身体就像干旱的土地，干燥是不可避免的。

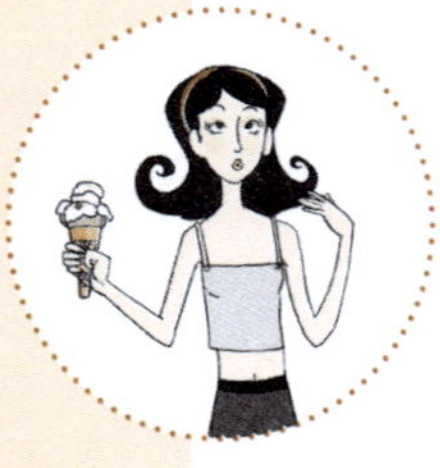

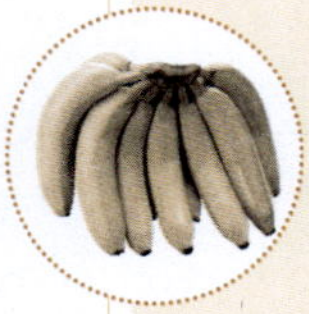

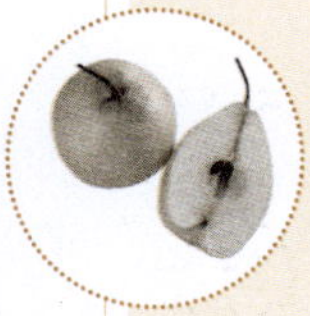

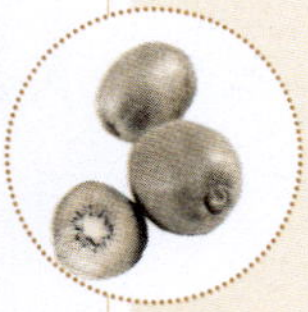

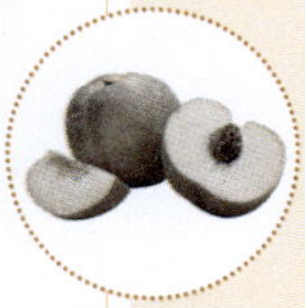

本章看点

- **身体里的阴是如何存在的？**

  阴与阳相对，在人身体里以各种“水”的形式存在。

- **什么样的活动会“伤阴”呢？**

  熬夜、吃过多的温热食物都会伤害身体里的“阴”。

- **阴虚火旺会被哪些疾病困扰？**

  阴虚的人容易患失眠、便秘、痔疮、咽炎、遗精等疾病。

- **什么样的食物能滋润身体？**

  莲藕、银耳、梨、甘蔗、香蕉、水产品、蜂蜜等都能滋阴。

- **如何避免“内火旺盛”呢？**

  饮食忌辛辣、香燥，少吃麻辣火锅之类的食物。

- **阴虚的人怎样补水呢？**

  每天适时适量的饮水是补水的最好方法。

022 心火太重，要小心是阴虚

镜子里的你是否皮肤干燥，头发枯燥，面颊偏红或潮红？容易上火，经常口干、喉咙干？或者体形消瘦？有没有手脚心干热，午后身体发热的情况呢？是否喜欢吃冷食呢？会常常失眠，睡不好，还做很多梦吗？——你想过这样的自己是阴虚型体质吗？

上火便秘的贾女士

贾女士年轻的时候，是个身材苗条、精力旺盛的人，多少工作都不嫌累，在单位工作一直特别出色。到了三十多岁，已经做到了部门经理。工作、家庭都很稳定了，本来应该没什么烦恼了，可是身体却有很多莫名其妙的问题缠上了她。

先是失眠。每天她下班之后总要加班到很晚，有时回家之后她累得什么都不想做，就想一头倒在床上，好好的睡一觉。可是，怪事了，她明明觉得累得要死，腰酸背痛的，却怎么也睡不着。她想了很多办法，把窗帘拉得严严实实，换一床舒服的被子，睡前喝牛奶……可是不管怎么做，她就是睡不好，有时是睡不踏实，有时干脆就睡不着。第二天早上起来，脸色总是暗黄，眼圈发黑，一点精神都没有，却还要匆匆忙忙去上班。

之后没多久，另一个最让她头疼的问题出现了，那就是上火。口疮、便秘、牙龈出血，一个接一个的向她袭来。她开始只用西瓜霜来对抗口疮，后来开始吃牛黄解毒片、清火胶囊，可是只当时有一点效果，一停下来就又山洪一样地“爆发”了。

因为便秘，她不得不把闹钟调早了半个小时，这半个小时，她都是坐在厕所的马桶上痛苦度过的。明明是肚子胀满的难受，可却怎么也排不出去。开始她用泻叶、大黄，但后来知道常用这些东西不好，会刺激肠胃。她就不敢用了，可是便秘又回来了。

她觉得自己的身体里真是“无明业火三千丈”。一过了中午，她就感觉自己的身体里跟“火焰山”一个样，就是觉得热，烧得慌，有时干热，有时还会手脚心出汗。一刷牙就牙龈出血，甚至咬个硬苹果都会出血，她以为是牙龈炎，去医院检查了却又不是。

这些毛病一直纠缠着贾女士，她有时甚至会怀疑自己是不是更年期提前了。最近，她在朋友的推荐下去看中医，得到的结果是“阴虚”。

你是阴虚型体质吗？

自我舌诊

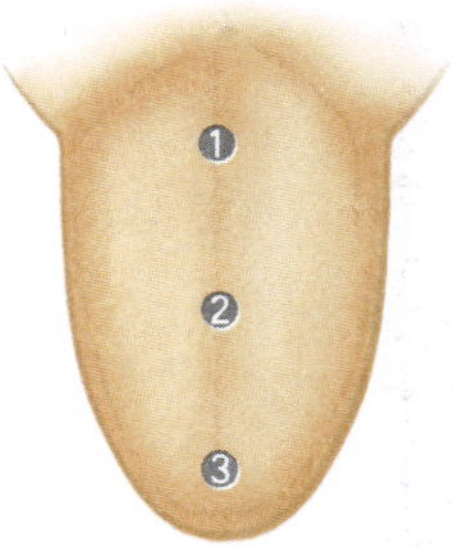

对着镜子，先来看看你的舌头吧，如果你的舌头是下面这个样子的，那你就是阴虚了。

❶ 整体颜色较深，呈红色；

❷ 舌苔较少，或几乎看不到；

❸ 表面的中央部位有裂纹。

体质特征

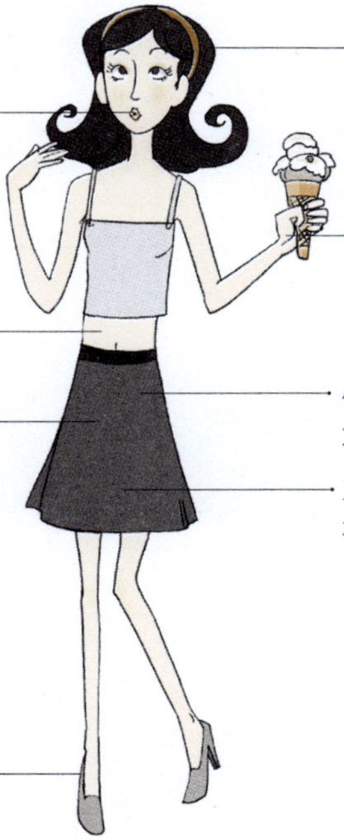

性格特点

遇事情绪激动，容易心烦气躁；

爱发脾气，喜欢吵架，没耐性，夏天尤其如此。

023 阴虚是身体在闹旱灾

现在生活中经常听到有人说上火了，嘴里长口疮了，便秘了；也经常看到广告和电视节目中针对人们的“阴虚”，宣传产品的“滋阴养颜”、“滋阴补肾”等功效，到底什么是“阴虚”呢？“阴虚”是怎么来的？现代人又为什么需要“滋阴”呢？

阴虚的人是“缺水”

我国古人以“阴阳”来讲事物的两方面，有阴就有阳，所有的事物都以自己特定的阴阳属性存在着。人体中的“阴”也与这个判断有关。它是指人身体里的各种“水”，如血液、唾液、泪水、精液、内分泌及油脂分泌等，类似于现代医学上所说的体液。根据在中医上“火属阳，水属阴”的说法，体液属“阴”就很容易理解了。

从具体的身体状况上来说，津液作为“阴”的主要表现形式，其主要作用是营养和滋润人的五脏六腑。白天，阳气升腾，活跃于周身器官中，阴随着阳气的升腾来到人体脏腑组织，起着营养和滋润的作用，使口不干、咽不痛、大便保持通畅。

阴虚，是说人体内属“阴”的物质少了，“阴”的元素变得衰弱了。就是人体里的各种液体“水”减少了，身体开始“闹旱灾”，变成了一种缺水的状态。

阴阳相对

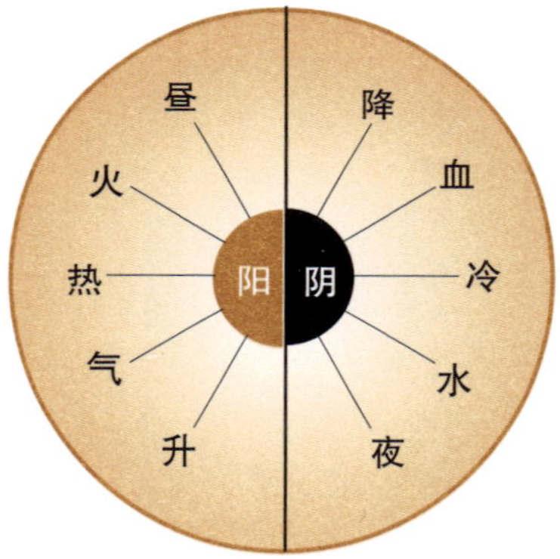

世间的一切事物都可以分阴阳，人的身体中也存在对立的阴阳冷热。

阴虚紧随衰老的脚步

《黄帝内经》中有“年四十而阴气自半也”的说法。意思是，人到了40岁，阴血会自然而然的减少一半，这是什么原因呢？我们也经常用到“年老体弱”这个词，可是为什么“年老”就一定“体弱”呢？

人体中的“阴”就像银行里的存款，我们年轻的时候，身体银行里的“阴”是满满的，支撑着我们旺盛的精力，我们的活动在不断地支取身体里的“阴”。《素问·古天真论》就详细论述了人生长、发育、衰老的盛衰曲线，其中指出人

身体里的阴阳随年龄变化

年轻人阴阳皆旺盛，身体结实，不容易出现阴虚等虚证。但随着年龄增长，身体里的阴阳都随之消耗，就会渐渐出现阴虚了。

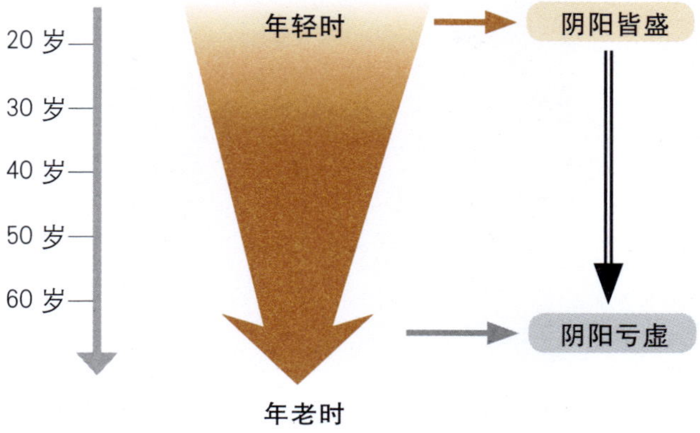

身体的生老病死，其内在的起主导作用的因素就是“肾”。老年期发齿脱落、耳鸣耳聋、腰酸腿软、夜尿频多，也都是肾气衰弱、肾阴不足的表现。

由此，老年人阴虚是正常现象，不用过分担心。而另一方面，这也是在提醒我们，到了三四十岁，就要开始多注意自己的身体，不能再像年轻时一样肆意放纵了，要尽量避免“伤阴”的活动，如熬夜、不节制的饮食等，而要更多地注意生活和饮食习惯，需要关注滋阴、补阴了。

● 熬夜是罪魁祸首

为什么“阴虚”会早早的出现在年轻人身上呢？其中有一个不容忽视的原因就是经常熬夜、睡眠不足。熬夜怎么会引来阴虚呢？在昼夜的交替中体现出阴阳平衡的规律，白天阳气盛就适宜“采阳”，到了夜间，大自然阳气不足，无力再为生命活动提供动力，这时我们就需要休息了，来完成“补阴”的过程。中医认为，夜间子时阴气最重，此时休息入眠最适合滋润阴气。而熬夜，正是熬丢了这种“夜阴”的补充。熬夜的人，虽然有按时采阳，但却没有按时补阴，结果导致阴阳失和，“阴”不足了，就阴虚了。

经常熬夜的人，打破了人白天活动夜间休息的规律，白白损耗了阴气。于是第二天，阳正常工作时，阴却不能很好地滋润和营养我们的脏腑，不能够提供足够的津液来维持阳的活动，阴阳开始失衡。因此，我们可以说熬夜是阴虚最好的伴侣，甚至可以说，熬夜可以直接等于阴虚。

阴阳随昼夜的变化

子时自然界中阴最盛，从子夜到正午，阴逐渐衰弱，阳逐渐上升；午时阳最盛，从午时到子时，阳逐渐衰弱，阴逐渐上升。所以，中医讲“日养阳，夜养阴”。

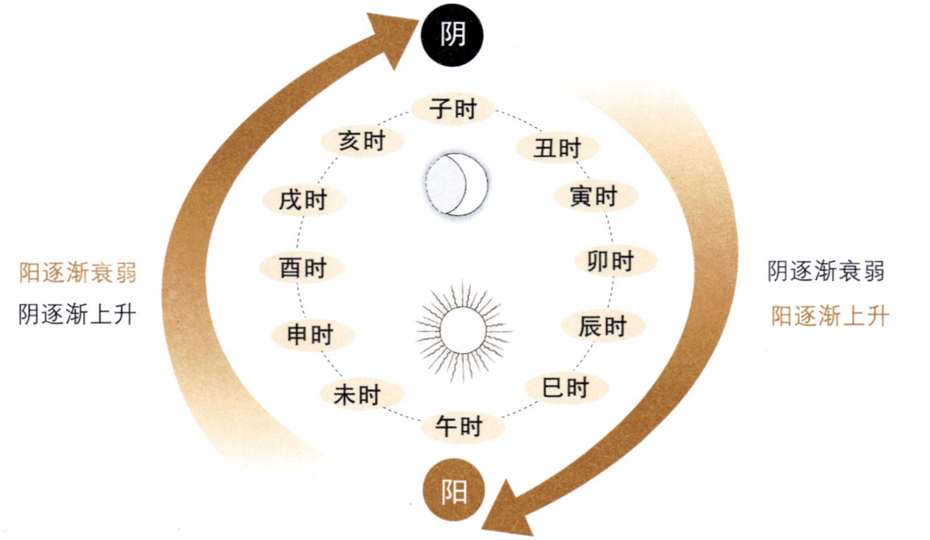

◉ 吃了太多的“热”东西

如果吃的东西过于香燥生热，生了“内火”伤了身体里的“阴”，就会导致阴虚，这样的体质还常常和“火旺”相伴出现，搅扰我们的健康。

为什么会这样呢？因为人身体里也有水火，水就是我们所说的阴，即津液，而火则与之相对。正常的时候，人身体里是水火平衡的，一旦这个平衡被打破，会出现火强水弱也就是阳盛而阴衰的情况。火的热量和温度就会夺走身体里的水分，这就是阴虚的人常同时出现“火旺”症状的原因。

身体里的阴阳与水火

正常的时候，人的身体里是水火、阴阳平衡的，一旦这个平衡被打破，会出现火强水弱也就是阳盛而阴衰的情况，这就是阴虚。

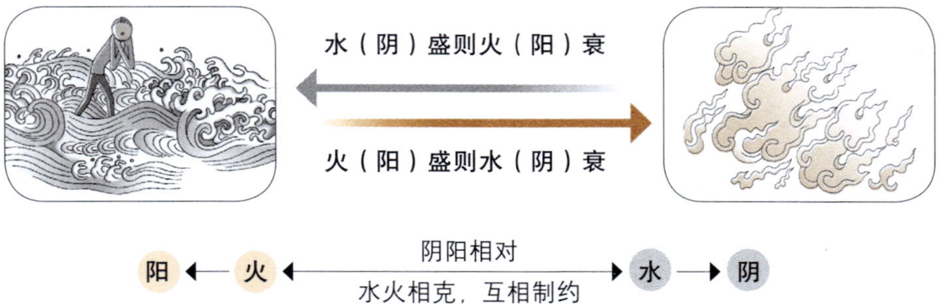

阴虚的人身体里处处有“火”

024

阴虚的人最大的特点就是“火旺”，这种“火”的直观表现就是经常性的口腔溃疡、生口疮、脾气急躁。然而，阴虚引起的身体不适和疾病远远不止这些，从内到外的缺水还会使阴虚的人备受失眠、痔疮、咽炎等燥证的折磨。

◉ 常见疾病食疗速查

（1）慢性支气管炎

症状：出现咳嗽、咯痰，痰呈白色，黏稠不易咳出。偶有痰中带血。常有哮喘样发作，气急不能平卧，并发肺气肿后，呼吸困难逐渐加剧。

食疗推荐

【无花果糖水】

无花果30克、枸杞少许、冰糖适量。将无花果、枸杞洗净，加水一起放入沙煲内，再加入冰糖煮沸即可。

（2）牙痛

症状：表现为牙齿疼痛、咀嚼困难、遇冷热酸甜疼痛加重。牙齿隐隐作痛，牙龈略微红肿，久则龈肉萎缩，牙齿浮动。还可能有出脓渗血，口臭，大便秘结。

食疗推荐

【绿豆鸡蛋糖水】

绿豆100克，鸡蛋1个，冰糖适量。绿豆用水洗净后捣碎，加水适量，煮至烂熟，鸡蛋打散淋入煮沸的绿豆汤内，稍凉后一次服完，连服3天。

（3）咳嗽

症状：有声无痰为咳，有痰无声为嗽，痰与声多并见，难以分得清楚，所以一般并称为咳嗽。干咳、喉咙发痒、咽喉干痛是风燥伤肺；咳痰不利，痰液黏稠发黄伴有鼻涕和口渴则是风热犯肺。

食疗推荐

【黄梨糖饮】

黄梨适量，饴糖若干。将黄梨去核，捣汁，与饴糖合并煎膏，每服2汤匙，每日3次。适用于肺燥咳嗽。

● 习惯性失眠——“虚火”烧到了心里边

很多人都有和前面介绍的贾女士类似的经历，晚上闭着眼睛“数羊”的滋味可不好受。不是所有的“睡不着觉”的情况都叫失眠。比如偶尔一两次，那就没关系，不是我们这里讲的“习惯性失眠”。失眠超过一个月的时间，才能称为习惯性失眠，也叫慢性失眠。

阴虚导致的慢性失眠，有其自己的特点，主要表现为：心烦，难以入睡，有时还伴随手心、脚心发热、口干口渴等症，其中“五心烦热”是阴虚型失眠的典型特征。

睡眠好习惯	睡眠坏习惯
规律生活，按时作息	白天常小睡或睡午觉
房间安静，环境亲切	开灯睡觉，不挂窗帘
每天适当运动锻炼	睡前 2 小时内剧烈运动
常喝牛奶，补充钙质	喝酒、咖啡、茶及抽烟
有睡意了，马上就寝	困倦时仍然看电视、玩电脑
睡前喝杯牛奶，吃一片面包	睡觉前吃得很饱

摆脱失眠并不难

当过度疲劳而失眠时，可在睡前半小时吃苹果、香蕉等，还可把橘子等放在枕边，芳香味也有助于睡眠。情绪激动或紧张而失眠时，可以喝一杯糖水或牛奶，再吃一片面包，也有助眠的效果。此外，需要注意的是，不宜吃过于辛

改善失眠的推荐食物

食物	说明
牛奶	牛奶中含有的色氨酸具有镇定作用，使人产生疲倦感。1 杯牛奶中色氨酸的量就足够促进睡眠了。
水果	当过度疲劳而失眠时，可在睡前半小时吃苹果、香蕉等，还可把橘子等放在枕边，芳香味也有助睡眠。
糖水	当烦躁发怒而难以入睡时，可以喝一杯糖水。糖能增加体内的“催眠”的血清素，抑制大脑兴奋而助眠。
莲子	莲子中的莲子碱、芳香甙等成分有镇静作用，还能增加 5- 羟色胺的分泌。糖水煮莲子镇静安神的效果更好。
面包	面包经过消化会产生一种氨基酸，它是合成 5- 羟色胺的原料，因此有镇静神经、帮助睡眠的作用。

辣的食物，辛辣的味道会刺激神经，使人兴奋而不容易睡着。也不要吃太油腻的东西，尤其是晚上，因为胃里有不容易消化的食物也会影响睡眠。

还有一些能帮助睡眠的好方法，比如听音乐，或者舒舒服服地泡个澡，时间不不要太长，一般 10~15 分钟就可以了，然后马上进被窝。睡前要放松精神，可以把自己的头脑想象成一个盒子，我们要做的就是把它倒空，不要让压力“谋杀”了睡眠。

特效穴推荐

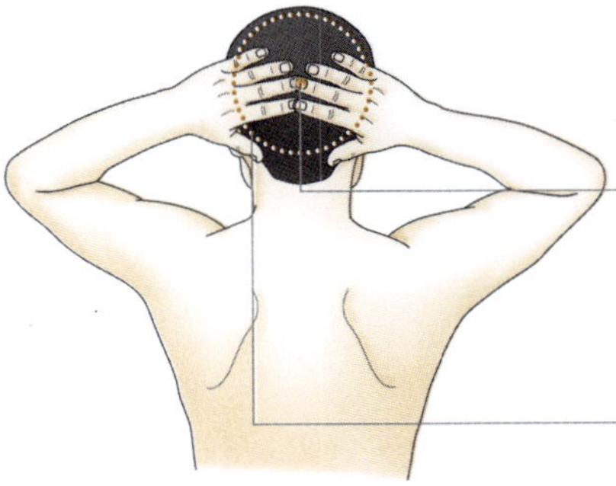

强间穴

位置：头部，后发际正中直上 4 寸。

功效：能行气活血、除烦躁，治疗烦心、失眠，及其引起的头痛、目眩等症状。

双手绕过颈部，拇指扶住后脑勺，四指并拢指向头顶，中指按揉穴位，每次 1~3 分钟。

喝出健康

【竹笋莲藕茶】

配方：莲藕 300 克，竹笋 200 克，红枣 15 枚。

制法：(1) 竹笋、莲藕洗净去皮，切成片，红枣浸泡后切开去核；

(2) 一起放入锅中，加水煮沸后，再煮 45 分钟，滤渣代茶饮。莲藕竹笋也可以吃。

食胜于药

【百合鸡蛋汤】

材料：干百合 5 克、鸡蛋 1 个。

做法：(1) 百合浸泡一夜，捞出，加两碗水煮 10 分钟；

(2) 鸡蛋打散，淋入汤中搅成蛋花即可。可加糖调味。

【红枣小米粥】

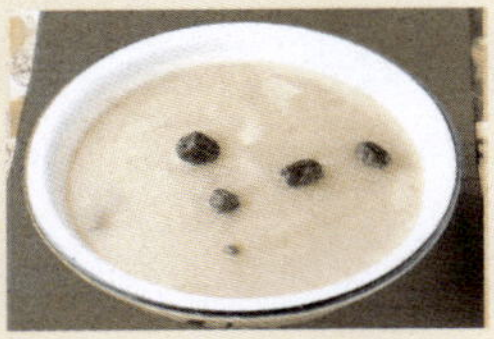

材料：红枣 15 枚、小米 100 克、蜂蜜适量。

做法：(1) 红枣洗净去核，放入锅中，加适量水，煮 15 分钟；

(2) 再加入小米，和红枣一起煮粥，煮 10 分钟，盛出后用蜂蜜调味即可。

便秘痔疮——都是“上火”惹的祸

身体里的火时不时地就会爆发，常常表现在阴虚体质常见的便秘上。即使不吃什么特别上火的东西，阴虚的人也会火气旺盛，不停地喝水，但还是会便秘。便秘让人苦不堪言，这是因为阴虚时身体器官缺水，为了弥补，就拼命从肠道吸取水分，肠道缺水了，功能自然会受到影响，消化不良和便秘就成了不可避免的问题。

痔疮成了很多人的难言之痛，总是反反复复，很难根治。在排便时，痔疮受到挤压摩擦会出血，如果出血量大，还会导致慢性失血性贫血。严重的，还会引起感染、直肠坏死、直肠癌，后果不堪设想。

痔疮的形成

当长时间便秘时，会反复损伤内壁肠黏膜，久而久之就会留下疤痕，形成痔疮。

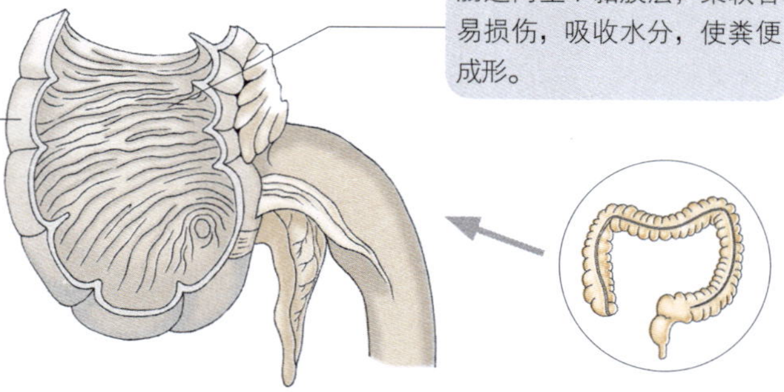

适合吃滋阴的食物

便秘痔疮患者的饮食中应该添加一些清凉滋阴作用的食物，补益阴虚，补充津液，有助于从根本上缓解便秘，改善痔疮的各种症状。应该坚持高纤维的饮食。平时多吃一些如竹笋、丝瓜、蘑菇等纤维素丰富的食物，不仅可促进肠蠕动，还有助于保持肠道内的水分，缓解大便干燥的状况，减轻排便时的痛苦，减轻对痔疮部位的创伤。此外，痔疮患者不妨尝试一下槐花、蜂蜜、黑芝麻、

◆ 改善痔疮的小方法　**注意**

1. 提肛运动：吸气时将肛门肌肉收紧，坚持1~2秒，呼气时放松。天天坚持并配合局部按摩，效果更好。

2. 温水坐浴：每天晚上准备适量温水，水温不宜过高，坐浴5~10分钟有助于改善血液循环，药浴效果更好。

胡桃仁、动物大肠等食物。

另外，要忌食辛辣、刺激或油炸的食物，少吃肥腻、温热生燥的食物，比如辣椒粉、胡椒、羊肉、牛肉等，避免加重便秘的症状，不利于痔疮的治疗恢复。

特效穴推荐

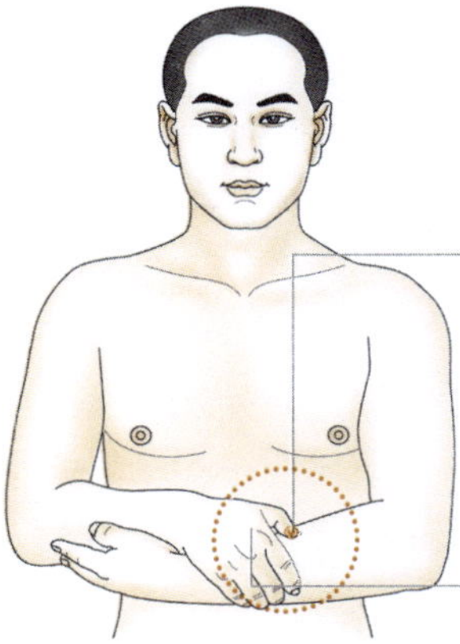

孔最穴

位置：手臂前伸，手掌向上，从肘部内侧的横纹竖直向下5寸处。

功效：能调理肺气，清热止血，可治疗大肠炎，缓解痔疮疼痛、出血。

前臂置于胸前，手掌向上，用另一只手的拇指向下按揉，两侧先左后右，每次按揉1~3分钟。

喝出健康

【蜂蜜果茶】

配方：菠萝100克、猕猴桃50克、蜂蜜适量。

制法：菠萝、猕猴桃榨汁，或搅成果泥，加适量凉开水，一杯中加一勺蜂蜜调味即可。

食胜于药

【无花果炖猪肉】

材料：无花果干100克、猪瘦肉200克、盐适量。

做法：(1) 无花果泡开，猪瘦肉洗净切块；

(2) 无花果和猪瘦肉放入大碗中，加适量水，隔水炖熟，调味即可。

【丝瓜瘦肉汤】

材料：嫩丝瓜200克、猪瘦肉100克、红枣10枚、盐。

做法：(1) 嫩丝瓜去皮切片，猪瘦肉切片；

(2) 锅内加清汤适量，烧开后，加入红枣、猪瘦肉，煮10分钟；

(3) 放入丝瓜片，加盐调味，再煮3分钟即可。

◉ 慢性咽炎——嗓子里的“水”丢了

前面说到，我们的体液都属“阴”，阴虚时体液减少。咽喉黏膜的分泌液含有杀菌的物质，正常时能抵抗细菌、病毒的侵略。阴虚时分泌液减少，黏膜变得脆弱不堪，细菌就有了可乘之机。咽喉一旦被细菌侵犯，如果治疗不及时或不彻底，细菌就会长期的潜伏下来，成为迁延不愈的长期感染，这就是慢性咽炎。

饮食忌辛辣宜清淡

慢性咽炎本身并不难治，既然病的起因是缺水，那么及时的补水就是必不可少的环节了。要养成勤喝水的习惯，当然每次不需要喝很多，只要一小口，够滋润喉咙的就可以了。还要多吃一些清爽去火、柔嫩多汁的食品，比如大多数的水果，如香蕉、菠萝、甘蔗、柚子、鸭梨、苹果等，对改善咽喉干痛的症状都有益处。

此外，慢性咽炎的患者平时应注意进行饮食调养，多食用含蛋白质、维生素 A 的食物，比如胡萝卜、西红柿、南瓜、豆及豆制品。这些营养物质能够帮助维持呼吸道黏膜的健康，让我们的咽喉能抵抗细菌的攻击。注意要戒烟、戒酒，不宜吃辛辣刺激的食物。

居室的卫生很重要

有研究数据表明，空气最污浊、含有细菌数量最多的，不是尘土飞扬的街道，而是长久不开窗通风的卧室。因此，室内应该保持清洁，天气好的时候，常开窗通风，保证房子里空气新鲜。这样才能避免我们的卧室房间成为细菌的“温室”，避免我们的咽喉成为细菌攻击的“众矢之的”。

另外，房子里的温度、湿度都要在一个适宜的范围。如果居室内空气太干燥，或过冷、过热、过湿都会影响咽部黏膜，降低黏膜的防御机能，容易受到细菌

慢性咽炎的症状

1. 咽部会有充血，呈深红色或暗红色；
2. 嗓子发干、肿痛，声音嘶哑；
3. 有异物感，还会有轻微的疼痛；
4. 常常干咳，有时会觉得恶心。

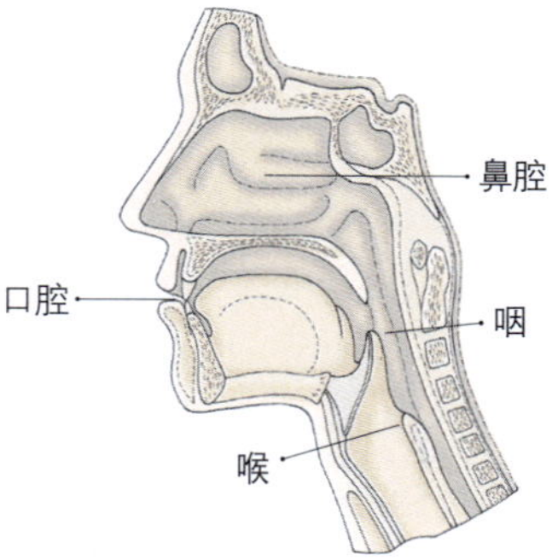

等感染，时间长了，慢性咽炎就不请自来了。

口腔不卫生也会得咽炎

食物的残渣都留在口腔里，给细菌提供丰盛的“大餐”，使它们以惊人的速度繁殖，每天都会出现的牙垢就是它们的“尸体”。早晨、饭后及睡觉前漱口、刷牙，可以消灭大部分细菌，减少它们感染我们身体的机会。

特效穴推荐

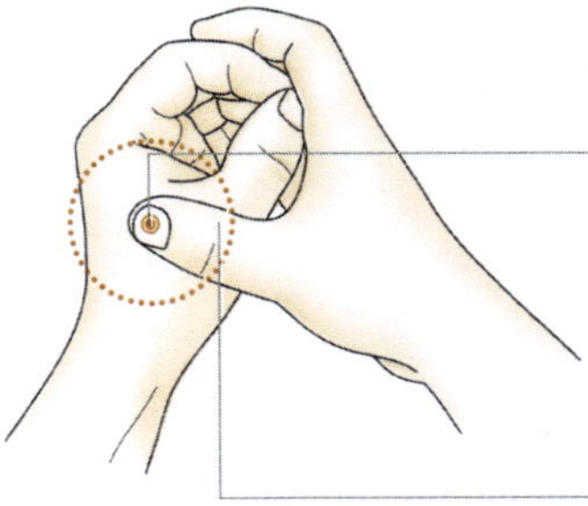

合谷穴

位置：拇指和食指间，虎口的位置，在第1、2掌骨的中点，稍微偏向食指处。

功效：治疗头部各种症状，包括头痛、耳鸣、鼻炎、扁桃体炎、咽炎、神经衰弱等。

一只手握住另一只手，用大拇指指腹按压穴位，两手每次分别按压1~3分钟。

喝出健康

【甘蔗萝卜饮】

配方：鲜百合30克、甘蔗150克、萝卜100克。

制法：（1）百合洗净掰开，加水和冰糖适量，煮5分钟。

（2）甘蔗、萝卜分别去皮，切成小块，与百合汤一起在搅拌机中榨汁，取汁代茶饮。

食胜于药

【百合拌杏仁】

材料：百合100克，杏仁200克，红椒、青椒少许。盐、味精、香油各适量。

做法：（1）百合洗净，掰开；将杏仁去皮浸泡；青红椒切丁。

（2）各种材料焯水，控干后加入适量盐、味精、香油，搅拌均匀即可。

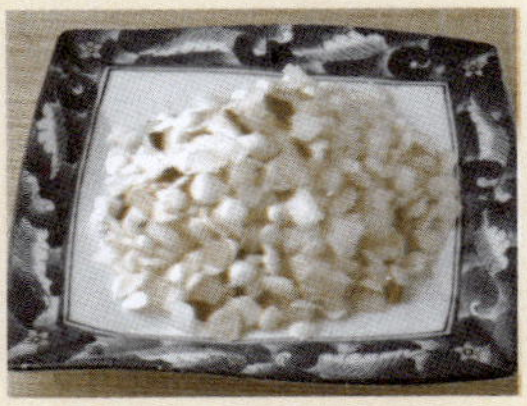

第四章 阴虚型体质

● 更年期综合征——烧得人身心交瘁的“火”

当父母步入40~50岁之间的时候，孩子们会发现父母开始变得爱唠叨；情绪容易波动，爱发脾气，还会无缘无故地情绪低落；为一件事会坐卧不宁地担心好几天……这就是进入更年期的表现，人的身体机能由此进入了一个重要的转折点。

随之而来的是全身由内到外的变化。更年期的生理变化在女性身上表现得最明显。大多数人会发觉月经间隔期延长，可以出现2~3个月不来月经，几个月后又恢复。有的人月经血量越来越少，有的却出血增多，或连续很多天不断。这样停经与规律的行经交替出现，直到完全停经，这个过程可以长达一到两年的时间。

同时，身体里还会出现“一把火”，“烧”得人五心烦躁、身体发热、盗汗、口渴。整个身体也都出现缺水的症状，皮肤、头发枯燥，口腔等处的黏膜干燥、容易感染发炎，还会出现咽干、声音嘶哑。这就是明显的“阴虚”。这时候，就需要滋阴降火，用身体里的“水”来扑灭这把烧得人心力交瘁的“火”。

更年期要合理饮食

豆制品是更年期饮食的首选食品，不仅蛋白质含量丰富，还含有大量的不饱和脂肪酸和无机盐，能预防高血脂和动脉硬化。还要多吃如牛奶、鸡蛋、瘦肉、鱼类等高蛋白的食物，补充蛋白质。

注意预防骨质疏松

一种更年期容易出现的疾病就是骨质疏松症。据调查显示，女性的发病率是男性的6~10倍，30%的更年期妇女还会受到关节及肌肉疼痛的折磨。

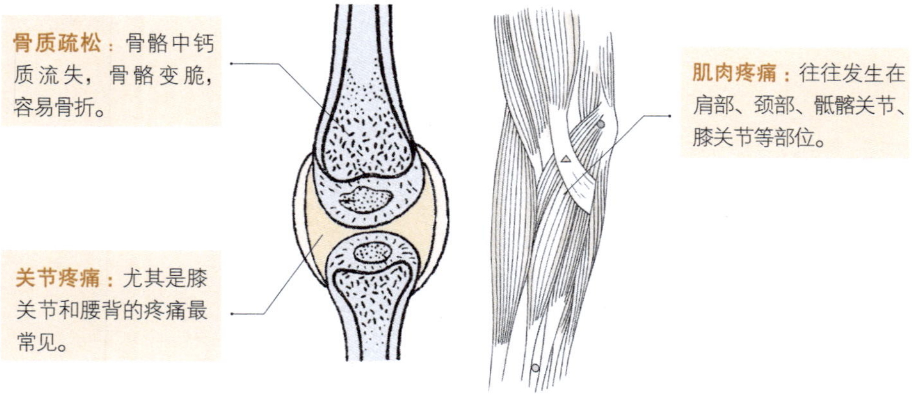

注意补充 B 族维生素，可以选择小米、玉米、麦片等粗粮，以及蘑菇、瘦肉、牛奶、绿叶蔬菜和水果等。其中的维生素 B_1 有益于神经系统的健康，还能增进食欲、帮助消化。蔬菜水果中的纤维素和维生素也很有益处。

适当地控制甜食和盐的摄入量，注意补钙。高血压和动脉硬化经常发生于更年期，而食盐中含有大量的钠离子，可增加血液黏稠度，使血压升高。研究表明，每日食盐摄入量应在 6 克以下。适当限制高脂肪食物的摄入，比如鱼子、蛋黄、肥肉、动物内脏等，都应尽量少吃或不吃。

特效穴推荐

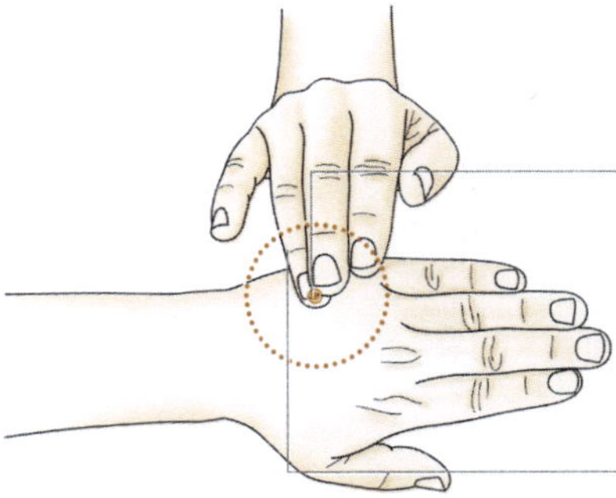

中渚穴

位置：小指和无名指跟间向下 2 厘米，手背凹陷处。

功效：治疗失眠、头痛、焦虑、肩背疼痛等症状。

拇指放在掌心，其余四指放在手背侧，用食指边缘按揉，每次 1~3 分钟。

喝出健康

【香蕉蜂蜜茶】

配方：香蕉 50 克，绿茶、蜂蜜适量。

做法：茶叶用沸水冲泡，香蕉去皮搅碎，调入茶水中，用蜂蜜调味，代茶饮。

食胜于药

【枸杞冬笋炒肉丝】

材料：瘦猪肉 100 克，枸杞 10 克，冬笋 100 克。

做法：（1）冬笋、猪肉切丝；

（2）锅内油烧热，放入肉丝，炒熟，再加笋丝、枸杞爆炒，用盐、鸡精调味即可。

【银耳牛奶蛋羹】

材料：银耳 35 克，鹌鹑蛋 6 个，牛奶 1 杯，糖适量。

做法：（1）银耳用水泡发，加少量水煮 1 小时；

（2）鹌鹑蛋打散，淋入煮沸的银耳汤中成蛋花，再倒入牛奶煮开，加糖调味即可。

遗精——男性也有阴虚的烦恼

随着男性性功能的发育成熟，睾丸等性腺就会产生出精液，一般只有在性生活中精液才会排出。但有时却不是这样的，比如遗精，是指在非性交时发生精液外泄，是发生在男性身上的一种常见的生理现象。遗精到底是怎么回事呢？对身体健康是否有影响呢？

遗精分为两种，一种是正常的遗精，也就是我们所说的“梦遗”——我们都知道“水满则溢”，精液也是这样的。性腺会不断生成精液，当体内的精液储存得过于充盈了，就会发生自然的遗精，身体健康的人也会如此。但如果一夜2~3次或每周2次以上，或在清醒时精液自动滑出，还伴有精神委靡、头晕耳鸣、神疲乏力、失眠多梦、腰膝酸软、记忆力减退等症状的话，就是不正常的了，需要引起注意。这种不正常的遗精多是由肾虚精关不固或心肾不交所致。

六味地黄丸——滋阴固肾的良药

在中医理论中，肾为脏腑阴阳之本，藏有“先天之精”，故称为“先天之本”。治疗阴虚引起的遗精要从滋阴固肾开始，不妨试试补阴的著名方剂——六味地黄丸。六味地黄丸是由熟地黄、淮山药、山茱萸、丹皮、泽泻、茯苓六味中药共同组成。六药合用，以补为主，补中有泻，寓泻于补，能同时补养肾肝脾三阴，其中尤以补肾阴为主。能够治疗由肾阴亏损引起的头晕目眩、阴虚潮热、虚火牙痛、遗精尿频等病症。

需要注意的是，六味地黄丸药由于配方中阴柔的药比较多，所以长时间服用有可能会妨碍消化功能，因此老年人如果脾胃功能衰弱，平时消化不良的人

男性生殖系统

精液由精子细胞和前列腺液、精囊液等组成，成分和唾液相似。

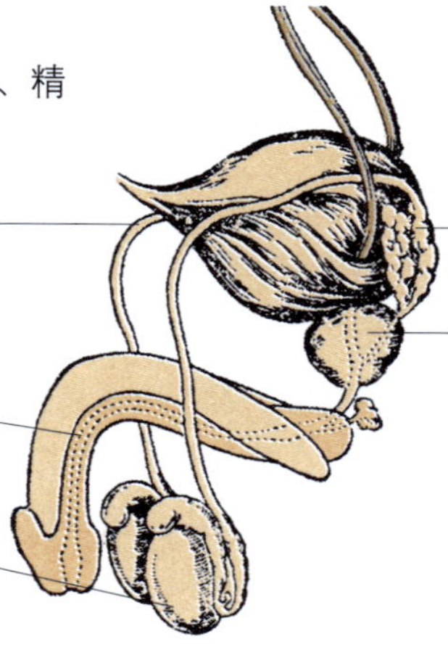

要慎用。

肾阴虚的人适合多吃一些滋养肾阴的食物，比如黑木耳、黑芝麻、黑豆、小核桃、山药、干贝、藕、莲子、银耳、枸杞子等都是很好的选择。

特效穴推荐

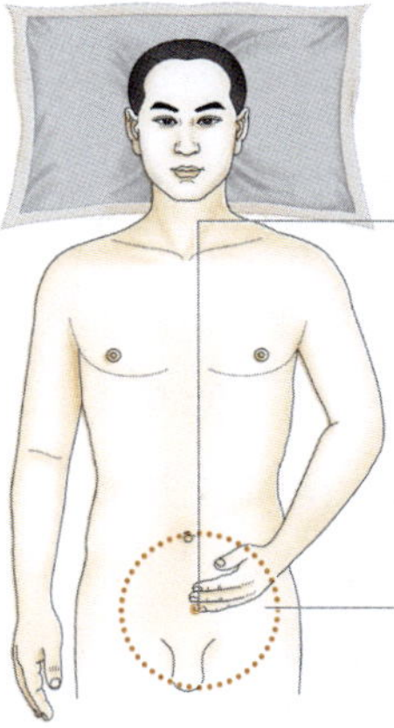

大赫穴

位置：脐下 4 寸，旁开 1 寸。

功效：治疗阳痿、早泄、遗精、带下、月经不调、痛经等。

平躺，手掌放于腹部，拇指位于肚脐眼，用无名指按摩，每天早晚各一次，每次 3~5 分钟。

喝出健康

【藕节莲须汤】

配方：藕节 30 克，莲须 10 克。

制法：藕节洗净去泥沙，和莲须一起放进锅里，加适量水煮 20 分钟，煎汁，滤渣取汁代茶饮。

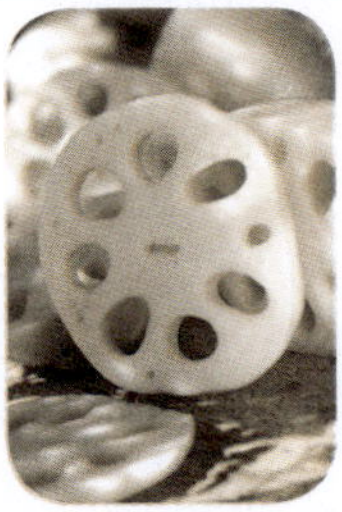

食胜于药

【莲子百合炖瘦肉】

材料：莲子 20 克，干百合 20 克，瘦猪肉 100 克。

做法：(1) 莲子洗净，干百合泡发，瘦猪肉切成丝；

(2) 锅里加水，放入莲子、泡好的百合和瘦肉丝，加葱、姜、黄酒，隔水清炖 30 分钟，快熟时加盐调味即可。

【银耳百合米粥】

材料：银耳 30 克，鲜百合 50 克，粳米 100 克。

做法：(1) 银耳泡发洗净，百合掰开洗净；

(2) 银耳、百合和粳米一起放入锅中，加清水 500 毫升，大火煮开；

(3) 改文火慢煮 30 分钟，熬成粥，快熟时加糖调味即可。

025 滋阴降火，越吃越滋润

有些阴虚的人，听说自己的身体“虚”了，就赶紧羊肉、牛肉、桂圆、大枣的乱补一气。这样一通胡来之后，结果不仅没补好身体，相反阴虚的症状更明显了，更加“阴虚火旺”了。所以，我们要把燥火吃出去，这是“除热”；相对的，我们还要补阴，把滋润吃进来。

蔬菜海鲜是首选

阴虚的的人身体里火旺，所以在饮食中就要注意不能再吃生火生燥的东西，而是以清淡为宜。很多蔬菜都是不错的选择，比如白菜、番茄、黄瓜、茄子、苦瓜、丝瓜、油菜、菠菜、蘑菇、苋菜、黄花菜、茼蒿、芋头、白萝卜、胡萝卜。

俗话说：“肉生火，鱼生痰。”因此在肉类的选择上，阴虚的人就更需要谨慎了。很明显，阴虚的人不适合吃牛羊肉这一类“热性”的肉，但也不是所有的肉都不能吃。有些肉类，比如猪肉、鸭肉、兔肉等，是平性或凉性的，就非常适合阴虚的人用来滋阴清火。

阴虚型体质宜忌食物

宜	忌
√ 番茄、茄子、苦瓜、丝瓜、油菜	洋葱、蒜苗、大蒜、韭菜、辣椒 ×
√ 猪肉、兔肉、驴肉、鸭肉、鹌鹑	牛肉、羊肉、狗肉、鹿肉、鸡肉 ×
√ 鲫鱼、干贝、海参、蛤蜊、蚌肉	花生、瓜子、栗子、南瓜、刀豆 ×

都说大鱼大肉，在我们的观念中很多时候鱼肉不分家，但就食物的性味来说，鱼肉和其他海产品却与肉类有着很大不同。大部分鱼类、贝类都是凉性甚至寒性的，因此，它们非常适合列入阴虚体质人的菜单。鲫鱼、干贝、海参、蛤蜊、蚌肉等都是非常适合阴虚体质人的食物。

适当吃“凉”能够滋阴

从中医角度来讲，我们常说的阴虚主要是指肝肾阴虚。肝肾一体，为全身阴血之本。其中，肾主水，肾阴虚，直接就会引起身体的阴液枯竭。而肝为肾之子，藏血，而血也是属于“阴”的范畴。因此，只有滋养肝肾的“阴”，使其功能正常，才可能阴阳协调，从根本上解决“阴虚”的问题。

阴虚内热的体质，要避免温热食物，多吃寒、凉、平性食物。比如梨、西瓜等凉性水果，都能够滋养阴液。此外，五味中的“苦”味“能泻、能燥、能坚”，常用来调理各种热证，因此阴虚内热体质还应该多吃一些味苦的食物，如苦瓜、柚子等都是不错的选择。

诱人的麻辣火锅切莫多吃

一到冬季，人们就免不了要被热气腾腾、麻辣香浓的火锅所吸引，时不时地邀请上亲朋好友去吃一顿。常常辣得满头大汗，当时是饱了口福了，可是几次吃下来，回来却发现问题也吃出来了——口里生疮、消化不良、便秘、上火体热。

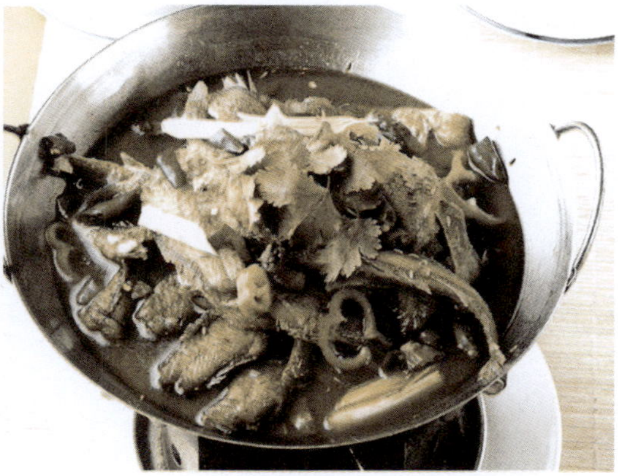

大家都知道，麻辣火锅的主要原料是牛羊肉，性温而热，还有锅底中常用的辣椒、花椒、胡椒、生姜、桂皮、八角、小茴香等调味品和香料，也全都是辛温香燥的东西。李时珍认为胡椒“大辛热，纯阳之物，动火伤气，阴受其害”。阴虚的人常吃这些辛温的东西，肯定会吃出问题来，所以要禁得起这份麻辣香浓的诱惑，避免“上火”。

其实，阴虚体质的人也不是绝对不能吃火锅，但要选择清淡的海鲜火锅，毕竟大多数海鲜都是滋阴去火的。实在喜欢吃辣的人，要注意“吃熟不吃生”，辣味食品中一部分的辣味会随着烹饪消失，比如葱、姜、蒜等煮熟后辣味就会减轻很多了。

此外，像香菜、白酒、芥末等，还有熏烤肥腻的食物，都是阴虚体质者应该忌口的东西。有些温性的食物，比如鹿肉、龙眼、海参、鹅蛋等，虽然对人体有补益作用，但阴虚体质的人最好也不要多吃。

◆ 降内火不可贪凉　　注意

吃进来的冷食并不能从根本上消除阴虚体质的内热，反而会使身体冷热失衡。如果用凉过度，就会出现四肢发冷等阳虚的症状，还可能伤了肠胃，带来消化方面的问题。阴虚的人可以适当的吃凉，但滋阴才能从根本上改善体质。

饮食宜忌

禁忌食物

凡阴虚体质者忌吃或少吃狗肉、羊肉、辣椒、大葱、洋葱、蒜苗、大蒜、韭菜、芥末、胡椒、花椒、肉桂、茴香、炒花生、炒黄豆、炒瓜子、荔枝、杨梅、石榴、龙眼肉、佛手柑、杨梅、栗子、南瓜、刀豆、香菜等。

适宜食物

小米

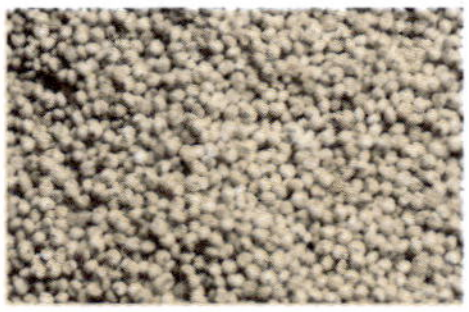

小米味甘性凉，含有丰富的维生素，熬成粥后黄香柔滑、回味悠长，可益气滋阴、健脾补虚，有"代参汤"的美誉，最宜体弱的人和孕妇、儿童食用。有防止消化不良和口角生疮及健胃消食的作用。具有减轻皱纹、色斑、色素沉着的功效。

小麦

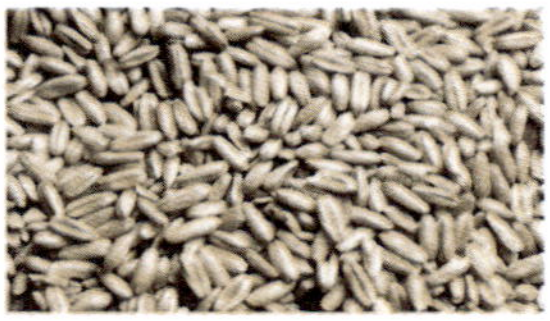

小麦的主要成分是淀粉、蛋白质、氨基酸和B族维生素。它有养心除烦、益肾止血、和血利小便、健脾润肺四大功效。阴虚体质者常用小麦制品，有利于缓解五心烦热的症状，对于滋阴润肺也有一定的功效。

玉米

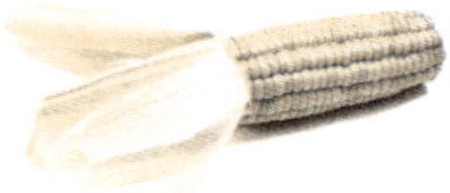

玉米性平味甘，有健脾开胃、增加食欲的功效，气虚体质者常食玉米制品还可补充能量，增强气力。玉米中的维生素含量非常高，为稻米、小麦的5～10倍。玉米中还含有丰富的钙、谷胱甘肽、维生素、镁、硒、维生素E和脂肪酸。

黄瓜

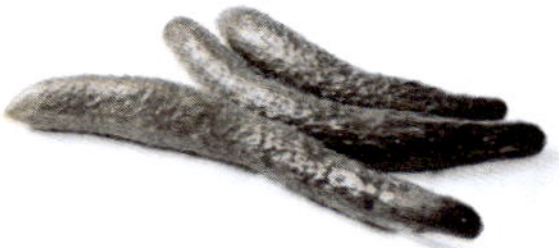

黄瓜在中药学上也属于性凉的食物，有助于缓解阴虚体质的干症、大便困难、五心烦热等不适，生食还能生津止渴。其中的维生素B1有益于神经系统，对于阴虚引起的习惯性失眠也有一定的治疗作用，可辅助治疗失眠症。

藕

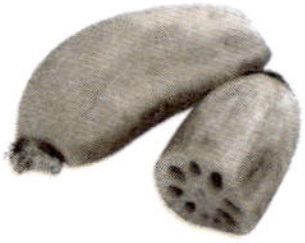

藕味甘性寒，清脆微甜，可生食也可用来做菜，生食能清热化瘀，止渴润燥；熟吃有健脾开胃，固精止泻的功效。可用来炖鸡炖肉，能滋阴补益，强健身体。尤其是藕粉，既富有营养又易消化。

茭白

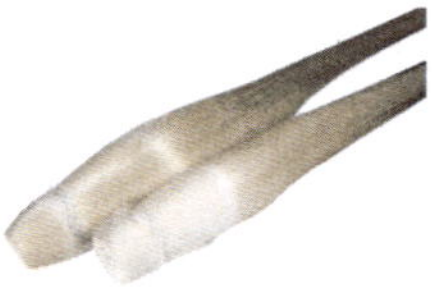

茭白味甘性寒。既能利尿祛湿，对治疗四肢浮肿、小便不利等症有效，还能生津止渴，清暑解烦、清热通便，解酒醉。夏季食用尤为适宜。茭白含丰富的碳水化合物、蛋白质、脂肪等营养，能强健身体。

苋菜

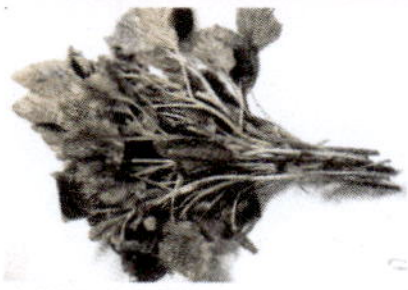

苋菜对阴虚体质者来说是一味极佳的“中药”。在中药学上，苋菜性凉，有清热解毒的功能，对于阴虚体质者的口干咽痛、目赤目痛、二便不畅等有较好的疗效。但要注意，肠胃不好的人，不宜常食用。

银耳

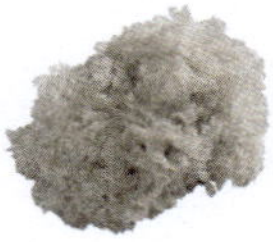

银耳素有“延年益寿之品”、“长生不老良药”之誉，具有滋阴润肺、养气和血的作用，对于阴虚火旺者疗效极佳。银耳性平，有阴虚诸症者不妨常做银耳粥来喝，常食用银耳还能通便秘，祛除脸上的黄褐斑、雀斑。

荸荠

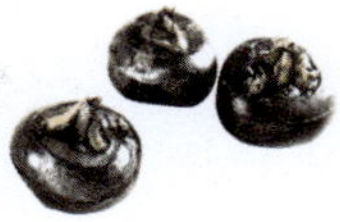

荸荠清热化痰，滋阴润肺。健脾利湿。适于咽喉肿痛、痰热咳嗽、心烦口渴等症。质嫩多汁，可治疗热病伤津引起的口渴，可缓解糖尿病的多尿症状。其含有一种物质能杀菌抗菌，还有助于降低血压、预防癌症。

芦荟

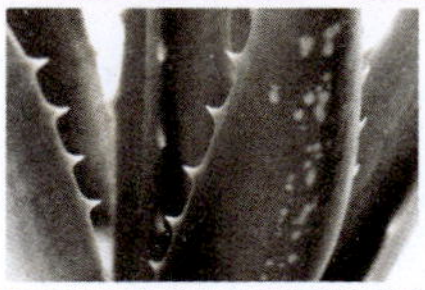

芦荟味苦性寒，具有抗炎作用，尤其是芦荟多糖能增强人体对疾病的抵抗力，治愈皮肤炎、慢性肾炎、膀胱炎、支气管炎等慢性病症。还具有强心、促进血液循环、软化动脉、降低胆固醇含量、扩张毛细血管的作用，

猪肉

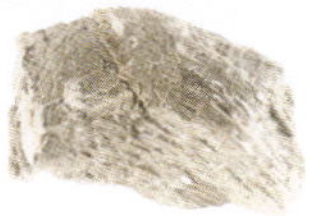

猪肉与鸭肉作用相似，味甘、微寒，用于肺燥咳嗽，肠道枯燥，大便秘结、气血虚亏。《本草备要》中还说它“味隽永，食之润肠胃，生精液，泽皮肤”。女性食用，既可缓解阴虚不适，又有助于改善肌肤。

蛤蜊

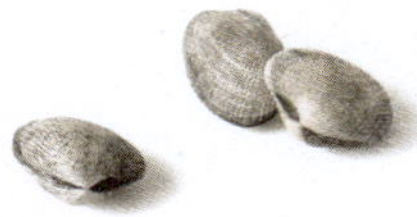

蛤蜊肉质鲜美无比，被称为“天下第一鲜”。蛤蜊“性滋润而助津液，故能润五脏，止消渴，开胃也”。此外，蛤蜊还能滋阴明目。糖尿病、干燥综合征、结核病以及肿瘤病等病人，都适合食用蛤蜊滋补养阴。

梨

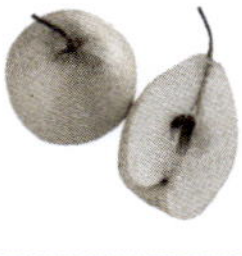

梨味甘性凉，最大的作用就是滋阴润肺，具有生津润燥、滋补肾阴等功效，可治疗伤津烦渴、消渴症、口渴音哑等，还能缓解高血压、心脏病引起的头晕目眩、耳鸣等。除了生吃，煮汤食用还能止咳。

西瓜

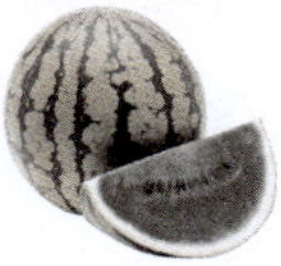

西瓜性寒，所以有“寒瓜”之称。能滋阴润肺、利尿，可保持大便的通畅，是盛夏消暑的必备品。夏季若将西瓜皮切丝，然后与绿豆同煮，可除五心之烦，止阴虚而致的口干口渴。

甘蔗

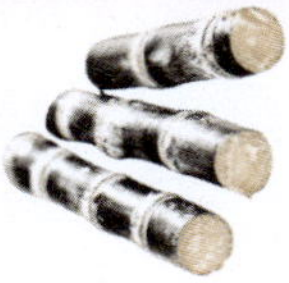

有人称：“秋日甘蔗赛过参。”甘蔗性寒味甘，甘可滋补养血，寒可清热生津，所以是滋养润燥的良好食物，可治疗反胃呕吐、咽喉肿痛、大便干结、虚热咳嗽等各种热证。尤其适合干燥的秋冬食用。

香蕉

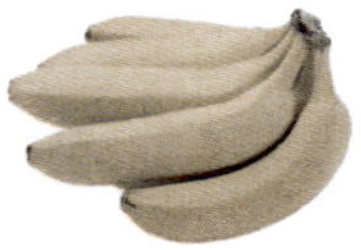

香蕉性味甘凉，不仅能润肠通便，更具有养阴润燥、生津止渴的作用，对于阴虚内热引起的咽干烦渴有疗效。香蕉还有“快乐水果”的美称，所含的泛酸类对于阴虚内热引起的脾气暴躁、急躁也有一定的缓解作用。

猕猴桃

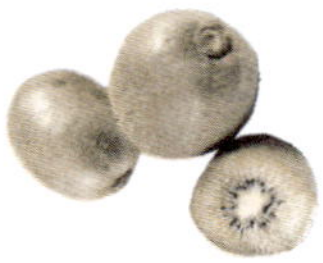

味甘性凉，能缓解反胃呕逆，或食欲减退，以及烦热口渴、慢性胃炎等症状。猴桃中的血清促进素能稳定情绪，丰富的叶酸有助于神经发育，叶黄素能预防白内障，天然肌醇能调节糖代谢，消除忧郁情绪。

桃子

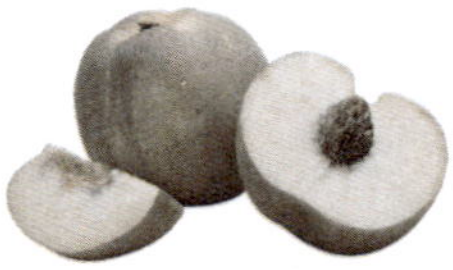

味甘酸、性温。能补益气血、养阴生津，适合大病后气虚血亏、心悸气短者。含有丰富的蛋白质、维生素C、磷等矿物质，其中大量的果胶，能润肠通便，缓解便秘。不可多食，否则易导致腹部胀满。

李子

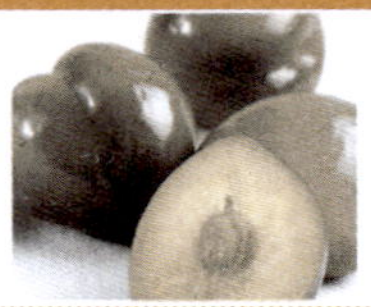

李子味甘性凉，清肝除热，生津止渴，特别适合阴虚引起的内热烦渴等症状。还能促进消化，增进食欲，有助于治疗胃酸缺乏、食后饱胀、大便秘结等症。鲜李子中含有多种氨基酸，生食可辅助治疗肝硬化腹水。

橄榄

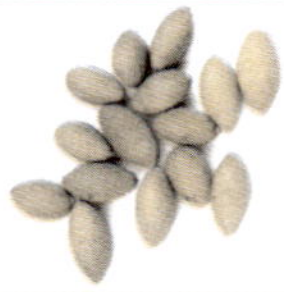

橄榄鲜食味酸或甜，具有生津止渴的功效。其中维生素C的含量是苹果的10倍，橄榄中含有大量鞣酸、挥发油、香树酯醇等，具有润喉、消炎、抗肿的作用。还能消除河豚、鱼、鳖引起的轻微中毒或肠胃不适。

芝麻

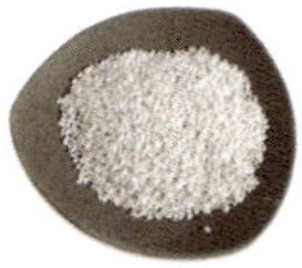

芝麻属于甘凉滋润性食物，有滋润五脏的作用，是益肝、补肾、养血、润燥必不可少的补品，对于治疗肺阴虚的干咳、皮肤干燥，胃肠阴虚所致的便秘，产后阴虚血燥的大便不通或燥结难下、口干咽燥等都具有极佳的疗效。

无花果

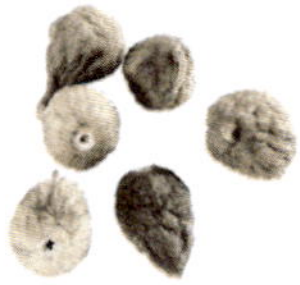

无花果具有独特的甘甜味，能补脾益胃，促进消化、润肺利咽，润肠通便、缓解痔疮。还有消炎、抗癌的作用，所含的脂肪酶能降低血脂，预防冠心病。丰富的氨基酸有抗白血病、消除疲劳的功效。

百合

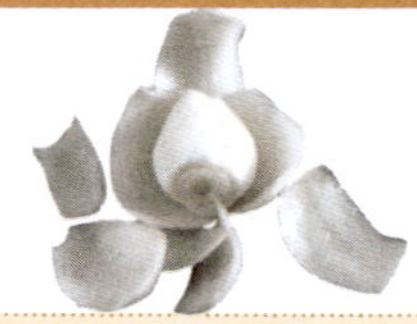

百合性微寒平，鲜百合含黏液质，能润燥清热，可治疗肺燥或肺热咳嗽等症。还能清心除烦、镇静安神，适用于失眠多梦、心情抑郁等症。含有多种生物碱，能预防白细胞减少症，提高免疫力。

蜂蜜

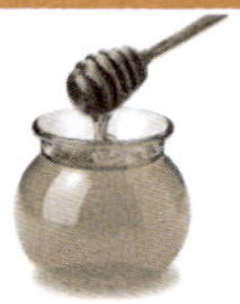

蜂蜜味甘性平。能改善血液的成分，促进心脑和血管功能，保护肝脏，促使肝细胞再生，抑制脂肪肝的形成。还能消除疲劳，增强抵抗力，有润肺止咳、润肠通便的功效。适合作为阴虚体弱者的滋补品。

阴虚型体质的养生食谱

026

鸡丝炒百合金针

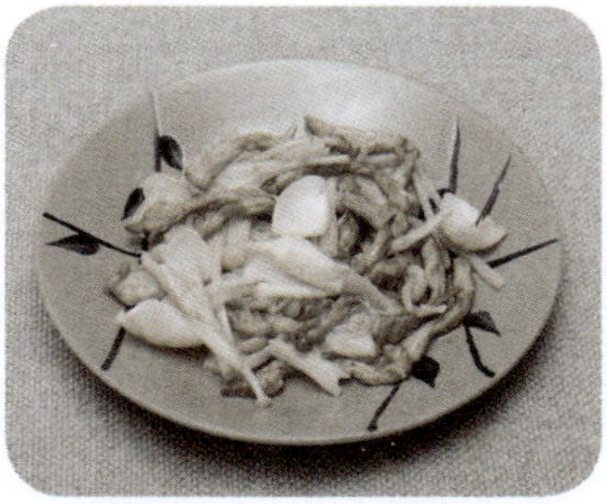

材料：鸡胸肉 200 克，盐、黑胡椒末少许，新鲜百合 1 粒，新鲜金针花 200 克。

做法：（1）鸡胸肉洗净，切丝备用。

（2）百合剥开，处理干净；金针花去除蒂洗净，焯水捞起备用。

（3）油锅加热，依次下鸡丝、金针花、百合，加调味料和适量水一起翻炒，炒至百合呈半透明状即可。

笋片炒菜心

材料：笋 1 根，小白菜 3 棵，葱、姜等。

做法：（1）葱切葱花；小白菜竖着切成八瓣，笋切片，一起焯水，捞出备用。

（2）锅里加油，烧热后放葱、姜爆香，放入白菜、笋片翻炒，烹入盐、酱油、料酒和适量清水烧开。

（3）水淀粉淋入锅中勾芡，加盐和鸡精调味，拌匀即可。

[营养透视——玉米]

维生素			
A（微克）	63	B_1（毫克）	0.21
B_2（毫克）	0.06	B_6（毫克）	0.11
B_{12}（微克）	15	C（毫克）	10
E（毫克）	1.7	生物素（微克）	216
K（微克）	1	胡萝卜素（毫克）	0.34
叶酸（微克）	12	泛酸（毫克）	1.9
烟酸（毫克）	1.6		
三大营养素			
蛋白质（克）	4	脂肪（克）	2.3
碳水化合物（克）	40.2		
矿物质			
钙（毫克）	1	铁（毫克）	1.5
磷（毫克）	187	钾（毫克）	238
钠（毫克）	1.1	镁（毫克）	96
锌（毫克）	0.9	硒（微克）	1.63
铜（毫克）	0.25		

松仁炒玉米

材料：玉米粒 200 克，松仁 20 克，青、红椒各 15 克。

做法：（1）将青、红椒洗净，去籽去蒂，切成粒状。

（2）热锅后，放入松仁翻炒片刻，炒香后即可盛出。

（3）锅中加油烧热，加入青、红椒稍炒后，再加入玉米粒，炒至入味时，再加炒香的松仁和调味料即可。

金针木耳肉片

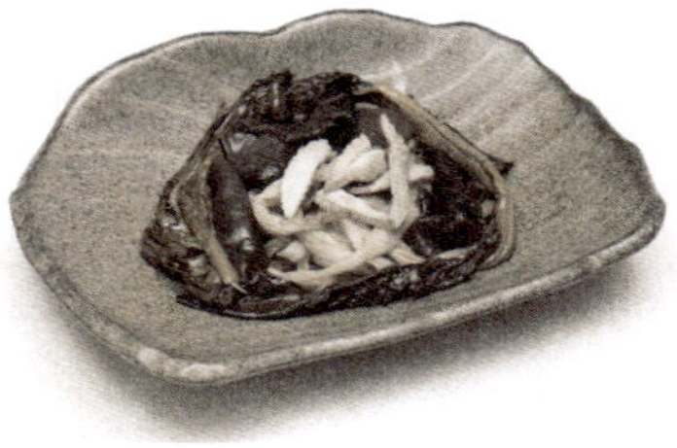

材料：猪肉片200克，干黄花菜（金针）100克，青江菜1根，黑木耳1朵。

做法：（1）干黄花菜加清水泡软，捞起，沥干。

（2）黑木耳洗净，泡发至软，切粗丝；青江菜洗净切段。

（3）煮锅中加1碗水煮沸后，放入干黄花菜、黑木耳、肉片，待肉片将熟，再加入青江菜，加盐调味，待水再沸腾一次即成。

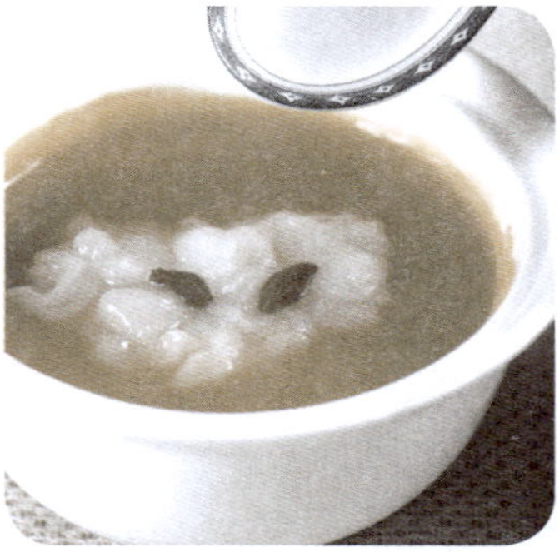

雪蛤南瓜羹

材料：南瓜300克，雪蛤、白糖、枸杞各适量。

做法：（1）南瓜切成小丁，上屉蒸至软烂，取出后捏成南瓜泥。

（2）将南瓜泥、枸杞和适量的水倒入锅中，搅拌一下，煮至沸腾，放入雪蛤，再次煮沸。

（3）淀粉加水淋入锅中，再撒上适量白糖，再次煮沸即可。

[营养透视——黄瓜]

维生素			
A（微克）	15	C（毫克）	9
E（毫克）	0.49	胡萝卜素（毫克）	90
硫胺素（毫克）	0.02	核黄素（毫克）	0.03
尼克酸（毫克）	0.20	叶酸（微克）	260
三大营养素			
蛋白质（克）	0.80	脂肪（克）	0.20
碳水化合物（克）	2.90		
矿物质			
钙（毫克）	24	铁（毫克）	0.50
磷（毫克）	24	钾（毫克）	102
钠（毫克）	4.90	镁（毫克）	15
锌（毫克）	0.18	硒（微克）	0.38
铜（毫克）	0.05	锰（毫克）	0.06

木耳茭白

材料：茭白250克，水发木耳100克，泡辣椒碎5克，蒜、姜、葱等。

做法：（1）茭白切成长4厘米的薄片；木耳洗净；葱、姜、蒜、泡辣椒切碎。

（2）将盐、胡椒粉、味精、鲜汤加淀粉调成咸鲜芡汁。

（3）锅里放油烧热，把泡辣椒碎、姜片、蒜片炒香，再倒入茭白片、木耳翻炒至断生，淋入芡汁，撒上葱花即可。

青椒炒藕片

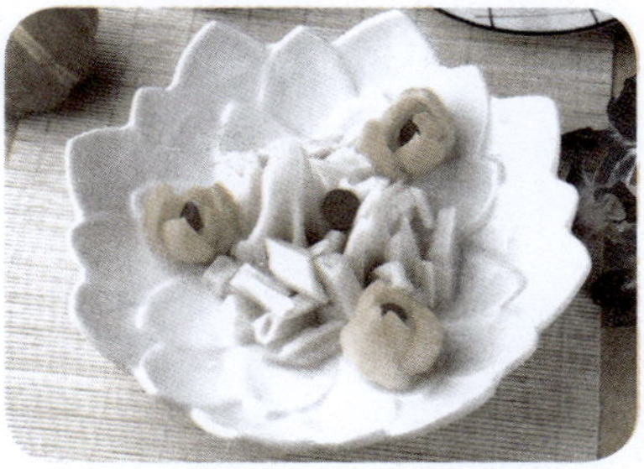

材料：青椒 2 个，藕 300 克，蒜、葱等。

做法：（1）蒜剁成末，葱切葱花，藕洗净切片，青椒切块。

（2）将适量的油倒入锅中，放入葱、蒜爆出香味。

（3）再将青椒、藕片倒入锅中，烹入盐、醋、酱油、五香粉，翻炒至熟，加鸡精调味即可。

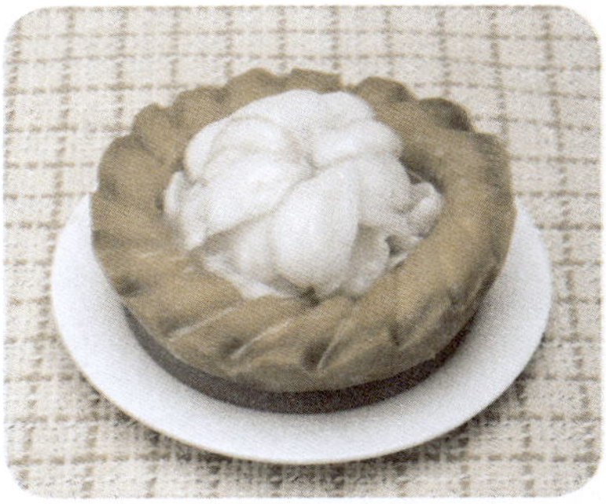

南瓜百合甜点

材料：南瓜 250 克，百合 250 克，白糖 10 克，蜂蜜 15 克。

做法：（1）南瓜洗净，先切成两半，然后用刀在瓜面切锯齿形状的刀纹。

（2）百合洗净，逐片削去黄尖，用白糖拌匀，放入碗状的南瓜中。

（3）把南瓜装在盘子中，上屉蒸煮，煮沸后改小火，约蒸煮 8 分钟，煮熟后取出，淋上蜜汁即可。

荷芹鸭丝

材料：荷兰豆、烤鸭各 180 克，芹菜 60 克，胡萝卜、子姜各 15 克。

做法：（1）香芹切成段；胡萝卜、鲜姜芽洗净剞成花状。

（2）酱油、白糖、淀粉、姜汁加水调匀成芡汁；烤鸭肉切成粗条。

（3）烧红油锅，放入姜花、红萝卜花、荷兰豆，爆炒数下，加入芹菜、鸭丝、芡汁炒匀上碟即成。

[营养透视——藕]

维生素			
A（微克）	13	B_1（毫克）	0.11
B_2（毫克）	0.04	C（毫克）	25
E（毫克）	0.73	K（微克）	200
胡萝卜素（毫克）	0.02	烟酸（毫克）	0.4
三大营养素			
蛋白质（克）	1.9	脂肪（克）	0.1
碳水化合物（克）	15.2		
矿物质			
钙（毫克）	19	铁（毫克）	1.4
磷（毫克）	51	钾（毫克）	497
钠（毫克）	44.2	镁（毫克）	19
锌（毫克）	0.23	硒（微克）	0.39
铜（毫克）	0.11	锰（毫克）	0.06

橙香芋头片

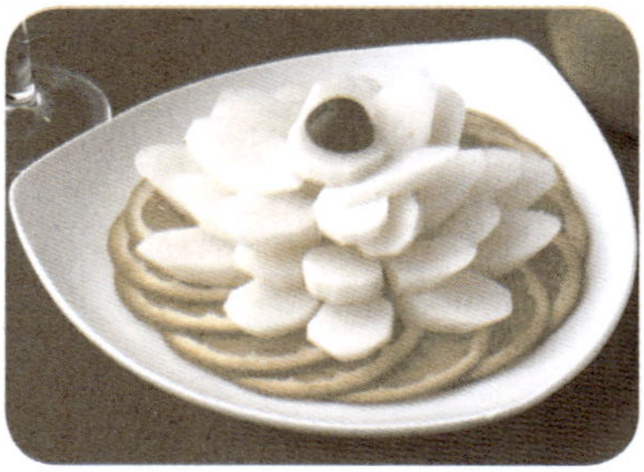

材料：芋头2根，橙子2个，圣女果1个，白糖适量。

做法：（1）橙子、芋头均切片；圣女果切半。

（2）将芋头投入锅中，焯熟后捞出过凉，沥水待用。

（3）将橙片、芋头、圣女果摆入盘中，撒上白糖，即可上桌。

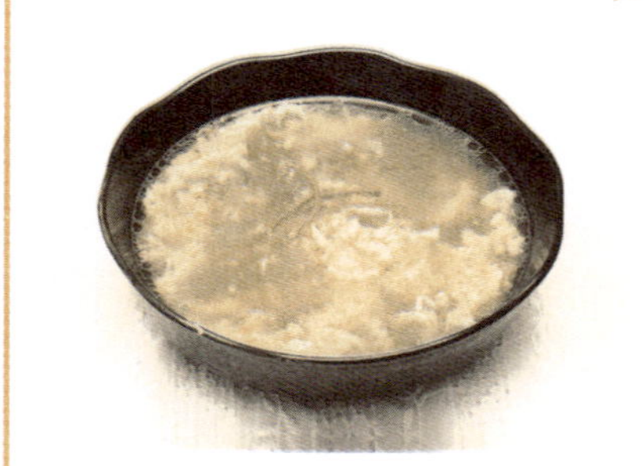

芦荟西红柿汤

材料：西红柿2个，芦荟叶肉100克，鸡蛋1个，香菜2根，葱、姜等。

做法：（1）将西红柿切片，芦荟切丝，鸡蛋搅匀，香菜、葱姜切末，加入盐、味精等调料备用。

（2）沙锅上火，倒入色拉油加热时，放入姜、葱丝煸香，放入芦荟、西红柿翻炒。

（3）倒入清水，水开后加入淀粉勾芡，淋入鸡蛋，搅拌均匀，放入香菜末。

营养透视——茭白

维生素			
A（微克）	5	B_1（毫克）	0.04
B_2（毫克）	0.05	B_6（毫克）	0.08
C（毫克）	2	E（毫克）	0.99
K（微克）	2	胡萝卜素（毫克）	0.03
泛酸（毫克）	0.25	烟酸（毫克）	0.6
叶酸（微克）	43		
三大营养素			
蛋白质（克）	1.2	脂肪（克）	0.1
碳水化合物（克）	1.5		
矿物质			
钙（毫克）	28	铁（毫克）	0.5
磷（毫克）	38	钾（毫克）	209
钠（毫克）	7.2	镁（毫克）	8
锌（毫克）	0.18	硒（微克）	0.45
铜（毫克）	0.06	锰（毫克）	0.06

玉米笋炒芥蓝菜

材料：芥蓝菜250克，玉米笋（罐装）100克，江米酒10克，大蒜10克。

做法：（1）把芥蓝菜洗净，切成段；大蒜去皮切末。

（2）将玉米笋洗净，切成斜段，放入开水中氽烫一下捞出，沥干水分。

（3）在锅中倒入20克油烧热，爆香蒜末，再放入芥蓝菜及玉米笋炒熟，加盐、江米酒等调味即可。

银雪木瓜猪肺汤

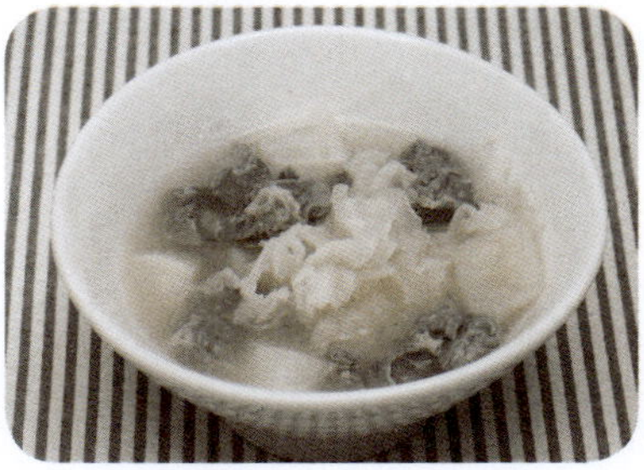

材料：雪梨 250 克，木瓜 500 克，猪肺 750 克，白木耳 30 克，姜 2 片。

做法：（1）将雪梨、木瓜各去皮去核，洗净后切成块；白木耳浸泡，撕成小朵，洗净。

（2）猪肺去除血水，汆烫，切成小块状。

（3）将清水放入瓦煲内，煮沸后加入以上用料，大火烧开改用小火煲 3 小时，加盐调味即可。

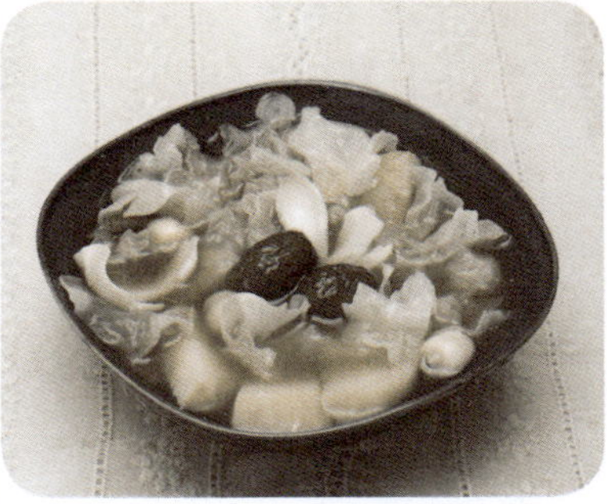

莲子山药甜汤

材料：白木耳 100 克，莲子 30 克，百合 20 克，山药 100 克，红枣 6 颗。

做法：（1）白木耳洗净，泡开；红枣洗净，在枣腹处划开去核。

（2）白木耳、莲子、百合、红枣同时入锅煮约 20 分钟。

（3）待莲子、白木耳变软后，即将去皮、切块的山药放入一同煮，最后放入冰糖调味即可。

蛤蜊蒸蛋

材料：蛤蜊 300 克，鸡蛋 200 克，大葱、绍酒等。

做法：（1）把蛤蜊处理干净放入盘中，微波炉高火加热 2~3 分钟，取出，倒出蛤蜊汤汁备用。

（2）鸡蛋打散，加入精盐、味精、绍酒、色拉油、温高汤 2 杯和蛤蜊汤汁搅拌均匀后，于深碗中并加盖，微波炉中火加热 4 分钟。

（3）把蛤蜊排在上面，加盖后用微波炉中火加热 6 分钟后取出，撒上葱花即可。

[营养透视——银耳]

维生素			
A（微克）	18	B_1（毫克）	0.05
B_2（毫克）	0.25	B_6（毫克）	0.1
B_{12}（微克）	2.6	C（毫克）	2
D（微克）	970	E（毫克	1.26
胡萝卜素（毫克）	0.11	叶酸（微克）	76
泛酸（毫克）	1.37	烟酸（毫克）	5.3
三大营养素			
蛋白质（克）	10	脂肪（克）	1.7
碳水化合物（克）	36.2		
矿物质			
钙（毫克）	62	铁（毫克）	2.6
磷（毫克）	369	钾（毫克）	987
钠（毫克）	78.6	镁（毫克）	54
锌（毫克）	4.11	硒（微克）	2.95
铜（毫克）	0.08	锰（毫克）	0.06

木瓜炖银耳

材料:木瓜1个,白木耳100克,杏仁5克,白糖适量。

做法:(1)先将木瓜洗净，去皮切块；白木耳洗净，泡发；杏仁洗净，泡发。

(2)炖盅中放水，将木瓜、白木耳、杏仁一起放入炖盅，大火煮沸。

(3)改成小火炖制1~2小时后，在炖盅中调入味精、白糖，拌匀即可。

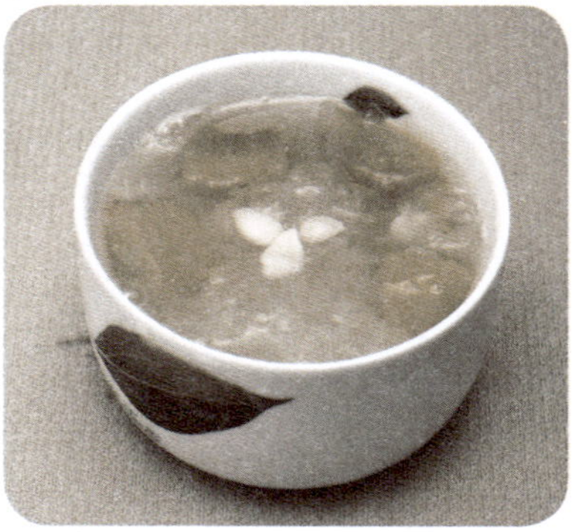

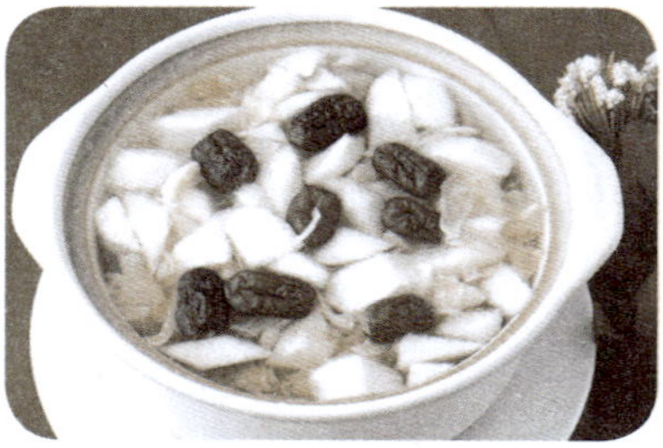

银耳雪梨红枣汤

材料:雪梨1个，红枣10颗，银耳、冰糖适量。

做法:(1)雪梨去皮和核,切成小块;银耳入水泡发待用。

(2)将雪梨块、红枣和适量的水倒入锅中，煮至沸腾。

(3)转小火，将银耳和冰糖倒入锅中同煮，待红枣软烂，即可关火。

雪菜冬笋

材料：雪菜100克，冬笋200克，香油等。

做法：(1)雪菜洗净，切成3厘米长的段；冬笋洗净，切成小块。

(2)炒锅烧热，放入植物油；加入冬笋和适量水，在旺火上加盖焖烧3分钟，焖至笋熟。

(3)放入雪菜拌匀，淋入湿淀粉，加精盐、味精、香油调味即成。

[营养透视——荸荠]

维生素			
A(微克)	3	B_1(毫克)	0.02
B_2(毫克)	0.02	C(毫克)	7
E(毫克)	0.65	胡萝卜素(毫克)	0.02
烟酸(毫克)	0.7	胡萝卜素(毫克)	0.03
三大营养素			
蛋白质(克)	1.2	脂肪(克)	0.2
碳水化合物(克)	13.1		
矿物质			
钙(毫克)	4	铁(毫克)	0.6
磷(毫克)	44	钾(毫克)	306
钠(毫克)	15.7	镁(毫克)	12
锌(毫克)	0.34	硒(微克)	0.7
铜(毫克)	0.07	锰(毫克)	0.06

青椒拌海蜇

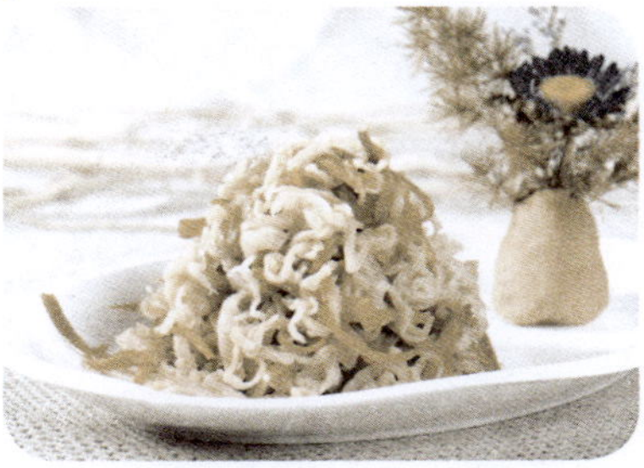

材料：海蜇 300 克，青椒若干个，鸡精、酱、醋、香油等。

做法：（1）海蜇皮放清水中浸泡数小时，捞出洗净切丝；青椒去籽去蒂并洗净切丝。

（2）锅里加水烧沸，放入海蜇丝焯一下，立刻捞出过凉水，沥干。

（3）将海蜇丝和青椒丝放入小盆中，加入调味料拌匀即可。

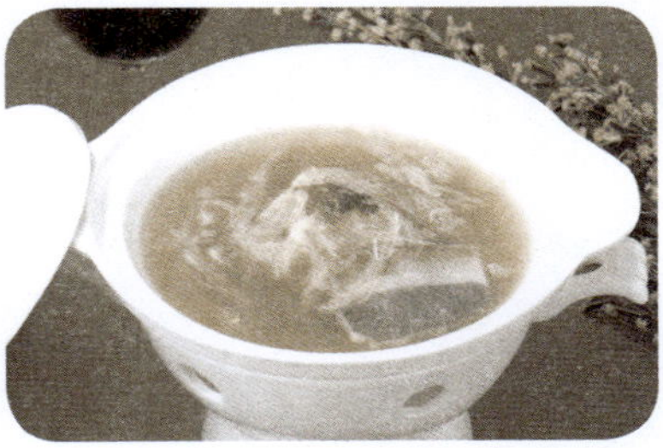

腊肉粉丝汤

材料：腊肉 100 克，粉丝适量，姜、香菜、高汤等。

做法：（1）姜切片；腊肉切片，入水浸软；粉丝入水泡发；香菜切段。

（2）将姜片、腊肉和高汤倒入锅中，煮至沸腾转小火，炖煮 1 小时，再放入粉丝同煮。

（3）将香菜撒入锅中，放盐和味精调味，即可关火盛出。

葫芦瓜煲瘦肉汤

材料：葫芦瓜 300 克，瘦猪肉 300 克，江瑶柱（干贝）25 克，姜等。

做法：（1）把干贝洗净，用清水浸 1 小时；葫芦瓜洗净，连皮切片。

（2）将瘦肉放入滚水中煮约 5 分钟，捞出洗净。

（3）水 10 杯或适量，放入煲滚，再放入煮过的瘦肉、葫芦瓜、干贝、姜片，用慢火煲约 3 小时，下盐调味即可。

[营养透视——梨]

维生素			
A（微克）	100	B_1（毫克）	0.03
B_2（毫克）	0.03	B_6（毫克）	0.03
C（毫克）	4	E（毫克）	1.46
胡萝卜素（毫克）	0.6	叶酸（微克）	5
泛酸（毫克）	0.09	烟酸（毫克）	0.2
生物素（微克）	57	烟酸（毫克）	5.3
三大营养素			
蛋白质（克）	0.7	脂肪（克）	0.4
碳水化合物（克）	9.6		
矿物质			
钙（毫克）	3	铁（毫克）	0.7
磷（毫克）	11	钾（毫克）	115
钠（毫克）	0.7	镁（毫克）	10
锌（毫克）	0.1	硒（微克）	0.98
铜（毫克）	0.08	锰（毫克）	0.06

珍珠山菌汤

材料：鱼肉 100 克，鸡蛋 1 个，雪梨半个，蘑菇、枸杞各适量。

做法：（1）雪梨去皮去核，切成块；鸡蛋取鸡蛋清，打散；将鱼肉洗净，剔除鱼骨，倒入鸡蛋清、精盐、味精、淀粉搅拌成稠糊状。

（2）烧开半锅水，将制好的鱼肉馅用手挤成珍珠一样大的丸子，放入锅中，煮至全部漂起，捞出过凉水。

（3）另烧一锅水，放入蘑菇、枸杞、雪梨，沸腾后勾薄芡，再次煮沸后倒入珍珠丸子、盐、花椒粉等调味即可。

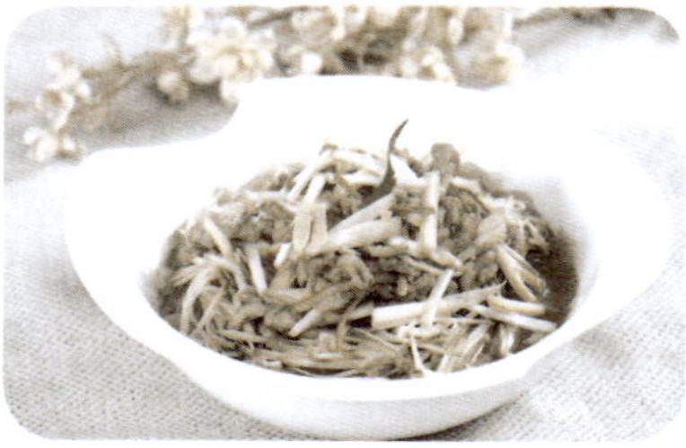

银条炒肉丝

材料：瘦肉 300 克，银条 200 克，黄瓜 2 根，鸡蛋 1 个。

做法：（1）银条择洗干净，黄瓜洗净切丝，淀粉勾兑成汁。

（2）瘦肉洗净切丝，用盐、鸡精、蛋液、料酒拌匀并腌至入味，裹上芡汁。

（3）油锅置上烧热，放入肉丝炒熟，扒在一边，放入银条、盐、酱油翻炒数下，然后与肉丝一起炒匀即可。

[营养透视——弥猴桃]

维生素			
A（微克）	66	B_1（毫克）	0.01
B_2（毫克）	0.02	B_6（毫克）	0.12
C（毫克）	652	E（毫克）	1.3
生物素（微克）	33	胡萝卜素（毫克）	35
叶酸（微克）	36	泛酸（毫克）	0.29
烟酸（毫克）	0.29		
三大营养素			
蛋白质（克）	1	脂肪（克）	0.1
碳水化合物（克）	13.5		
矿物质			
钙（毫克）	32	铁（毫克）	0.3
磷（毫克）	42	钾（毫克）	144
钠（毫克）	3.3	镁（毫克）	12
锌（毫克）	0.57	硒（微克）	0.28
铜（毫克）	1.87	锰（毫克）	0.06

冬瓜火腿煲老鸭

材料：烤鸭 600 克，冬瓜 200 克，五花肉 150 克，油菜心 70 克，大葱、姜、香菜等。

做法：（1）将烤鸭剁大块，猪肉洗净切块。

（2）将冬瓜挖出瓜球，菜心洗净焯过。

（3）取沙锅，放入烤鸭、猪肉、瓜球、葱、姜、料酒及清汤，慢火炖 1 小时，加入精盐、味精、胡椒粉，调好味，放入菜心，撒上香菜末即成。

菊花茶滋阴又祛火

027

菊花茶

处于“水”不足状态的阴虚者易上火，推荐饮用具有舒缓镇定作用的菊花茶，它可放松身心，缓解偏头痛及失眠。

冲泡方法：在温热的茶壶中放入10~15朵菊花，注入500毫升约90℃的热水，浸泡3分钟后菊花就会开放，倒入茶杯即可饮用。茶中也可同时加入绿茶、焙茶及薄荷。

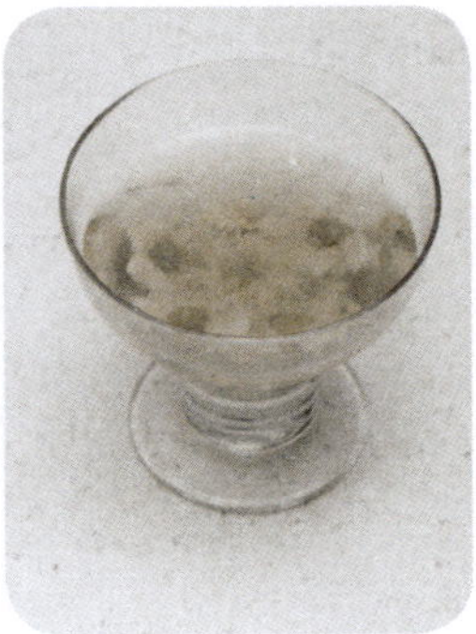

额外推荐

牛奶红茶

牛奶具有安眠与美容功效，建议阴虚者在红茶中加入大量牛奶。

冲泡方法：温热的红茶中充分添加牛奶，可根据个人喜好搭配精致的甜点。

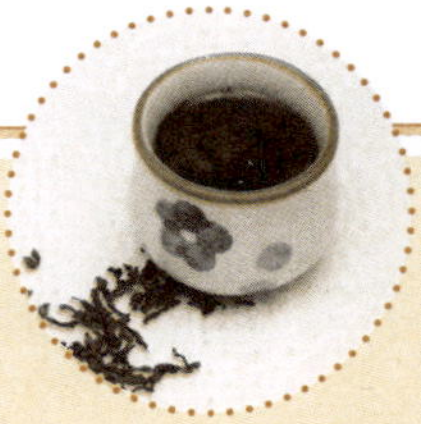

红茶 是一种发酵茶，其中的茶多酚氧化物能养胃，治疗胃肠道溃疡。泡红茶最好用敞口杯，茶和水的比例在1:50左右时口味浓淡刚好。

猕猴桃汁

材料：新鲜的猕猴桃2个。

制作方法：猕猴桃剥去外皮，取出果瓤放入搅拌机中，搅成果浆。冲入适量的凉开水，注意不可加热水，否则会破坏维生素C，加蜂蜜调味即可饮用。

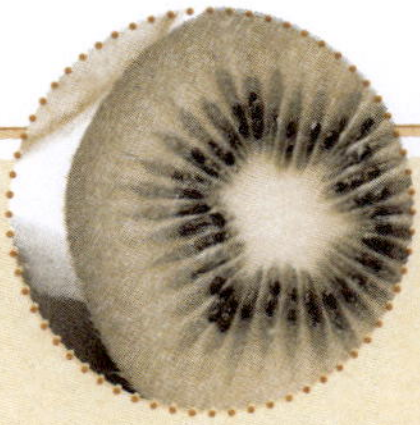

猕猴桃 维生素C的含量比柑橘、苹果等水果高十几倍，还有改善血液循环的功效。加蜂蜜煮成果茶还能帮助消化。

甘蔗梨汁

材料：甘蔗一节、白梨2个。

制作方法：甘蔗剥皮切成小块，用榨汁机榨汁。再把鸭梨切成小块，加水煮炖30分钟，到梨子肉软烂，滤渣取汁，和甘蔗汁混合代茶饮。

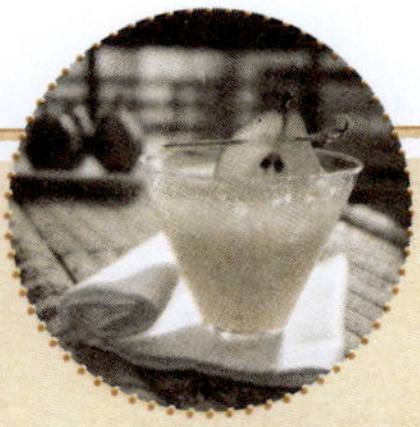

甘蔗和梨子 都有很强的生津止渴、滋阴润燥的功能，尤其适合阴虚的人在干燥的秋季食用，能润肺止咳，治疗秋燥咳嗽。

028 常喝水，润燥养阴的好方法

我们都知道“水是生命之源”，水不但是“运送”身体里各种营养物质的载体，还直接影响到新陈代谢。很多人觉得喝水就是用来解渴的，其实不然，喝水也是一门学问，我们通过喝水来保证身体里的水分充足，正确地喝水对健康来说非常重要。

必备的喝水小常识

我们要喝多少水？

一般而言，人每天喝水的量要与体内的水分消耗量持平。人体每天至少要消耗 2500 毫升的水，而食物中也含有大量水分，蔬菜的含水量高达 90%，水果是 80%，肉类和鱼中也含有 70% 的水分，减掉这些，我们每天喝 1500 毫升的水就足够了，也就是 8 杯左右。

温开水是最好的饮料

从健康的角度来看，常喝含糖饮料是不利于健康的，因为糖会减慢肠胃道吸收水分的速度。专家指出，白开水是最好的饮料，喝 30℃以下的温开水是最好的，这样不易造成血管收缩，不会过于刺激胃肠道的蠕动。

五种不能喝的水

1. 生水：生水没有经过煮沸，含有对人体有害的细菌、病毒和寄生虫，易引起疾病，包括腹泻、寄生虫等。

2. 老化水：就是长时间储存不动的水。这样的水滋生细菌和毒素，经常喝有害健康。

3. 重新煮开的水：亚硝酸盐的含量相对升高，常喝这种水，可能会引起慢性中毒。

4. 不开的水：含有消毒剂，喝未煮沸的水，容易患膀胱癌、直肠癌等。一般水开后应继续沸腾 3 分钟，使其中的消毒剂充分挥发，就可以放心饮用了。

5. 蒸锅水：含有亚硝酸盐，还溶解出水垢中的多种有害元素如镉、汞、砷、铝等，易造成慢性中毒。

水要在什么时间喝

最常见的错误做法就是口渴了再喝水。人感到口渴时，这已经是中枢神经发出的身体“干旱”的信号了，就等于在泥土龟裂后再灌溉，对身体健康不利。因此，不渴的时候也要记得隔一段时间就喝点水，润润身体。

一日喝水时间表

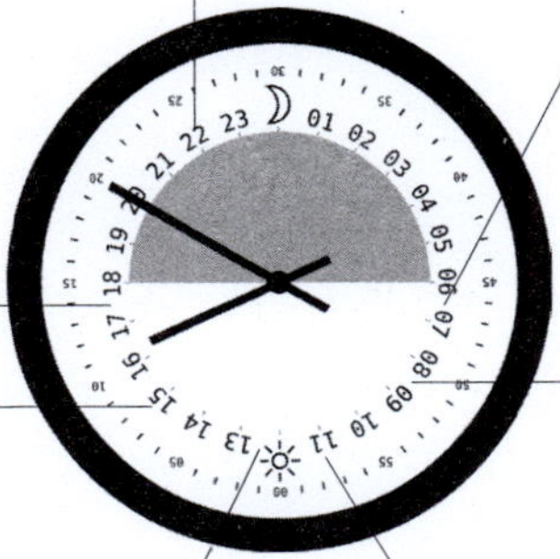

早晨 6:30
经过一整夜的睡眠，身体已经缺水了，起床后喝一杯白水，半小时后再吃早餐最健康。

早晨 8:30
上班到了办公室后，先别急着冲咖啡，先喝一杯至少 250 毫升的温水，会带来好精神。

中午 11:00
一天里的第三杯水，能补充工作中流失的水分，还能放松工作时紧张的情绪。

中午 12:50
用完午餐半小时后，不要喝甜饮料，喝一些白开水，有助于消化，还能助你维持身材。

下午 3:00
用一杯健康矿泉水代替午茶或咖啡，不仅能补水分，还能帮助头脑清醒。

傍晚 5:30
下班前，再喝一杯水，会给饥肠辘辘的肚子一些安慰，冲淡胃液，保护我们的肠胃。

夜晚 10:00
睡前半小时再喝一杯水，给自己一个水分充足的睡眠，全天的喝水计划就大功告成了。

饮料应该怎么喝？

随着饮品的多样化，各种功能饮料、果汁饮料、乳饮料也悄悄地进入了我们的生活。可是这些饮料都适合我们喝吗？怎样正确地去喝呢？

饮料类型	运动饮料	酸味饮料	甜饮料	维 C 饮料
含有的成分	糖分和多种离子 水溶性维生素	柠檬酸	大量的糖分	维生素 C
饮用事宜	剧烈运动前后不适合喝白开水或高浓度的果汁，而应该选择运动饮料，补充身体流失的营养。	柠檬酸摄入太多，会使人因电解质失衡而感到疲乏困倦。尤其夏天大量出汗时更不能多喝。	可乐、雪碧、芬达和各种果汁饮料的含糖量远远超过了各种水果，喝得太多会影响血糖。	一瓶维 C 饮料就能满足一天的维生素 C 需要量，维生素 C 过量会引起泌尿系统结石或渗透性腹泻。

029 小测试：看看你是阴虚型体质吗？

请你也花费 1 分钟时间做一下这个测试，看看自己是否属于阴虚型体质。

1. 晚上睡觉时，你是否经常做梦？

◯是；◯否

2. 是否经常躺在床上，辗转反侧而无法入眠？

◯是；◯否

3. 是否经常觉得很累，下班回家之后就想呆坐着不动？

◯是；◯否

4. 你是否经常想往床上躺？

◯是；◯否

5. 别人亢奋地说话，你是否觉得很烦，只想躲到僻静的角落？

◯是；◯否

6. 做事是否常常觉得很累，力不从心，工作效率降低？

◯是；◯否

7. 一向准时的月经，是否偶尔也会“爽约”？

◯是；◯否

8. 月经量是不是越来越少？ 3 天之内必然结束？

◯是；◯否

9. 是否觉得自己越来越迟钝，记忆力下降？

◯是；◯否

10. 是否觉得口干，不停地喝水也无济于事？

◯是；◯否

11. 是否经常感觉心慌气短、头晕眼花？

◯是；◯否

12. 是否经常上火，口腔溃疡经常发作？

◯是；◯否

13. 一向不爱化妆的你，是否不得不靠粉底来提亮肤色？

◯是；◯否

14. 晚上会不会经常感觉嗓子干，甚至会咳醒？

◯是；◯否

15. 是否不管用多么好的护发素，也无法弥补秀发的干枯？

◯是；◯否

16. 是否经常便秘？

◯是；◯否

17. 是否会口臭？

◯是；◯否

18. 嘴唇是否经常干得起皮？

◯是；◯否

19. 眼睛是否感觉干涩或者疼痛？

◯是；◯否

20. 是否经常心烦意乱，总想向人发火？

◯是；◯否

21. 你的他在床上热情不已时，你是否无动于衷？

◯是；◯否

22. 晚上睡觉时，是否有“盗汗”现象？

◯是；◯否

23. 是否经常手心、脚心很热，恨不得枕着冰块睡觉？

◯是；◯否

24. 经常想吃凉菜、喝冷饮？

◯是；◯否

25. 相对炎热的夏天，你更喜欢寒冷的冬天？

◯是；◯否

在上述25个常见的阴虚症状中，如果你：

选择了5个以下“是”，说明你的身体已经有点阴虚了，但还不严重，完全可以通过良好的作息习惯改善；

选择了6~17个“是”，说明你已经有了阴虚的明显迹象，该重视这个问题了，除了要养成良好的作息习惯，还要注意在饮食上选择有利于滋阴润燥的食物；

选择了18个以上“是”，说明你的津液已经严重亏损，得了严重的阴虚，应尽快就医，在医生的指导下进行药补，否则身体会越来越虚，影响工作和学习。

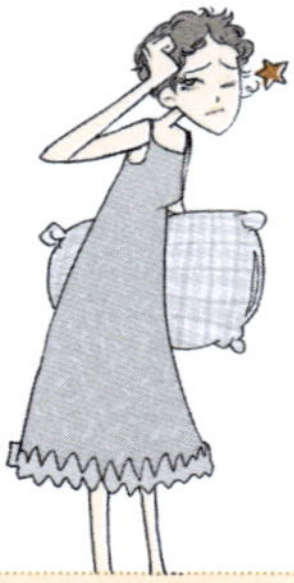

第五章

DIWUZHANG

气滞型体质

气为生命之本，而其作用的根本就在于它的运行转化。当情志不畅、肝气不舒的时候，气的运行就出问题了——好像公路上交通堵塞一样，不能顺利的循环运行，久而久之就成了气滞体质。于是，一大堆的问题就来了，情绪敏感压抑，消化系统受了影响，胃肠毛病不断等，在方方面面影响着气滞体质的人的生活。

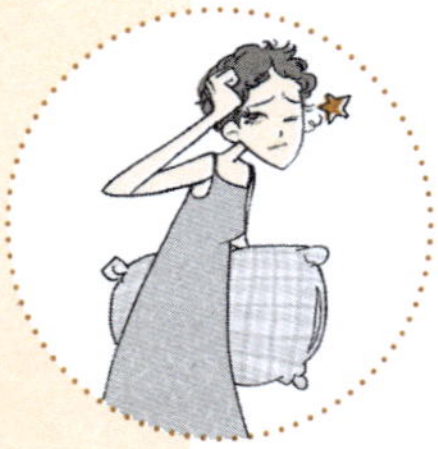

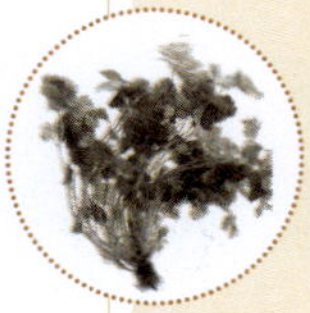

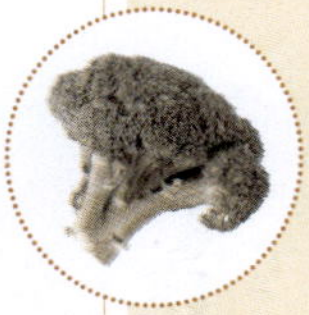

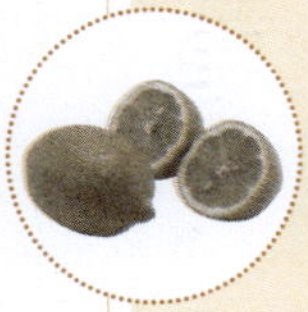

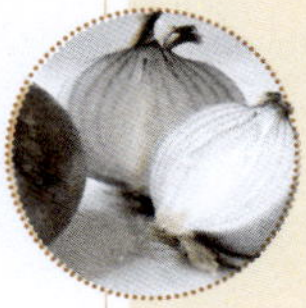

本章看点

- **什么样的人是气滞型体质？**

  经常头痛、易焦虑紧张的人属于气滞型体质。

- **哪些因素阻挡了气的通行呢？**

  受寒、思虑过度和缺乏运动都会引起气滞。

- **情绪和气滞有必然的联系吗？**

  长时间压抑、紧张、焦虑会引起气行不畅。

- **气滞的人容易患哪些疾病？**

  气滞的人常见胃肠疾病、偏头痛、月经病等。

- **为什么气滞的人可以饮酒呢？**

  酒能行气通络，适量饮酒可以改善气滞。

- **怎样去调理和疏通肝气呢？**

  可以多吃一些疏肝、清肝、养肝的食物。

030 林黛玉，气滞型体质的代言人

你是否常常受到偏头痛的折磨？会觉得眼睛疲劳、疼痛吗？眼睛里有血丝吗？嘴里有苦味吗？是否会喉咙里不舒服？你的身体会莫名其妙的疼吗？肠胃会感到胀胀的，吃不下东西，还打嗝排气吗？有腹泻或便秘吗？——你想过这样的自己是气滞型体质吗？

◉ 现代版“林妹妹”的小敏

提起林黛玉，电视剧里那个整天眉头紧锁、泪水涟涟的女孩子便会浮现在大家的脑海里，好像世间的苦楚都给她一个人了，没留一件开心事给她。现实生活中也不乏这样性格的现代版“林妹妹”。

小敏，是个刚毕业不久的大学生，她的噩梦是从大四开始的。大四第一个学期刚一开学，她就一边忙着准备考研埋头看书，一边跑招聘会找工作，压力和疲劳让她觉得有些承受不住了。她开始头痛，一累了就疼，身上也疼，说不好具体是哪里，反正一会儿这里疼，一会儿那里疼，她也去医院检查过，可医生说她没什么毛病。

后来，她找到工作了，开始上班，因为工作压力大，再加上办公室有些勾心斗角，小敏整天都很郁闷，无法排解。慢慢的，她的性格也出现了变化，总会想别人做的事是不是别有用意，是不是针对自己的。常常别人还不知道怎么回事，她就生气了，以至于大家都认为她是一个难以相处的人。

她不但心情好不起来，还总是无缘无故的担心很多事情，一会儿想着老板会责骂她，一会儿又顾虑别人背后议论自己……这种情绪让她不停地胡思乱想。到了晚上，她就整夜整夜地做噩梦，白天的事情又跑到了梦里，搅得她几乎每天都休息不好。

再到后来，小敏总是感到胸闷气短，疲倦无力，吃什么东西都没胃口，肚子胀痛，她怀疑自己是不是得了慢性胃炎。早晨起来的时候，嘴里发苦，漱口也没有用，好像苦味是从嗓子里冒出来一样。

她每月的那几天也开始不正常了，这个月早几天，下个月晚几天，有时拖拖拉拉半个多月。每次来月经之前，她的感觉都很糟糕，烦躁、浮肿、乳房胀痛，头也昏昏的。情绪还会特别低落，甚至没缘由的就大哭一场。

她觉得自己真的出问题了，于是就请了一周的假，去看了医生，还打算好好休息一下。医生说她这些症状都是气滞体质带来的毛病，只要调理好了体质，这些毛病自然就会消失了。

你是气滞型体质吗?

自我舌诊

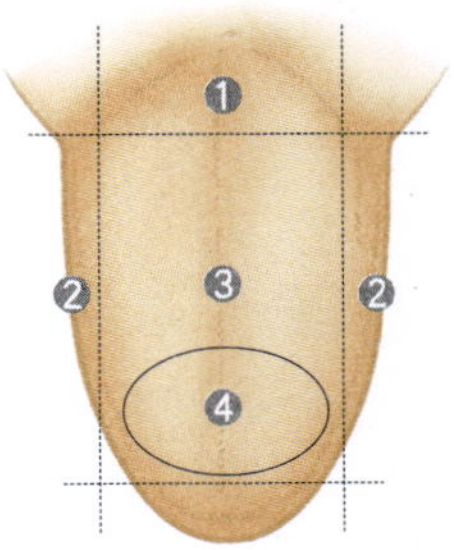

对着镜子，先来看看你的舌头吧，如果你的舌头是下面这个样子的，那你就是气滞了。

❶ 舌头较瘦；

❷ 舌头边缘的颜色发红；

❸ 中央发白，或舌苔呈黄色；

❹ 舌苔薄，不明显。

体质特征

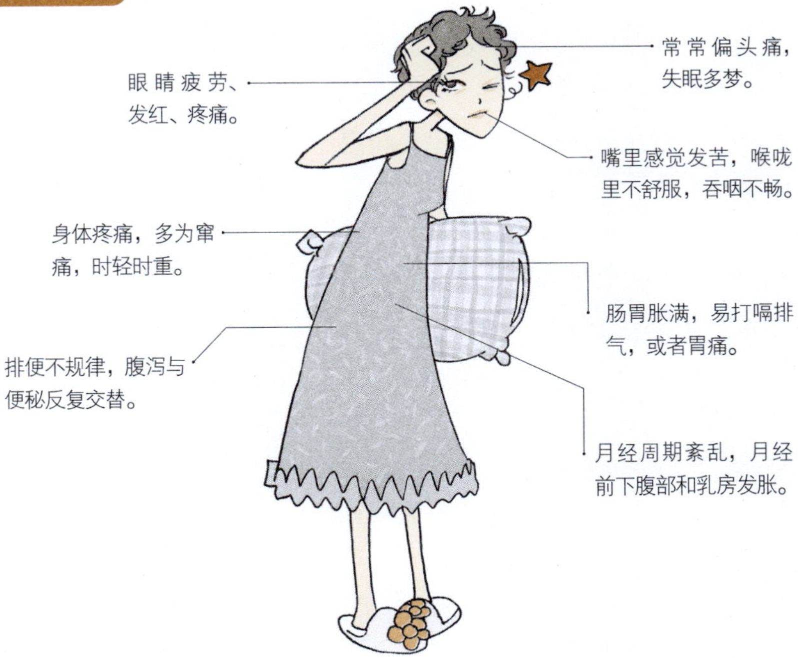

性格特点

遇事容易焦虑紧张；

不乐观，常常情绪低落，感到沮丧；

为小事多愁善感，甚至敏感多疑，忧愁不安。

031 “气”发生了交通堵塞

人体内的气维持着人体的生长发育，抵御疾病，统摄脏腑，提供营养，对人的生命活动起着支配作用。人身体内的气就像河水一样，在不断地运行。如果阻滞不动了，就是气滞。那么什么情况下气会失去动力呢？为什么会停滞不前呢？什么样的人容易气滞呢？

气行不畅就是“气滞”

中医上讲，气在人体内的运动称为“气机”。它的运动形式一共有四种——升、降、出、入。在脏腑中，气以不同的方式运行，在五脏（心、肝、脾、肺、肾）中，气主升利于藏精华；而在六腑（胆、胃、大肠、小肠、三焦、膀胱）中，则气主降而藏化物。气在脏腑中的正常运行，即升降出入顺畅有序，人的生命活动才得以维持正常。

气在体内的运行出现了问题，不再协调进行的时候，称为“气机不调”或“气机不畅”。其中，有一种不调的现象就叫做“气滞”。那么什么是气滞呢？顾名思义，就是气在身体里停滞、阻滞了。用中医理论来解释，就是当人体某一部分、某一脏腑或经络发生功能障碍，气的循行出现“交通堵塞”了，不能顺畅的通行，而变得缓慢或停滞不通、郁而不散，就形成了“气滞”。

气虚寒凉引来气滞

就身体自身的原因来说，气虚的人更容易诱生气滞体质，元气因匮乏不足而循行迟滞。人体里的气就像河流里的水一样，当水量充足的时候，才能河水

五脏六腑中的气机

气在人体中升降出入顺畅有序是人生命活动的基础。当气的循环出现堵塞，变得缓慢或停滞不通，就是“气滞”。

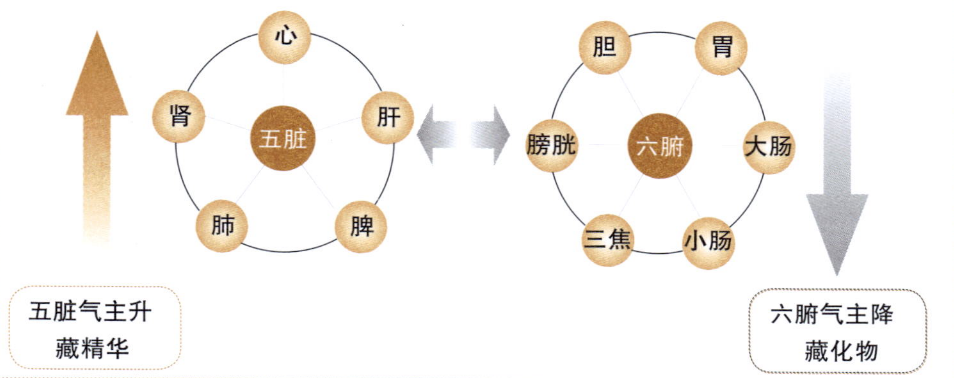

湍急，奔流不息；一旦河水干涸枯竭了，自然水流缓慢了。人体里的气少了，“气若游丝”，就不可能有活力，没有力气在身体里循环，当然会气滞了。

同时，气有温煦作用，气虚的人没有足够的能量来保持身体的温度，容易受到外界寒凉的影响。而气遇寒则滞，在寒冷的环境中，血管痉挛收缩，气血循行不畅，就会阻滞于末端而不能回归脏腑。气虚的人原本就气血流通不畅，一旦遇到寒凉，气血的循行会愈加缓慢，如果得不到疏通，久而久之便形成气滞。

气血循环与气滞

气遇寒则滞，在寒冷的环境中，血管痉挛收缩，气血循行不畅，会阻滞于末端而不能回归脏腑，容易造成气滞。

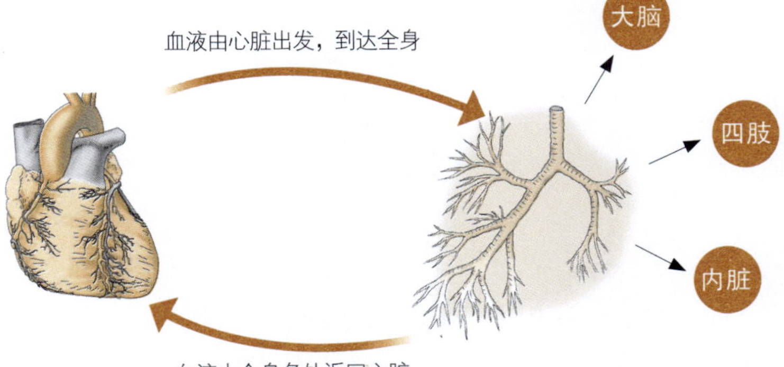

● 过度忧思挡了“气”的路

在生活中，我们会遇到这样的人：他不喜欢跟大家交流，不愿意参加集体活动，总是回想那些伤心的往事，或着是担心未来的前途，经常闷闷不乐，给人一种郁郁寡欢的印象。这样的“郁”、“闷”都是一种不通的表现，是情志上的不通，也就是“心气”不通。所以我们形容一个人不高兴，就会说他生“气”了，而不是生其他什么东西。

中医讲人可以“为七情所伤”，七情即喜、怒、忧、思、悲、恐、惊。《灵枢·本神篇》里指出：“忧愁者，气闭塞而不行。”人若长期的忧愁、烦闷，就会引起体内气血运行失常，进而引起脏腑功能失调，产生病变，甚至导致肿瘤的发生。中医理论中还有“思伤脾”的观点，认为长期精神紧张焦虑，思虑过度，也会使脾气郁结，运化失常。

中医所讲的“气”循环与西医所讲的自律神经的概念相近，因此气滞时，就无法很好地控制自律神经。自律神经失调会导致精神性不安，从而使人陷入

七情与五脏

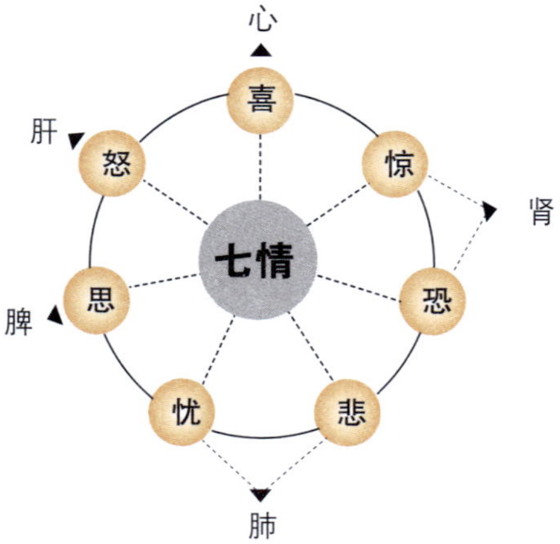

心：主喜，过喜则伤心；
肝：主怒，过怒则伤肝；
脾：主思，过思则伤脾；
肺：主悲、忧，过悲过忧则伤肺；
肾：主惊、恐，过惊过恐则伤肾。

焦躁易怒、忧愁不安、沮丧失落的状态中。这样一来，精神症状与气滞体质就会形成恶性循环，使情况越来越糟糕。

不运动，“气”也懒惰了

有的人平时不管上班、休息都懒懒的，能少走一步他就不肯多走一步，能少动一下他就尽量省事。尤其是坐办公室的人，可能每天只在上下班乘车的时候走走路活动一下，其余时间都是对着电脑坐着，结果时间长了，就会变成气滞体质了。女性相对运动较少，形成气滞体质后还会引起痛经，甚至有发生宫外孕的风险。这都是不运动惹的祸。

前面我们说过“血能载气”，气是随着血走遍全身的，人在运动的时候心跳较快，血管扩张，血液循环也最活跃。这时，身体里的“血”能顺利的带着“气”到达各个器官脏腑，血行通畅了，气的行动才有力。

不运动的时候，麻烦就来了。这时候，血走得缓慢，气也减速了，跟着“懒惰”起来。这样一来，就出现了气滞，当气血不能及时到达“目的地”时，身体当然是要出问题了。可很多人已经是气滞体质了，还浑然不知，只当是自己休息的不够，就多躺多睡，结果自然是南辕北辙，气滞的症状越来越严重了。

◆ 生命在于运动　**注意**

人的心脏在不断跳动，身体在不断新陈代谢，我们也在不断地活动，即使睡眠的时候身体也没有完全的静止下来。生活中我们只有不断运动，才能让身体里的气血也随之活跃起来，气血通畅，才能保证我们的身体健康。

气滞不通多是“阻塞”的病

024

人体内负责气循环的脏腑是肝。因为肝的经络（气运行经络）分布于身体两侧，当气循环不畅时，易出现偏头痛等症状，身体还会受到疼痛的骚扰。气滞体质的人往往容易患消化系统和内分泌系统的疾病。此外，气滞者还容易出现失眠、高血压等症状。

常见疾病食疗速查

（1）胃肠气胀

症状：表现为腹胀、频繁嗳气。可由吞气过多、消化吸收不良引起。主要症状为腹胀，餐后更加明显，部分或全腹疼痛。嗳气、矢气后，腹胀及腹痛减轻。

食疗推荐

【红枣橘皮茶】

橘子皮 4 克，生姜 4 片，红枣 8 颗，水适量。将所有材料洗净，红枣剥皮，一同放入锅中，用中火熬煮 5 分钟，滤渣饮用。

（2）偏头痛

症状：出现一侧头部跳痛，疼痛会持续数分钟至 1 小时左右，并逐渐加剧，甚至出现恶心、呕吐，之后会有好转。在安静、黑暗环境内或睡眠后会有所缓解。

食疗推荐

【芹菜粥】

连根芹菜 1 棵，粳米 100 克。芹菜洗净，带根一起切碎。将粳米放入锅中，加适量的清水熬粥，粥快煮熟时，加入切好的芹菜再煮 5 分钟即可。

（3）积食

症状：指食物停滞于肠胃而发生的疾病。多发生于婴幼儿，主要表现为腹部胀满、肚腹胀热、大便干燥或酸臭等，还会有睡眠不安、手脚心出汗的症状。

食疗推荐

【陈皮粥】

陈皮 30 克，大米 100 克。将陈皮加水，煎煮滤渣取汁，加大米煮为稀粥；或者把干陈皮研成粉末，每次取 3 ~ 5 克加到粥中食用。

经前期综合征——气滞女性常有的烦恼

经前期综合征是女性中一种很常见的病症。它会从来月经前一周开始出现各种症状，包括手脚、眼睑水肿，头痛贪睡，乳房肿胀，消化不良等反应。随着时间逐渐加重，月经来潮前 2~3 天症状最严重，月经来潮或来潮后 2~3 天内会突然症状全无。它的成因很复杂，既受到女性内分泌的激素周期变化的影响，也有外在的生活工作压力的共同作用。

赶走月经前的烦恼

既然经前期综合征是肝气不舒、郁结而生的毛病，要想改善就要从疏肝理气入手，也就是我们常说的“顺气”。在饮食上做一些调整，就能有很好的预防和缓解作用。

应合理地补充钙片、维生素 E 和复合维生素 B，可以有效地稳定情绪。在这几天里，要把咖啡、巧克力和酒精等会引起精神刺激的食物，从食谱中去掉。拒绝高脂肪、高糖的东西，少喝牛奶，因为镁可以帮助缓解紧张，减轻经期时的腹痛，而奶制品会影响人体对镁的吸收。

多吃芹菜、茼蒿、西红柿、萝卜、橙子、柚子之类“顺气”的食物，减轻肝郁气滞的各种症状。另外，在每日的饮食中添加 1 勺冷榨植物油，因为它们富含亚麻油，亚麻油中的脂肪酸有助于减轻浮肿。

运动缓解法

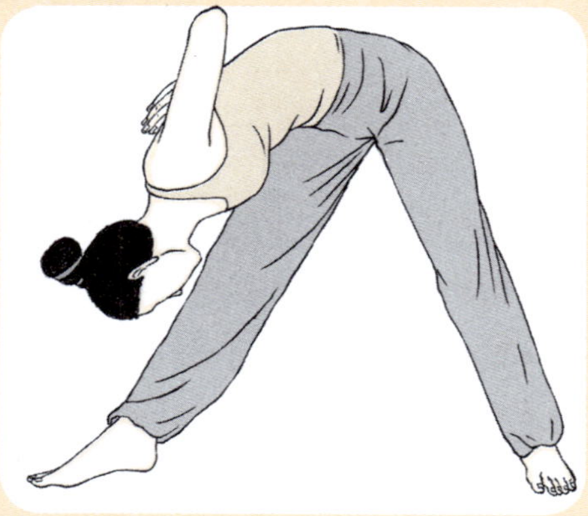

侧伸展式

吸气，将双腿分开，略宽于肩，双手掌心合十放在背后，指尖朝上，吸气，抬头向后伸展，呼气，让上身靠近右腿的前侧，放松上身和头部。

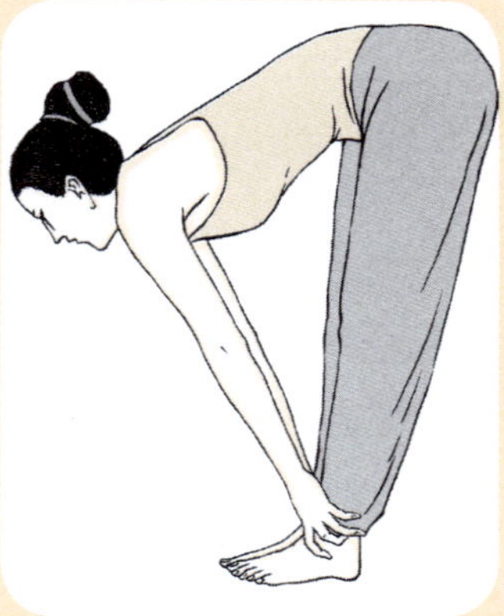

鸵鸟式

双腿内侧并拢，吸气，身体向前靠近双腿，双手抓住双脚的脚踝或是将手心放在脚心下，背部挺直，延伸颈部前侧，拉长整个背部。

碳水化合物能抗经前抑郁

美国学者经研究发现，如果在月经前的饮食中多吃一些薯类、谷类、全麦类等含碳水化合物丰富的食物，就会明显减轻经前抑郁的症状。究其原因发现，经前抑郁是由大脑内一种叫血清素的物质减少所引发的，而这些食物中的维生素 B_6 恰恰能够帮助大脑合成血清素，从而减轻抑郁的症状。除了全麦食品，香蕉中含有的维生素 B_6 也比较多，此外它还含有一种神奇的生物碱，能够振奋精神和提高信心。有一些人经前会食欲大增，比平时多吃很多东西。这时候，如果吃一些碳水化合物，就能产生饱腹感，从而有效的控制食欲，避免贪食过多。

特效穴推荐

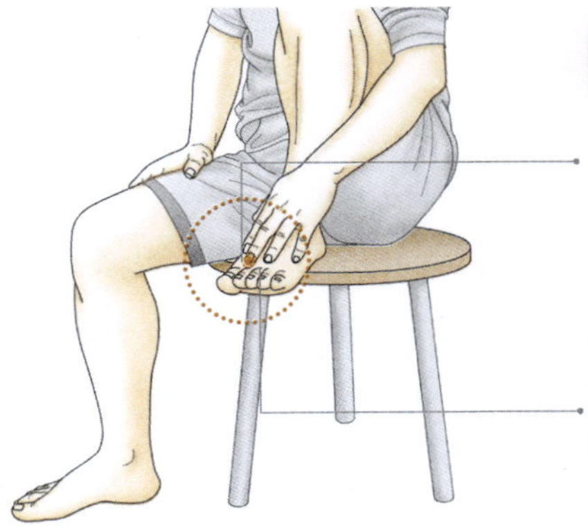

太冲穴

位置：在足背，第 1、2 跖骨的连接部位中间，能感到动脉的位置。

功效：能平肝、理血、通络，治疗失眠、月经不调、乳腺炎、肾脏炎症等。

用食指、中指从上往下垂直按揉，先左后右，每次 1~3 分钟。

喝出健康

【金橘萝卜饮】

配方：金橘 5 个，萝卜 300 克。

制法：（1）把金橘洗净，捣成泥。萝卜洗净，切成丝，榨汁。

（2）把金橘泥和萝卜汁混合均匀，加蜂蜜适量，调匀即可。

用法：一天 2 次，经期前连服 7 天。

食胜于药

【草莓牛奶燕麦粥】

材料：燕麦 100 克，牛奶 200 毫升，草莓数个，白糖适量。

做法：（1）将燕麦洗净，放入锅中煮粥；

（2）粥快熟时，加入牛奶、草莓再煮片刻，加入白糖调味即可。

月经延迟——因气血受阻而“迟到”

80% 以上的女性，在一生中都遭受过月经不调的困扰。其实，这不一定是什么疾病，但却和体质有关。气滞的女性最容易出现经期推迟、经期延长，还包括月经血的变化，比如月经量少、颜色暗红、有血块、排出不畅，有的人还会伴有少腹胀痛、乳胀胁痛等全身症状。

情绪是月经延迟的“引子”

情绪异常会引起月经延迟，比如经常生闷气、长期的精神压抑或遭到重大的精神刺激、心理创伤，都可以是月经延迟或痛经、闭经的原因。这是因为月经受卵巢分泌的激素控制，这一过程又受到脑下垂体和下丘脑等部位释放的激素调节，所以当情绪异常时，大脑的活动也会紊乱，无论是卵巢、脑下垂体，还是下丘脑都不能正常工作，就会间接地影响到月经了。

中医上讲，气负责血的运行。当人郁闷生气、情绪不佳的时候，身体里的气就会跟着“闹脾气”——它会衰弱无力，甚至停滞不行，这就是所谓的“肝气郁结”。因此致使气血运行不畅，血行缺少了动力，月经就会常常推迟不来。经血颜色发暗、量少、结块的变化也很明显，这都是气滞的结果。因此，想让月经恢复正常，就要保持心情舒畅，不为一点小事怨天尤人，豁达的心胸能够让气血通畅，月经的问题自然就迎刃而解了。

寒冷刺激引起月经延迟

据研究，女性在经期如果受到寒冷的刺激，会出现月经过少甚至闭经。当人体受寒时，全身的血管、尤其是腹部盆腔内的血管，会过分收缩，血液循环

情绪与月经周期

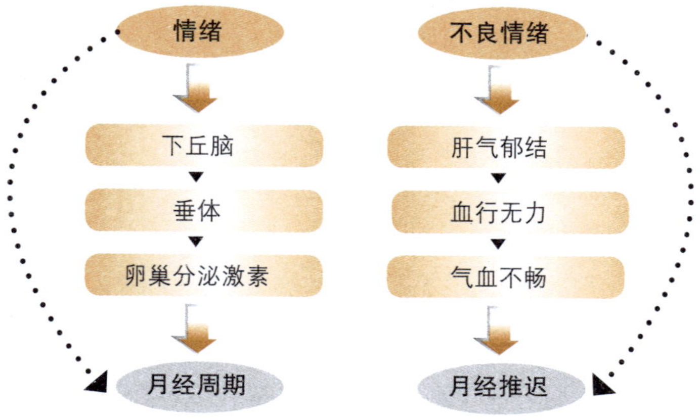

受到影响。血行不畅，自然气机受阻，月经周期也因此受累而姗姗来迟。

因此，女性除了日常生活要有规律，避免劳累过度之外，还要注意经期的保暖御寒，避免淋雨、涉水、游泳、喝冷饮等，尤其要避免下半身受到寒湿的侵袭。此外，不妨在饮食中添加干百合、陈皮、干莲子、大枣、橘子、玫瑰花等食物；还有煮炖的牛肉、鸡肉高汤，都对外感寒湿引起的月经延迟有效果。

特效穴推荐

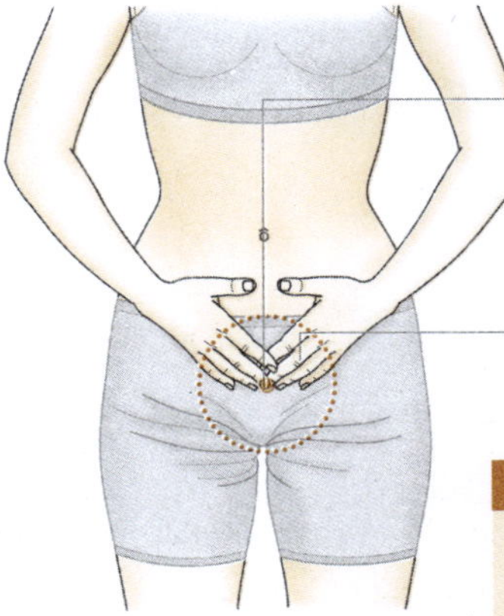

中极穴

位置：下腹部，前正中线上，当脐中下4寸处。

功效：有助气化，能治疗遗精、小便频繁、痛经、盆腔炎、月经不调等。

双手中指右上左下交叠，按压穴位，早晚各1次，每次1~3分钟。

◆ 小腹按摩法　注意

位置：两侧肋骨下缘与髂骨之间的小腹外侧。

按摩方法：双手置于小腹外侧，从后上方向前下方斜向摩擦。方向一致，不要前后往返擦动，一次按摩5分钟，至感到生热为止。

喝出健康

【橘皮冰糖茶】

配方：干橘子皮10克，枸杞子10克，冰糖5克。

制法：将干橘子皮和枸杞子、冰糖放入杯中，冲入开水，冲泡15分钟即可，代茶饮。

食胜于药

【玫瑰茉莉粥】

材料：玫瑰花20克，茉莉花10克，粳米100克，冰糖适量。

做法：(1) 将粳米放入锅里，加适量的水，煮沸；

(2) 加入洗净的茉莉花、玫瑰花和适量冰糖，文火把粥煮熟即可。

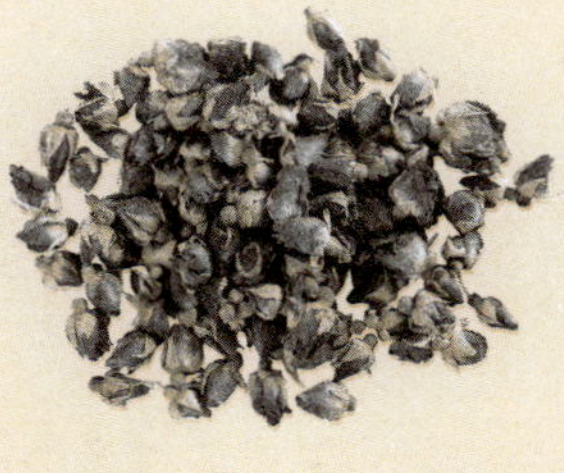

乳腺增生——“气”郁结在乳房里

很多女性都会有乳房肿胀疼痛的经历，尤其是在来月经之前的十来天，会更加严重，甚至会疼得夜晚难以入睡。如果用手摸，还会触摸到肿块样的东西，有时会连带着腋窝下也有隐隐的钝痛。很多人因此而担惊受怕，以为自己得了乳腺癌，到医院去检查，医生的诊断结果是：乳腺增生。

“气”积郁久了就会乳腺增生

中医讲，情志不畅的人，会因郁久而伤肝，结果是气机阻滞，郁积在乳房胃络里，从而导致经脉阻塞不通。“通则不痛，痛则不通”，阻塞较轻的会引发疼痛，重则气滞不通，气血的流通失调，就在乳房处结聚成块，发展成乳腺增生。

多吃碘和蔬菜有益处

碘有降低体内雌激素水平的作用，能消除乳腺增生的诱因，因此，多吃含碘的食物可以很好地预防乳腺增生。比如，海带中就含有大量的碘，具有消除疼痛、软坚散结、减小肿块的作用。每周应食用海带 1~2 次，如凉拌海带丝、排骨黄豆炖海带等，都可以有效地治疗乳腺增生。

乳房自检的方法

❶

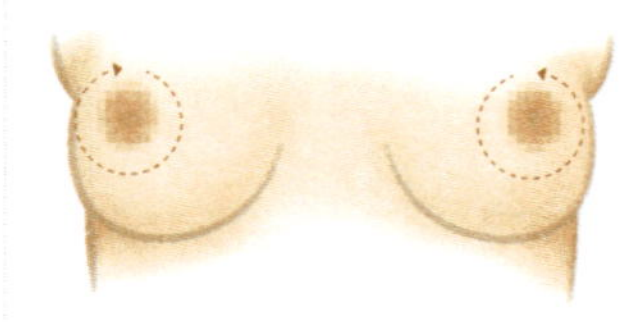

手指在乳房表面画圆圈，检查是否圆润光滑，是否有突起、起皱或变色。

❷

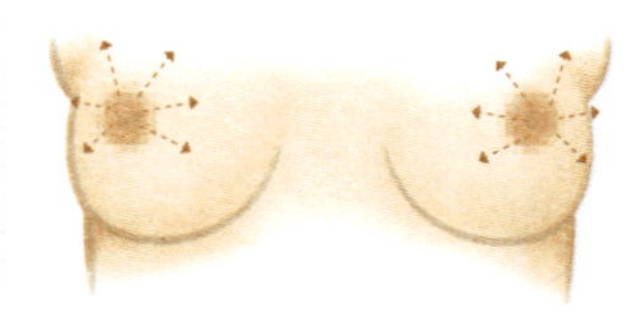

平躺，沿各个方向的乳腺条索，由中心向四周触摸，检查有无硬结。

❸

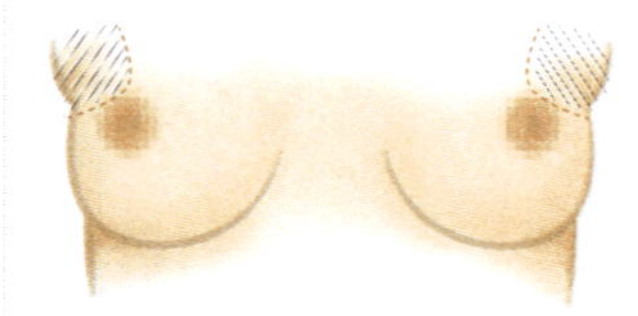

检查腋下，寻找有无肿块，如果有，可能是肿大的淋巴结。

❹

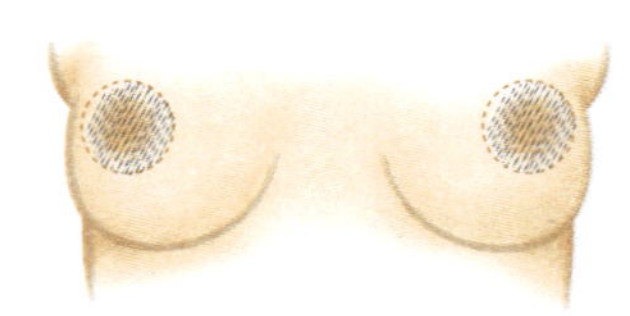

轻轻捏住乳头外围的肌肤，向乳头方向推动，看是否有液体流出。

注意：如果在自我检查中发现乳腺异常，应该及时到医院就医检查。

多摄入富含纤维素的蔬菜，比如红薯、韭菜、芹菜、芦笋、红萝卜、白豆角、苋菜、芥蓝、空心菜等，可减少脂肪的吸收。合成激素的原料是脂肪，脂肪少了，激素水平自然下降了，乳腺增生也就会得到控制了。此外，一种占白菜重量 1% 的物质——吲哚 -3- 甲醇能帮助分解雌激素，可以说是一种完全没有副作用的良药。

特效穴推荐

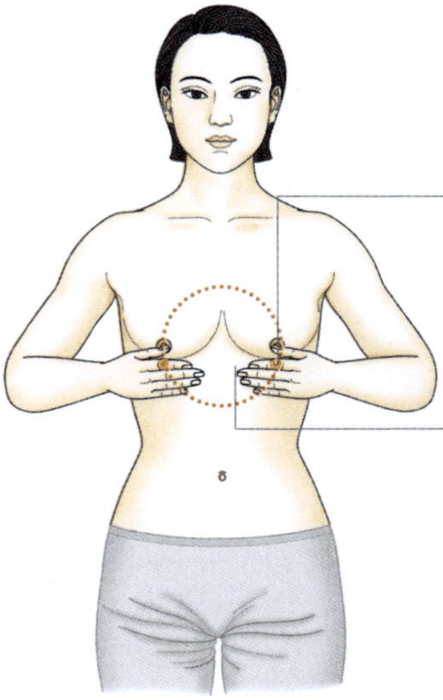

乳根穴

位置：在人体胸部，乳头直下，乳房根部凹陷处。

功效：对乳痛、胸痛、肋间神经痛、乳腺炎、乳汁不足等有很好的疗效。

用中指和无名指的指腹稍微用力按揉穴位，早晚各一次，每次 3~5 分钟。

喝出健康

【豆浆或豆奶】

每天喝一杯豆浆或豆奶，其中含有异黄酮，能降低女性体内的雌激素水平，能抑制乳腺增生。此外，还建议每周吃大豆或豆腐、豆干等豆制品 3 ~ 5 次，效果更好。

食胜于药

【冬瓜海带汤】

材料：冬瓜 250 克、海带 100 克、陈皮 10 克。

做法：（1）海带泡发后洗净，切小段，放入锅中煮 45 ~ 50 分钟；

（2）将冬瓜去皮，切成 1 厘米左右的厚片，加入海带汤中，至冬瓜煮熟，调味即可。

慢性胃炎——胃气不和的毛病

慢性胃炎是消化系统疾病中很常见的一种，在中医学上属于“胃脘痛”、“嘈杂”、“纳呆”、“痞满”、“吞酸”等病的范畴。上腹疼痛和饱胀感是慢性胃炎最常见的症状。与溃疡病相反，慢性胃炎患者会感到空腹时比较舒适，吃过饭后才会有不适感。中医认为，慢性胃炎大部分是因长期精神抑郁、饮食无节制、过度劳累、作息不规律，而导致肝气郁结、脾运失调、胃气不和，久而久之引发了种种症状。

如何应对胃酸分泌的变化

刺激法：当胃酸分泌过少时，可以喝一些浓鸡汤、肉汤，或者选择带酸味的水果或果汁，刺激胃液分泌，帮助消化。

中和法：当胃酸过多时，喝一些牛奶、豆浆，吃馒头或面包都可以中和掉胃酸，保护胃黏膜不被大量的胃酸“烧伤”。

保护法：酸奶中的磷脂类物质会紧紧地吸附在胃壁上，像一层铠甲一样保护胃黏膜，使受伤的胃黏膜有机会修复。此外，乳糖的分解产物也能促进胃炎的治疗和恢复。

稀释法：胃酸过多时，适当的饮水可以稀释胃液，防止胃黏膜受伤。

慢性胃炎饮食，有宜也有忌

1. 多吃一些具有疏肝理气作用的食物，尤其是一些花茶，如玫瑰花、茉莉花等，都有很好的止痛、消胀、除满的功效。有理气作用的食物还有荞麦、豌豆，刀豆、橘子、荔枝、大头菜、芥菜、甘蓝、胡萝卜等。

2. 不宜吃容易生气胀气的食物，如甘薯、芋艿、蚕豆、栗子等。因为胃胀

慢性胃炎的症状

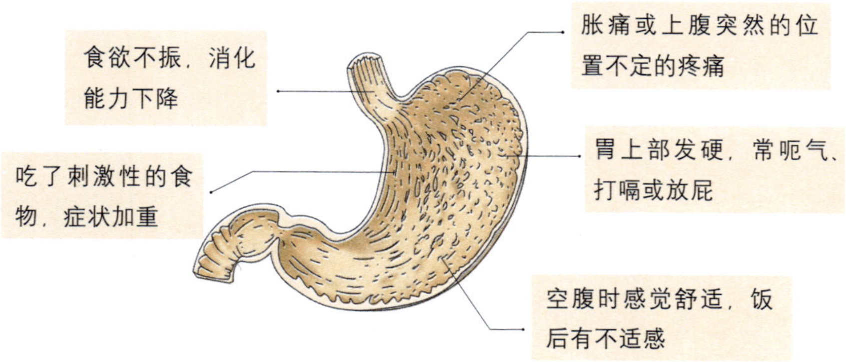

的时候，胃蠕动受阻，血液循环也会受到影响。

3. 要避免含纤维较多的食物，如芹菜、韭菜、蒜苔等。纤维过多的食物不易消化，给胃带来的负担较大，会加重病情。

4. 不宜吃冷饮和过分油腻的食物，还要戒烟戒酒。

特效穴推荐

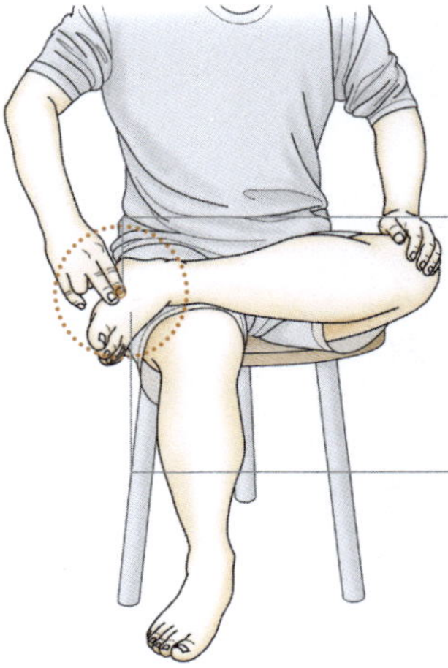

公孙穴

位置：位于人体足内侧缘，当第 1 跖骨基底部的前下方。

功效：调理脾胃，可治疗胃痛、腹痛、呕吐、腹泻、食欲不振等症状。

用右手轻握左足背，用拇指指尖垂直揉按，早晚各 1 次，每次 1~3 分钟。

喝出健康

【橙子蜂蜜饮】

材料：橙子 1 只，蜂蜜 20 克。

制法：橙子洗净，带皮切成小瓣，放进锅里。加适量水和蜂蜜，烧开后煮 20 ～ 25 分钟，取汁代茶饮。

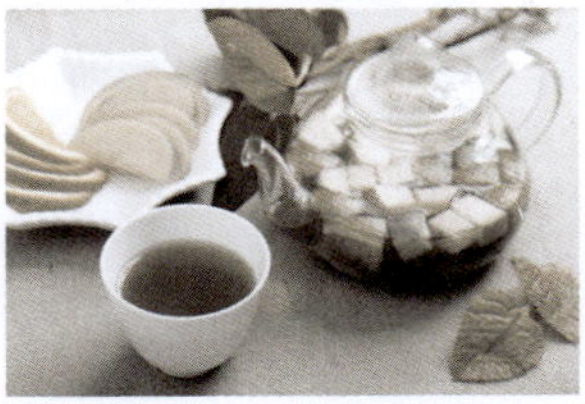

食胜于药

【萝卜粳米粥】

材料：鲜萝卜 150 克，粳米 100 克。

做法：（1）先将萝卜洗净，切小块，榨汁；

（2）粳米放入锅中，加入榨好的萝卜汁，再加 400 毫升水，煮成稀粥食用。

◆ 慢性胃炎的“灵芝草”——猴头菇　注意

猴头菇被称为“蘑菇之王”，能益气养血，健脾益胃，增进食欲。其中含有的多种氨基酸和丰富的多糖类物质，能保护胃黏膜，增强胃黏膜屏障机能。用于治疗胃及十二指肠溃疡、神经衰弱，有很好的效果。

胃溃疡——胃黏膜受了伤

胃溃疡已经成为了现代社会中发病率很高的一种疾病，这和人们的许多不良生活习惯和生活方式密不可分。饮食、情绪、季节等情况都可能成为胃溃疡的诱因。那么什么是胃溃疡呢？我们的胃黏膜直接和胃酸接触，如果胃黏膜自身的保护功能和修复功能下降，就会受到胃酸的腐蚀，胃黏膜被破坏就造成了胃溃疡。

胃溃疡是一种很“麻烦”的病，因为它很容易得，却很难完全治好。胃疼成了胃溃疡患者每天的“必修课”，这种疼痛多出现在吃饭后半小时，能持续1~2小时，之后会逐渐减弱消失，直至下次进餐又会重复这种症状。

胃溃疡病人因胃黏膜被破坏，所以胃部会特别脆弱，在饮食上要特别注意。既不能吃刺激性大的食物，如肉汤、浓缩果汁、咖啡、酒、浓茶等，也不能吃过热、过酸、过甜、过硬或生冷的食物。

胃溃疡的饮食误区

胃是人体内脏中食物的第一个“中转站”，因此，吃什么、怎么吃，都直接关系到我们的胃，对胃溃疡的人而言更是如此。很多胃溃疡患者也很注意饮食，但有时却因为做的不得法而南辕北辙，适得其反。关于胃溃疡饮食的误区，我们在这里讨论一下。

误区 1：忌食一切辛辣

大蒜能杀灭导致胃溃疡的幽门螺旋杆菌。辣椒也有它有益的一面，它能刺激合成和释放前列腺素，有效地保护胃黏膜。吃辛辣食物，一定要注意把握适量的原则。

误区 2：喝牛奶养胃

牛奶曾被认为是胃溃疡病人的理想饮料。但经研究发现，牛奶中丰富的蛋白质和钙质，能促进胃酸分泌，饮用后胃酸分泌会增加30%，与饮酒的效果类似。

误区 3：少吃多餐

少吃多餐不仅会增加胃的负担，还会促进胃液分泌，使溃疡面不断受到胃酸腐蚀，不利于愈合，因此建议溃疡病人还是选择定时定量饮食为好。

误区 4：适合细软的食物

调查显示，饮食过分细软的人，溃疡的复发率为80%，而纤维素充足的，复发率仅为45%。咀嚼细软食物的时间短，唾液分泌少。而唾液有助于消化，还保护胃黏膜。

◆ 胃溃疡吃药需谨慎　注意

胃溃疡患者感冒时不能乱吃药，比如阿司匹林、乙酰水杨酸类等药物都会刺激胃，使胃酸大量增多，损伤胃黏膜，严重的还会引起胃出血。去医院看病时，也要告诉医生自己有胃溃疡，保证医生能正确用药。

特效穴推荐

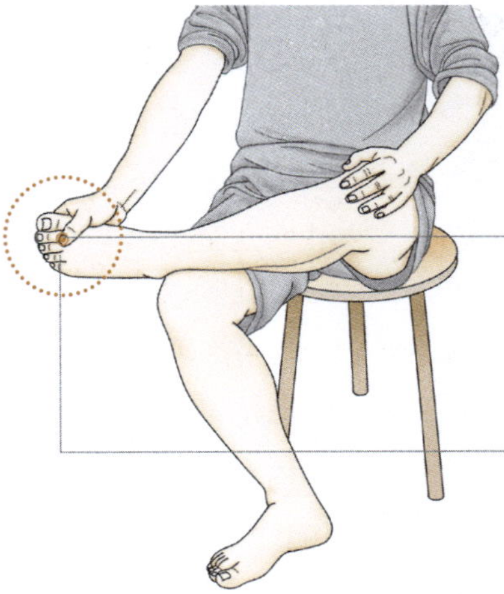

内庭穴

位置： 在足的次趾与中趾之间，脚叉缝尽处的陷凹中。

功效： 治疗咽喉肿痛、慢性胃炎、急性肠炎、便秘、腹泻、跖趾关节痛等病症。

四指放在脚底，大拇指弯曲置于脚背，用指尖下压揉按穴位，早晚各1次，每次1~3分钟。

喝出健康

【蜂蜜土豆汁】

配方：新鲜土豆100克，蜂蜜10克。

制法：土豆洗净切块，榨汁，调入蜂蜜，搅拌均匀即可，每次饭前半小时饮用。

食胜于药

【白菜百叶汤】

材料：鲜白菜250克，牛百叶120克，生姜3片，麻油等适量。

做法：(1) 将鲜白菜、生姜洗净，牛百叶洗净切丝。

(2) 起油锅放入生姜、牛百叶爆一下，加清水适量，武火煮沸后，加入白菜文火煲1小时，鱼露、味精调味食用。

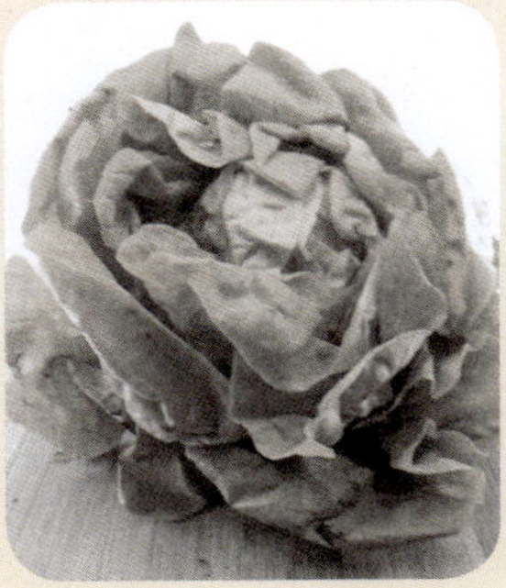

【蜂蜜芝麻】

材料：芝麻250克，蜂蜜30克，红糖20克。

做法：(1) 将芝麻炒熟，研成粉末；

(2) 红糖和蜂蜜混合均匀，拌入芝麻粉末中，每天早晚各吃1勺。

033 疏肝行气，让身体里的气通畅

中医讲“肝主疏泄”，而气滞体质的人，很多人都因为肝气不舒，久而久之便会伤肝，造成肝气郁结而引起了各种症状。所以要改善气滞体质，赶走身体里的各种不舒服，就要注重调理肝气，饮食中多注意行气开胃，养肝活血。肝气疏通才会气血通畅，身体健康无恙。

◉ 适量饮酒，活血行气

古人曾说“酒为诸药之长”。酒性温而味辛，温者能祛寒、疏导，辛者能发散、疏导，所以酒具有疏通经脉、行气和血、温阳祛寒、疏肝解郁的功效。根据中医理论，年老体衰、气血运行迟缓、阳气不振的人，以及体内有寒气、有瘀滞的人并不用禁忌饮酒，酒有助于活血行气，对身体还有一定的保健作用。

但饮酒也要有正确的方法，首先就是不可过量，一杯酒是药，一瓶酒是毒。因此，每天的饮用量不能超过3杯。饮酒的同时还要搭配合适的下酒菜，比如新鲜蔬菜、鲜鱼、瘦肉、蛋类等是必不可少的。饮酒的时间最好选择在每天下午的两点以后，并且尽可能地饮用葡萄酒，避免啤酒和烈性白酒。

葡萄酒的健康成分

1. 红酒多酚：能预防癌细胞的生长，据一项研究结果表明，有日常饮用红葡萄酒习惯的人，癌症发病率要比不饮酒的人低大约20%；具有抗氧化的功效，长期饮用葡萄酒可有效预防糖尿病、中风、帕金森综合征、风湿和老年痴呆症。

2. 抑菌成分：幽门螺杆菌是引发各种胃病的罪魁祸首，葡萄酒中的抑菌成分能有效地抑制其繁殖，因此常饮用葡萄酒的欧洲人胃癌死亡率更低。

3. 丹宁酸：预防蛀牙，还刺激增强肠道的收缩性，预防结肠炎。

4. 酸碱度：一般的葡萄酒，酸碱度在pH2～3之间，与人体胃酸的pH相吻合，所以有开胃健脾的功效。

5. 白藜芦醇与槲皮酮：是治疗乳腺癌与皮肤癌的良药。

6. 硫酸钾、葡萄素等物质：防止皮肤水肿，增加人体免疫力。

◆ 如何饮用葡萄酒 **注意**

饮用葡萄酒最好是在用餐期间，这样可以增进食欲，促进消化，减少人体对酒精的吸收，对人的健康有益。另外，常温下开瓶48小时以上的葡萄酒已经开始变质，危害健康，不宜再饮用。

疏通肝气，养肝有好处

在中医学上，肝主疏泄，因而肝气有疏通、条达、升发、畅泄等生理功能。而气滞体质的人，很多人都有肝气不舒引起的各种症状。比如，容易郁闷、发怒等，久而久之便会伤肝，造成肝气郁结。所以要调理肝气，首先要多吃具有养肝作用的食物，首选谷类，如糯米、黑米、黍米、燕麦、荞麦、薏仁。蔬果方面则要多吃金橘、洋桃、番茄、柠檬、菠萝等性味酸的食物，因为肝喜欢酸味的食物。容易动怒上火的人，适宜食用具有清热及滋养肝脏的食物，如蘑菇、莴笋、黄瓜、菠菜等。此外，气滞体质的人因气滞不畅，会有胸闷、胸痛等症状，因此应多选择具有疏肝解郁作用的食物，如香菜、黄花菜、山楂、金橘、槟榔等。

调理肝脏的食物

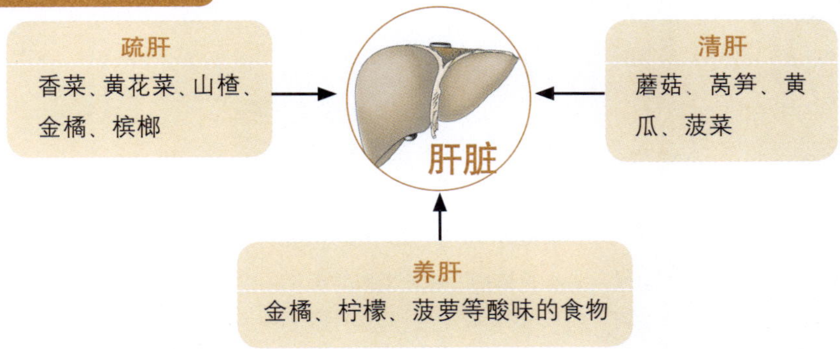

多吃行气开胃的食物

如果气的推动作用相对较弱，气血流通就会减缓，“气不顺”，气滞则可能导致血气虚弱、血瘀、痰湿、湿热等症，这几种病症都是难以治疗的，长期“气不顺”者最终可能会“郁郁而终”。所以调理气滞体质“理气”开始。中医学认为某些食材具备消滞顺气的“理气作用”，气郁体质者应该多吃这一类食物，如桃、橘子、海带、紫菜、香菇、土豆、胡萝卜、鳜鱼、鳝鱼等。

此外，肝气不舒的人一般会食欲不振、消化不良，时间长了，还可导致各种肠胃病，容易患胃病、胃炎、胃溃疡等疾病。适合选择散发清爽香气的蔬菜、柑橘类水果及带酸味的食物，这些都有提高肝功能及理气的作用，具有止痛、消胀、除满的功效。

容易抑郁的人还应多食有健胃消食作用的食物，如葡萄、草莓、甜橙、辣椒酱、小米粥、酸味食物、苦味食物等。但需要注意的是，酸味食物不宜一次食用过量。酸味入肝，是肝的本味，食多伤肝；也不宜吃具有收涩作用的食物，如莲子、芡实、石榴、乌梅等，否则会防碍气机升降和运行。

饮食宜忌

禁忌食物

糯米、栗子、鸡蛋、红枣、花生、龙眼肉、蜂蜜等、扁豆、豇豆、黄豆、蚕豆、豆腐、山药、肥肉、奶油、鳗鱼、蟹黄、蛋黄、鱼子、巧克力。甘薯、芋头、面条、莲子、芡实、石榴、乌梅。

适宜食物

燕麦

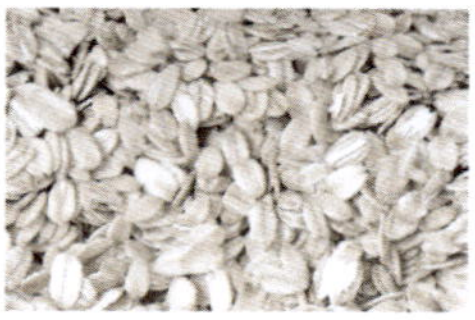

性平味甘，将燕麦和菊花同煮成粥，能清热去火，增强食欲，改善夏季五心燥热、头痛眩晕、烦躁不安的症状。每天早上喝一碗燕麦粥可保持精力旺盛，补血养神。其中的色氨酸还能改善人的情绪。

菜花

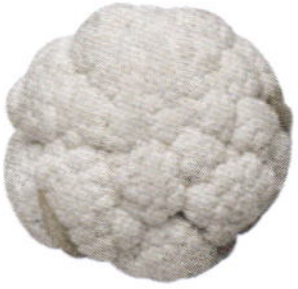

性凉味甘，有较好的平补作用，可健脾胃、强筋骨、补肾填精，对调理体质虚弱、久病体虚引起的脾胃虚弱、耳鸣健忘、四肢无力等有效。含有大量叶酸和维生素E，改善失眠、健忘、焦虑等不良情绪。

青椒

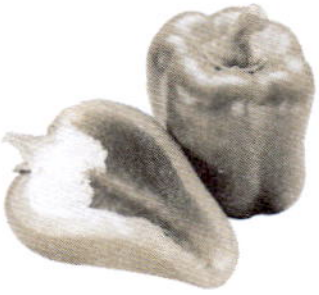

味辛性温，具有解热镇痛作用，能发汗并缓解肌肉疼痛。辣椒素能抗氧化，预防癌症，还能促进脂肪的新陈代谢，降脂减肥。强烈的香辣味刺激唾液和胃液的分泌，从而增加食欲、帮助消化。

黄花菜

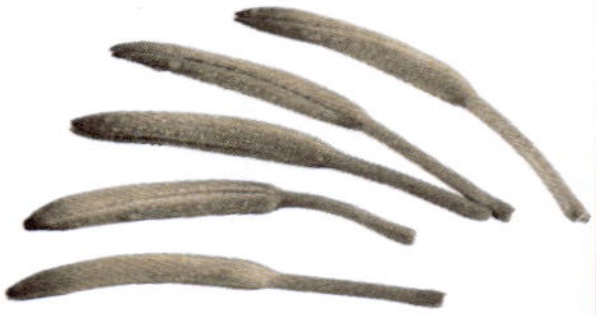

性凉味甘，有凉血止血、清热利湿、明目安神、健脾消食等作用，是体虚者平补必不可少的蔬菜。含丰富的卵磷脂，能改善大脑功能、集中人的注意力，提高大脑兴奋性。还有降低胆固醇，改善皮肤韧性和弹力的作用。

圆白菜

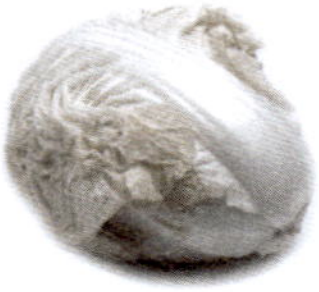

性味甘平，能提高免疫力，预防感冒和癌症。有杀菌消炎作用，可用来治疗咽喉疼痛、外伤肿痛、蚊叮虫咬、胃痛牙痛等。能促进溃疡愈合，对胃溃疡有很好的疗效，也是糖尿病和肥胖患者的理想食物。

西兰花

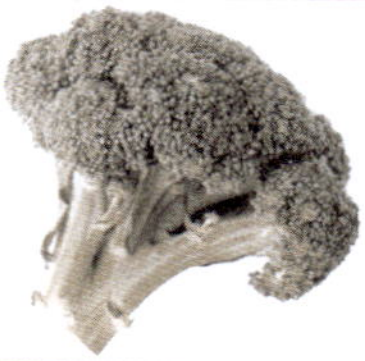

性凉味甘。可健脑壮骨、补脾和胃。其中的萝卜子素具有显著的防癌抗癌功效；丰富的抗坏血酸能增强肝脏的解毒能力，提高免疫力；大量的类黄酮物质，对心脏病、高血压有调节和预防作用。

洋葱

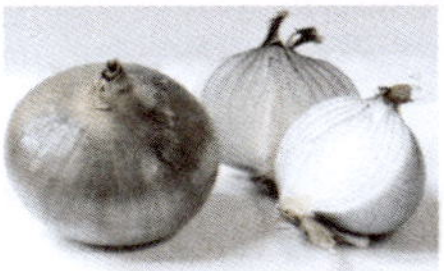

味甘微辛，性微温。能健胃进食，理气宽中。增强胃肠道张力，增加胃液分泌；降低胆固醇，舒张血管，有降血压的作用；有杀菌消炎作用，还能利尿。适合动脉硬化、糖尿病、急慢性肠炎以及消化不良的人食用。

芹菜

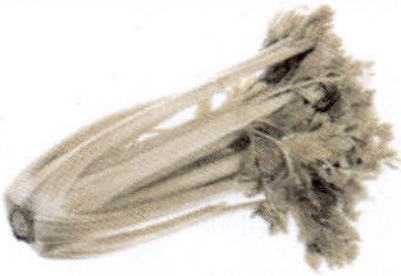

具有清热解毒、消除烦躁、平肝降压的作用，对于血管硬化和神经衰弱患者有治疗作用。还有增强食欲、降血糖的功效；芹菜子中有一种碱性成分，有安神的作用。还能有效的预防结肠癌。

香菜

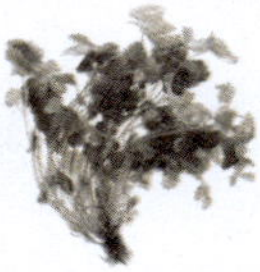

味辛性温。香菜营养丰富，含有大量的维生素C、维生素E、胡萝卜素和铁、锌、硒等多种矿物质，生食香菜可以帮助改善代谢，有利于减肥美容。日本流行用香菜泡茶，其排油效果超过柠檬茶和薄荷茶。

海带

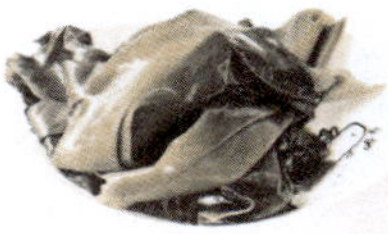

味咸性寒。海带中的碘极为丰富，能降低女性体内雌激素水平，纠正内分泌失调，预防乳腺增生。其中大量的不饱和脂肪酸和食物纤维，能清除体内胆固醇，调顺肠胃，具有很好的降血脂效果。

鲤鱼

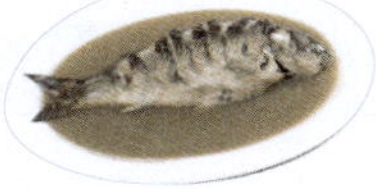

性平味甘。含有丰富的钙、磷等矿物质，具有健脾养胃，利水消肿，通乳安胎，止咳平喘等作用，常食可治疗脾胃虚弱、食少乏力、脾虚水肿等症，还有降低胆固醇，预防动脉硬化和冠心病的作用。

菠萝

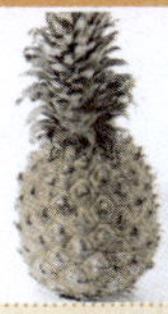

菠萝性凉味甘酸，有清热除烦和改善脾胃的作用，适宜身热烦躁者、肾炎、高血压、支气管炎、消化不良者常食。还有助于预防血管栓塞，改善血液循环，消除炎症和水肿，改善午后身重力乏的症状。

甜瓜

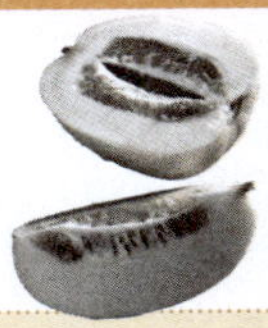

性寒味甘，有清热利尿、祛暑止烦、滋阴润肺的功效，对于热证引起的口干口渴、小便不利、心悸失眠等症，暑热导致的胸膈满闷不舒、食欲不振、烦热口渴等有较好的疗效，尤其适于夏季烦热口渴者食用。

柠檬

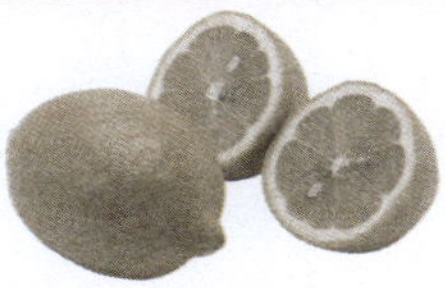

味酸性平，能增强肠蠕动，促进胃消化酶分泌，有助消化。能缓解热燥而引起的口干心烦。防治心血管疾病，能减弱凝血作用，预防和治疗高血压和心肌梗死，柠檬汁还有很强的杀菌作用。

金橘

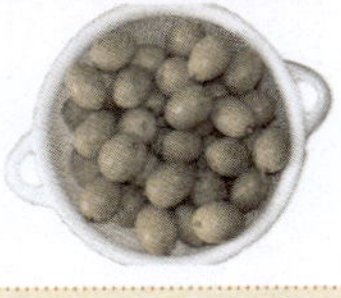

性温味甘，能理气解郁、化痰止渴、消食、醒酒。可以防治感冒、降低血脂，适合慢性气管炎、肝炎、胆囊炎、高血压患者食用。食用金橘蜜饯能开胃，饮金橘汁能生津止渴，加萝卜汁、梨汁饮用可治疗咳嗽。

生姜

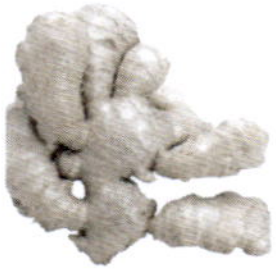

味辛性温。具有健胃、止痛、发汗、解热的作用。姜的挥发油能增强胃液分泌，帮助消化；吃姜抗衰老的作用比维生素E强很多，老年人常吃生姜可除“老年斑”。生姜还具有解毒杀菌、防癌抗癌的作用。

大蒜

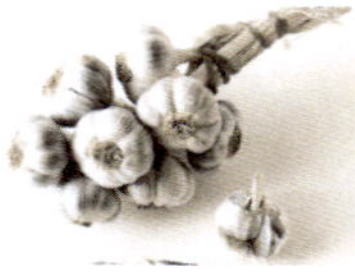

蒜素具有强烈的杀菌能力，促进糖类的新陈代谢以提供能量、消除疲劳。大蒜中还含有甘露醇素，能促进新陈代谢与血液循环。还能抗氧化、提升免疫力，其中锗和硒等元素具有很强的抗癌作用。

菊花

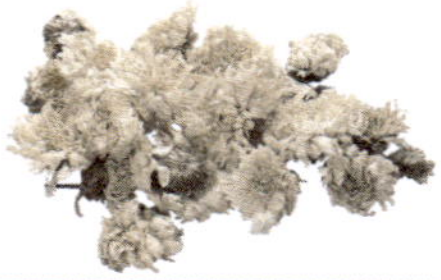

味辛苦，性微寒。具有平肝明目、镇痛解热的作用，可治疗风热感冒引起的头痛眩晕、目赤头痛。菊苷有降血压作用，还能扩张冠状动脉，增加血流量，预防冠心病。可制成菊花茶、菊花粥、菊花酒食用。

茴香

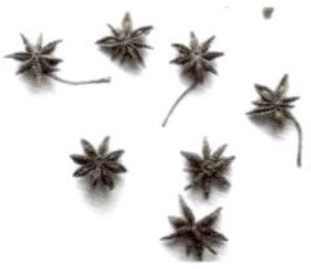

有温阳散寒，理气止痛的功效，还能调节胃肠蠕动，有助于消除腹胀，还能缓解痉挛，减轻肠胃疼痛。其中的茴香醚是有效的抗菌成分，茴香烯能促进骨髓细胞成熟，提高血液中白细胞数量，用于治疗白细胞减少症。

陈皮

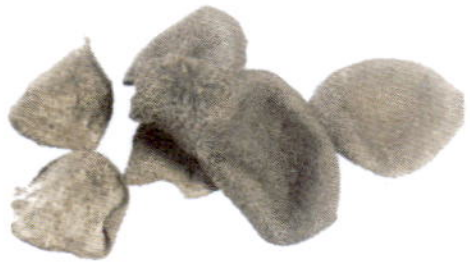

即陈放很久的橘子皮，性温味辛苦，有理气健脾的作用，对胃肠道有温和的刺激作用，有助于排出体内积气，增进人的食欲，可用来调中理气、燥湿化痰、降逆止呕，治疗脾胃气滞、消化不良、腹胀腹痛等。

茉莉花

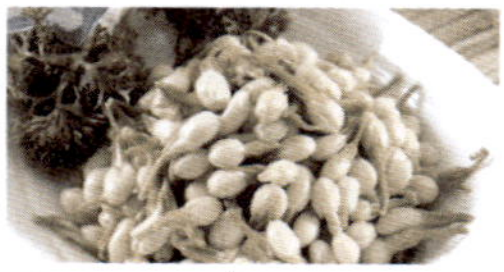

有消炎解毒的作用。有“去寒邪、助理郁”的效果，是春季饮茶之上品。常饮茉莉花茶，能清肝明目、生津止渴、通便利水、益气力、降血压、抗癌、抗衰老，使人延年益寿、身心健康。

水萝卜

性凉、味辛甘。营养丰富，吃法多样，可以凉拌、炒菜、煲汤等。能促进胃肠蠕动，消除积滞、化痰清热、下气宽中。常吃萝卜能缓解血脂、动脉硬化、稳定血压，预防预防冠心病、胆石症等疾病。

芒果

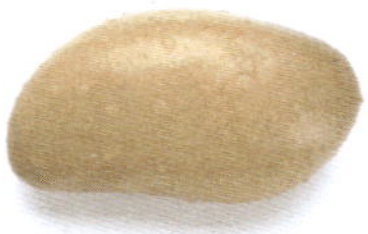

性凉，味甘酸；有益胃止呕，解渴利尿的功效。可治疗口渴咽干、食欲不振、消化不良、晕眩呕吐、嗓音嘶哑、多痰咳嗽等病症。生吃能治疗小便不利；水煎代茶饮用能治疗慢性咽喉炎。

槟榔

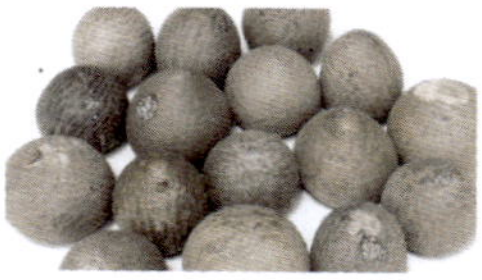

味辛性温。有杀虫、破积下气、行水治痛风的功效，是“四大南药”之一。果实营养丰富，包括脂肪、槟榔油、生物碱等。能下气、消食、祛痰、利尿，能治疗食积气滞、脘腹胀痛、水肿、疟疾等病症。

气滞型体质的养生食谱

陈皮话梅鸡

材料：鸡腿 90 克，酸梅 5 克，话梅 5 克，甘草 1 克，陈皮丝 2 克，米酒等。

做法：（1）鸡腿腌渍，入油锅炸至金黄色；八角、陈皮丝、甘草放入棉布袋；将调味料烹煮成汤汁。

（2）准备一个蒸碗，放入鸡腿、酸梅、话梅、冰糖、汤汁、棉布袋，加水至九分满，盖上保鲜膜放入蒸笼蒸 45 分钟即可食用。

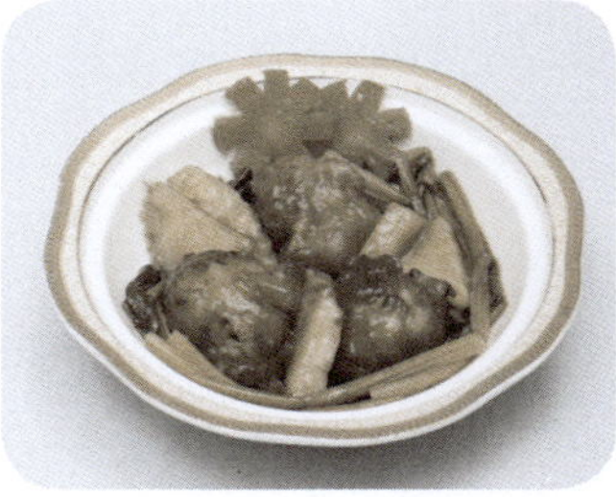

[营养透视——菜花]

维生素			
A(微克)	5	B_1(毫克)	0.06
B_2(毫克)	0.08	B_6(毫克)	0.23
C(毫克)	88	E(毫克)	0.2
K(微克)	17	胡萝卜素(毫克)	0.08
叶酸(微克)	94	泛酸(毫克)	1.3
烟酸(毫克)	0.7	烟酸(毫克)	0.86
三大营养素			
蛋白质(克)	2.1	脂肪(克)	0.4
碳水化合物(克)	3.8		
矿物质			
钙(毫克)	41	铁(毫克)	0.8
磷(毫克)	57	钾(毫克)	316
钠(毫克)	30.3	镁(毫克)	18
锌(毫克)	0.2	硒(微克)	0.73
铜(毫克)	0.05		

糖醋肉丸子

材料：猪肉馅 200 克，菠萝 1 个，菠菜 50 克，洋葱 30 克，陈皮 10 克，乌梅汁、藕粉、番茄酱等。

做法：（1）陈皮洗净、泡软后沥干，备用。

（2）将菠萝、洋葱等分别切块，稍汆烫备用。

（3）猪绞肉与盐、胡椒粉等调匀；将猪绞肉捏成丸子状炸熟，再将各种调味料煮熟，铺在菠菜上即可。

陈皮丝里脊肉

材料：猪里脊肉 60 克，陈皮 5 克，葱 5 克，辣椒 2 克，米酒等。

做法：（1）将所需的材料均洗净，按需要剁成块。淀粉加水调匀；陈皮用温水泡 10 分钟，切丝。

（2）猪肉丝加入米酒，用淀粉、油搅匀；起油锅，转中火，放入猪肉丝拌炒略熟，加入冰糖、陈皮丝炒匀，勾薄芡。

（3）起锅前撒入葱丝、辣椒丝即成。

泡椒萝卜

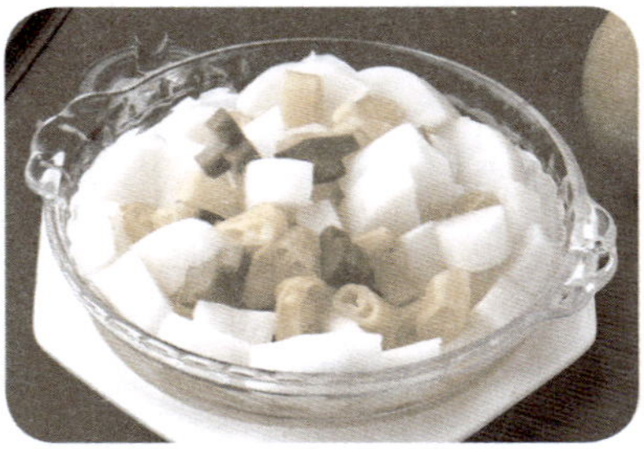

材料：白萝卜500克，胡萝卜、泡椒、醋、香油、白糖等。

做法：（1）白萝卜去皮洗净，切成小厚块。胡萝卜去皮洗净切块。

（2）将萝卜块放入小盆中，加入少许盐腌至入味，控出水分。

（3）将泡椒和泡椒水倒入小盆，加入醋、白糖拌匀，放入冰箱里冷藏数小时，食用时淋入香油即可。

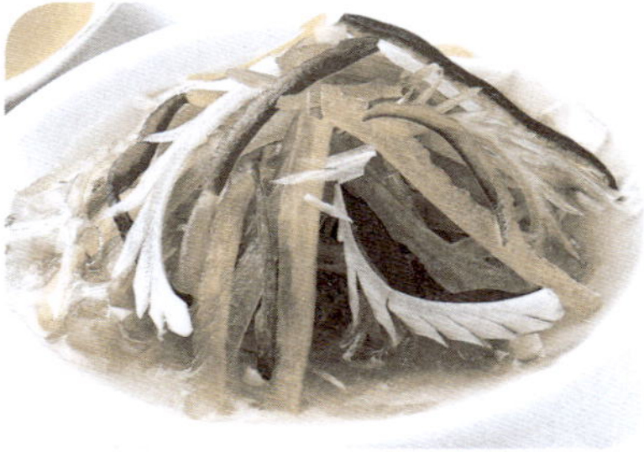

三丝冰凉瓜

材料：佛手瓜300克，洋葱半个，红辣椒1个，醋、料酒等。

做法：（1）佛手瓜去皮洗净切丝，洋葱去干皮洗净切丝，红辣椒去子去蒂并洗净切丝。

（2）水锅置火上烧沸，放入佛手瓜、红辣椒焯一下，捞出过凉水，沥干。

（3）将佛手瓜、洋葱、辣椒丝放入小盆中，加入调味料拌匀，将冰块放入盘中，倒入调拌好的佛手瓜即可。

西兰萝卜丝

材料：西兰花200克，白萝卜200克，尖椒、酱油、鸡精等。

做法：（1）西兰花洗净，掰成小朵，放入开水中焯熟，捞出加盐、鸡精、醋腌至入味。

（2）白萝卜去皮洗净切丝，尖椒洗净切碎。

（3）油锅置上烧热，放入尖椒爆香，加入白萝卜翻炒数下，加入酱油、盐继续翻炒至熟，盛在西兰花上即可。

[营养透视——黄花菜]

维生素			
A（微克）	307	B_1（毫克）	0.05
B_2（毫克）	0.21	B_6（毫克）	0.09
C（毫克）	10	E（毫克）	4.92
K（微克）	35	胡萝卜素（毫克）	0.03
胡萝卜素（毫克）	1.84	叶酸（微克）	36
泛酸（毫克）	0.4	烟酸（毫克）	3.1
三大营养素			
蛋白质（克）	19.4	脂肪（克）	1.4
碳水化合物（克）	27.2		
矿物质			
钙（毫克）	301	铁（毫克）	8.1
磷（毫克）	216	钾（毫克）	380
钠（毫克）	59.2	镁（毫克）	85
锌（毫克）	3.99	硒（微克）	4.22
铜（毫克）	0.37		

干红醉雪梨

材料：雪梨4个，干红葡萄酒350克，冰块适量。

做法：（1）雪梨洗净，去皮，切片。

（2）将雪梨片放入碗中，加入干红葡萄酒、冰块浸泡半小时。

（3）还可放入冰箱冷藏数小时，口感更好。

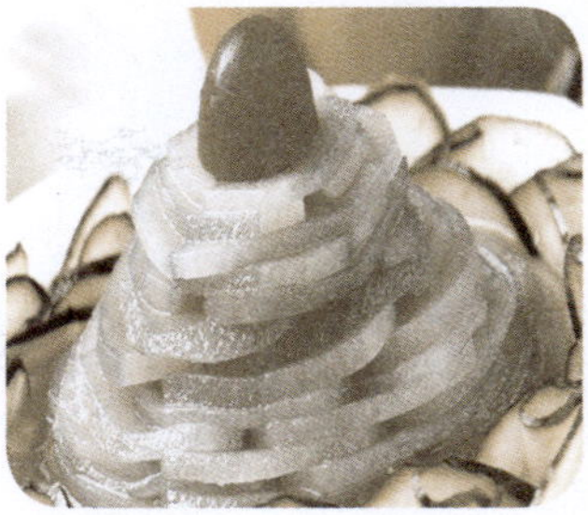

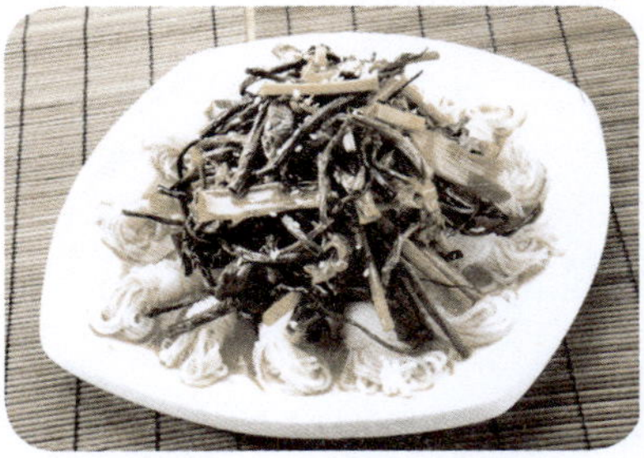

葱烧茶树菇

材料：干茶树菇200克，粉丝、葱、料酒等各适量。

做法：（1）茶树菇放温水中泡5分钟，洗净；葱洗净切段。

（2）粉丝放温水中泡发，放入开水煮熟，捞出控水，加入调味料拌匀，放在盘底。

（3）油锅置上烧热，放入茶树菇翻炒数下，加入料酒、酱油翻炒至熟，再放盐、鸡精、葱段翻炒数下即可出锅，盛放在调好的粉丝上即可。

芹菜拌笋片

材料：芹菜梗200克，笋1棵，蒜4瓣，红辣椒2个，醋、香油等各适量。

做法：（1）芹菜斜切成片；笋切成片；蒜切成末；辣椒剁碎。

（2）将芹菜放入沸水焯熟，捞出沥水，晾凉摆入盘中，再将笋均匀地摆在上面。

（3）取一只小碗，将适量的蒜末、辣椒碎、盐、醋、味精、香油倒入其中，搅拌均匀，调成味汁，均匀地淋入盘中即可。

[营养透视——青椒]

维生素			
A（微克）	103	B_1（毫克）	0.043
B_2（毫克）	0.03	B_6（毫克）	0.19
C（毫克）	10	E（毫克）	0.8
K（微克）	20	胡萝卜素（毫克）	0.62
叶酸（微克）	0.26	泛酸（毫克）	0.3
烟酸（毫克）	0.6		
三大营养素			
蛋白质（克）	0.7	脂肪（克）	0.2
碳水化合物（克）	3		
矿物质			
钙（毫克）	21	铁（毫克）	0.5
磷（毫克）	20	钾（毫克）	300
钠（毫克）	6	镁（毫克）	12
锌（毫克）	0.1	硒（微克）	0.38
铜（毫克）	0.09		

银耳西兰花

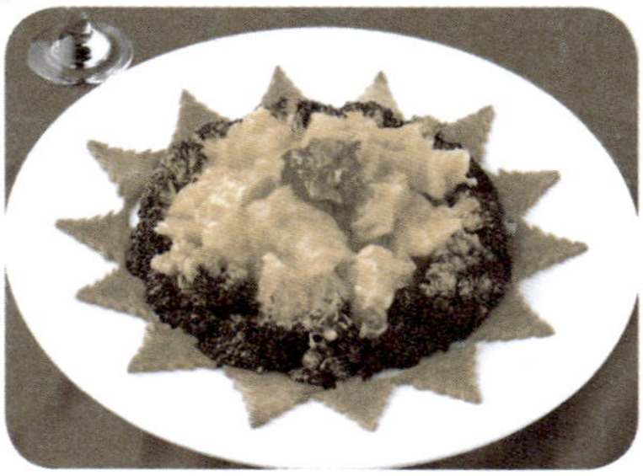

材料：西兰花 200 克，银耳半碗，葱 1 棵，醋、酱油、香油等各适量。

做法：（1）西兰花切小块；木耳入水泡发；葱切葱花。

（2）将适量的油倒入锅中，烧热后放西兰花和盐、五香粉、酱油，炒熟后摆入盘中。

（3）将银耳放入锅中，淋入盐、糖、香油、醋，翻炒几下，倒入盘中即可。

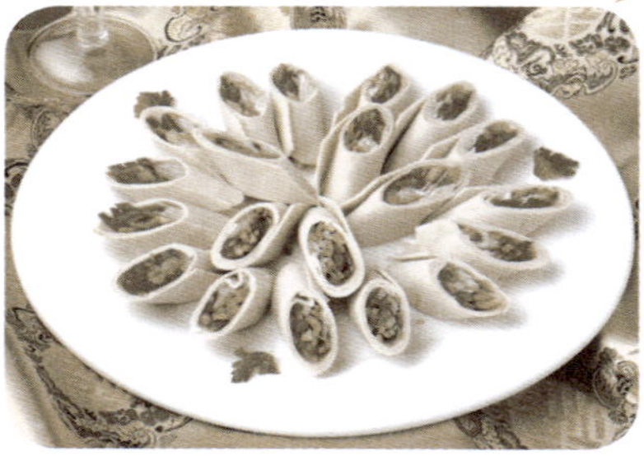

腐皮裹三丝

材料：芹菜 2 棵，胡萝卜 1 根，白萝卜半根，豆腐皮 4 张。

做法：（1）芹菜去叶切丝；胡萝卜、白萝卜均切丝，豆腐皮焯熟捞出。

（2）取 1 只碗，将盐、味精、酱油、醋、香油放入其中，搅拌均匀，制成味汁。

（3）将芹菜、胡萝卜、白萝卜摆入碗中，淋上味汁，拌匀，再摆入豆腐皮中，裹好，切成小段，摆入盘中即可。

鲫鱼汤

材料：鲫鱼 2 条，人参 1 根，枸杞、香菜、橘皮各适量。

做法：（1）香菜切段；橘皮洗净切丝；鲫鱼剖洗干净。

（2）将鲫鱼、人参和适量的水倒入锅中，大火煮开后转小火，放入枸杞、橘皮，小火炖煮 3 小时。

（3）关火，放盐和香油调味，撒上香菜，即可关火盛出。

[营养透视——洋葱]

维生素			
A（微克）	3	B_1（毫克）	0.03
B_2（毫克）	0.03	B_6（毫克）	0.16
C（毫克）	8	E（毫克）	0.14
生物素（微克）	210	胡萝卜素（毫克）	20
叶酸（微克）	16	泛酸（毫克）	0.19
烟酸（毫克）	0.2	烟酸（毫克）	3.1
三大营养素			
蛋白质（克）	1.1	脂肪（克）	0.2
碳水化合物（克）	8.1		
矿物质			
钙（毫克）	24	铁（毫克）	0.6
磷（毫克）	39	钾（毫克）	138
钠（毫克）	4.4	镁（毫克）	15
锌（毫克）	0.23	硒（微克）	0.92
铜（毫克）	0.05		

枸杞菊花粥

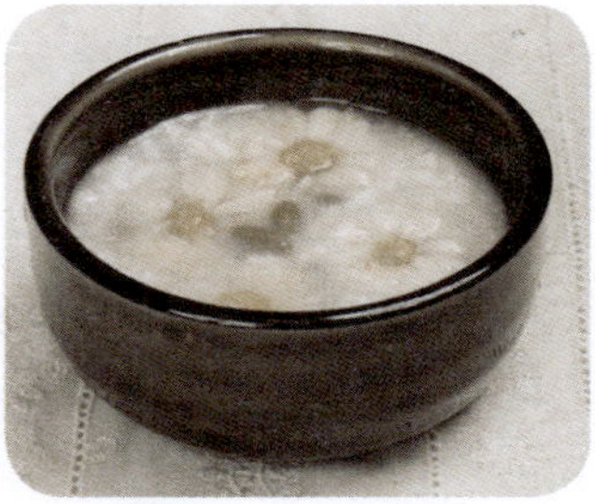

材料：白米 100 克，菊花 5 克，枸杞 20 克，白糖适量。

做法：（1）枸杞、白米分别洗净、泡发，装碗备用。

（2）将沙锅洗净，加适量清水，把备好的枸杞、白米放入沙锅内，再上火煮粥，煮粥时先用大火煮开，再转入小火慢熬。

（3）待白米开花、枸杞煮烂，即粥煮稠时熄火，再放入洗净的菊花，加盖焖 5 分钟后，放入适量白糖，搅拌均匀即成。

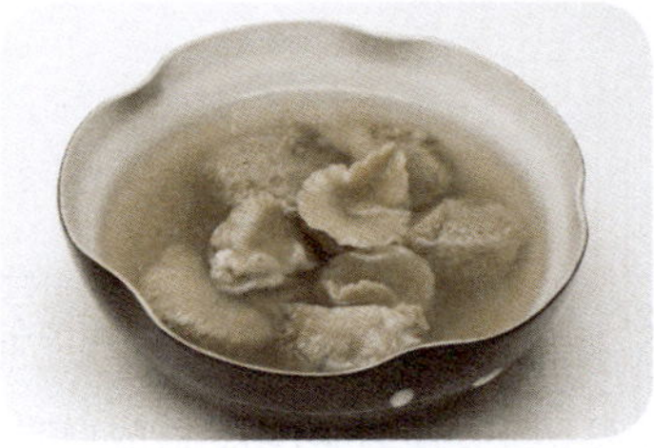

猴头菇螺头汤

材料：螺头 3 个，猴头菇 5 克，桂圆 20 克，瘦肉 100 克，排骨 100 克，淮山 10 克，百合 20 克。

做法：（1）先将猴头菇用水浸泡 20 分钟，挤干水分；瘦肉切片；排骨剁段。螺头加淮山浸泡至软，药材浸泡沥干。

（3）将备好的材料与瘦肉、排骨一起放入煲内煮沸，转文火煲 2 小时，加调味料调味即可。

金针木耳肉片

材料：猪肉片 200 克，青江菜 1 根，金针干 100 克，黑木耳 1 朵。

做法：（1）金针干泡软，黑木耳洗净，泡发至软，切粗丝；青江菜洗净切段。

（2）煮锅中加 1 碗水煮沸后，放入金针、黑木耳、肉片，待肉片将熟，再加入青江菜，加盐调味，待水再沸腾一次即成。

[营养透视——芹菜]

维生素			
A(微克)	8	B_1(毫克)	0.03
B_2(毫克)	0.04	B_6(毫克)	0.08
C(毫克)	6	E(毫克)	0.20
K(微克)	10	胡萝卜素(毫克)	0.11
泛酸(毫克)	0.26	烟酸(毫克)	0.3
叶酸(微克)	29	尼克酸(毫克)	0.3
三大营养素			
蛋白质(克)	2.2	脂肪(克)	0.3
碳水化合物(克)	1.9		
矿物质			
钙(毫克)	160	铁(毫克)	8.5
磷(毫克)	61	钾(毫克)	163
钠(毫克)	328	镁(毫克)	31.2
锌(毫克)	0.10	硒(微克)	0.57
铜(毫克)	0.09		

干贝绿花椰菜

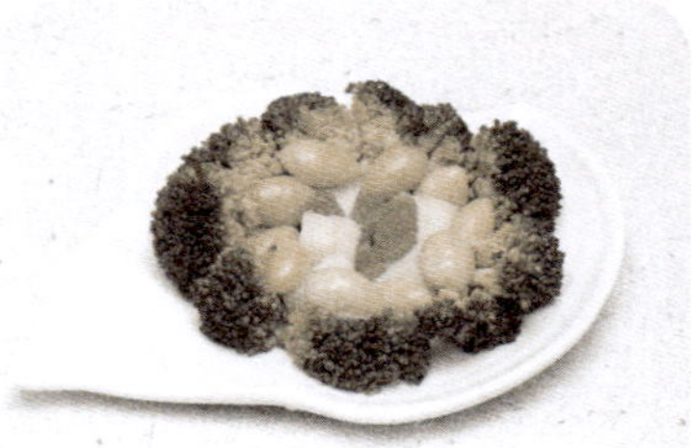

材料：绿花椰菜 300 克，新鲜干贝 6 两，白果 100 克，葱、姜、蒜等适量。

做法：（1）将绿花椰菜、干贝及白果以水洗净（不需泡水）。

（2）先将绿花椰菜入水氽烫，再把葱、姜、蒜片下油锅中爆香，新鲜干贝、白果加入一起炒，待熟后，以绿花椰菜为盘边缀饰，调味即可。

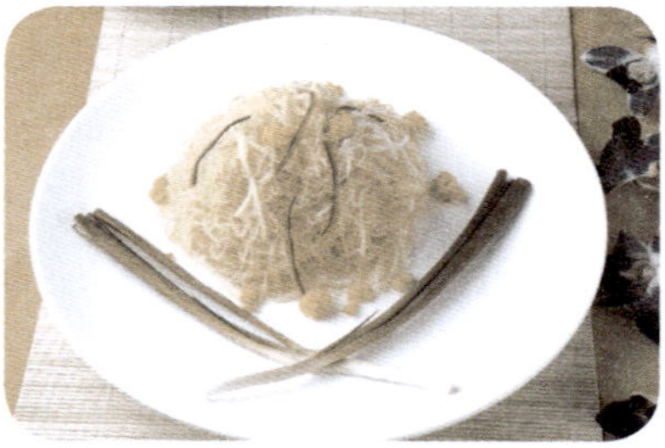

炝拌土豆丝

材料：土豆 2 个，青椒、红椒各 1 个，糖、醋、蒜末等适量。

做法：（1）将土豆洗净切丝，过冷水；青椒、红椒洗净切丝。

（2）土豆丝、青椒、红椒在沸水中焯熟，捞出控干。

（3）用热油将大料爆出香味，淋在土豆丝上，加适量盐、味精、糖、醋，搅拌均匀，撒上蒜末即可。

[营养透视——荠菜]

维生素			
A(微克)	242	C(毫克)	51
E(毫克)	2.06	胡萝卜素(毫克)	1450
硫胺素(微克)	0.05	核黄素(毫克)	0.1
尼克酸(毫克)	0.7	胡萝卜素(毫克)	0.03
胡萝卜素(毫克)	1.84	叶酸(微克)	36
泛酸(毫克)	0.4	烟酸(毫克)	3.1
三大营养素			
蛋白质(克)	2.5	脂肪(克)	0.4
碳水化合物(克)	3.6		
矿物质			
钙(毫克)	80	铁(毫克)	1.5
磷(毫克)	40	钾(毫克)	210
钠(毫克)	38.9	镁(毫克)	23
锌(毫克)	0.5	硒(微克)	0.28
铜(毫克)	0.06	锰(毫克)	0.33

金橘甜绿茶

材料：金橘 50 克，枸杞 10 克，绿茶 1 小包，冰糖 1 小匙。

做法：（1）枸杞洗净，用水泡软；金橘洗净，一起放入果汁机中，加入冷开水 500 毫升，搅拌成泥。

（2）再倒入锅中，用小火煮滚，放入冰糖，煮至溶化后熄火。

（3）在杯中放入绿茶茶包，冲入做法（2）的汤汁，约 3 分钟后，取出茶包，搅拌均匀，即可饮用。

十香小萝卜

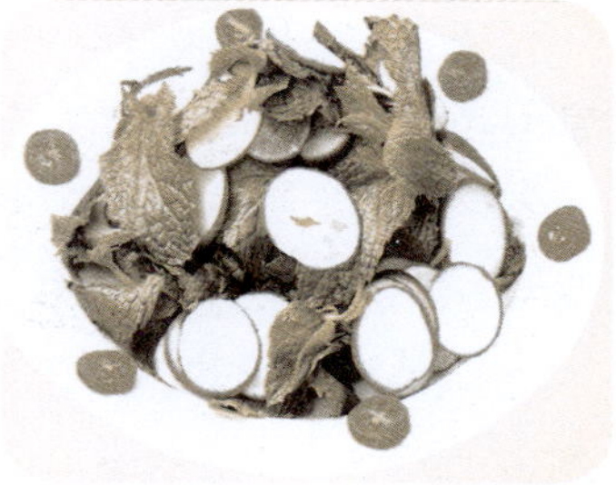

材料：小萝卜 200 克，罗勒 100 克，香油、蒜汁各适量。

做法：（1）将小萝卜洗净切薄片，罗勒去枯叶洗净。

（2）将萝卜和罗勒放入沸水中焯两分钟，捞出控干水分，放在盘子里。

（3）把盐、味精、香油放入碗内调成味汁，浇在上面搅拌均匀，最后将蒜汁洒在上面即可。

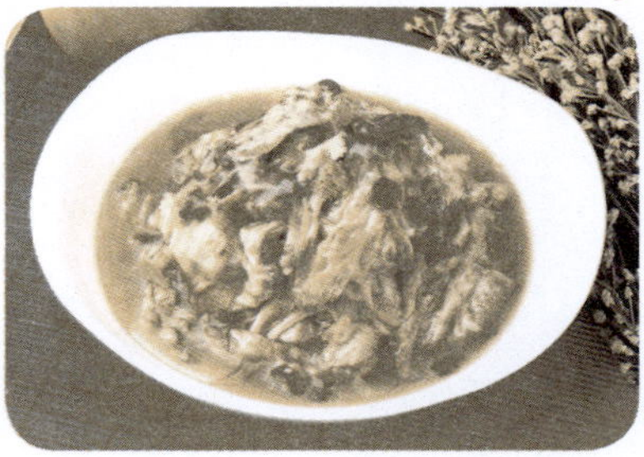

辣白菜

材料：白菜 200 克，红辣椒 50 克，香菜少许，麻油、辣椒粉、糖、醋等各适量。

做法：（1）将白菜叶撕成长条，洗净，控干水分。

（2）红辣椒洗净切小段，放入沸水中焯一下，捞出沥干。

（3）取适量盐放入碗内，用开水将盐化开，加入适量冷水，将白菜叶放入浸泡。

（4）白菜取出挤干，将辣椒、麻油和辣椒粉烧滚，淋在上面，撒上香菜即可。

蛋丝拌萝卜

材料：鸡蛋 3 个，白萝卜 200 克，青红椒各 1 个，花椒、淀粉等。

做法：（1）白萝卜去皮洗净切丝，青红椒去子去蒂并洗净切丝。

（2）鸡蛋打入碗中，加入少许盐搅匀，淀粉勾兑成汁，加入蛋液搅匀。油锅置上烧热，放入蛋液糊煎成饼，晾凉切丝。

（3）油锅置上烧热，放入花椒爆香，捞出花椒，放入萝卜丝、青红椒及调味料炒匀，最后撒上煎好的蛋丝即可。

[营养透视——柠檬]

维生素			
A（微克）	4	B_1（毫克）	0.05
B_2（毫克）	0.02	B_6（毫克）	0.08
C（毫克）	40	E（毫克）	1.14
生物素（微克）	37	P（微克）	560
胡萝卜素（毫克）	0.13	叶酸（微克）	31
泛酸（毫克）	0.2	烟酸（毫克）	0.6
三大营养素			
蛋白质（克）	1.1	脂肪（克）	1.2
碳水化合物（克）	4.9		
矿物质			
钙（毫克）	101	铁（毫克）	0.8
磷（毫克）	22	钾（毫克）	209
钠（毫克）	1.1	镁（毫克）	37
锌（毫克）	0.65	硒（微克）	0.5
铜（毫克）	0.14		

小萝卜拌木耳

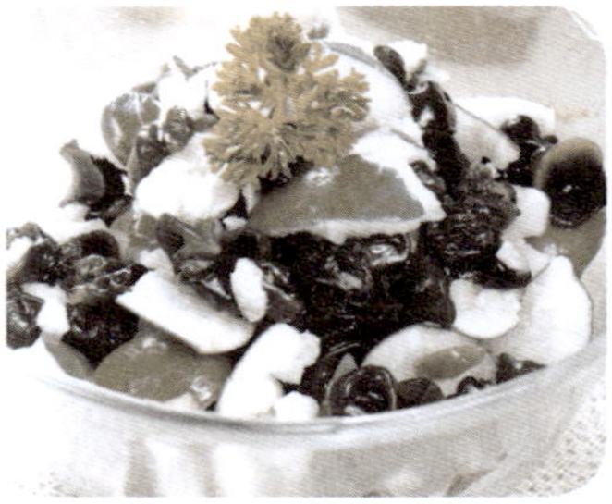

材料：红萝卜 200 克，木耳 200 克，醋、香油等各适量。

做法：（1）红萝卜洗净切成不规则块；木耳泡发，去蒂洗净，撕片。

（2）水锅置上烧热，放入木耳焯一下，立刻捞出过凉，然后沥干。

（3）将红萝卜块、木耳放入小盆中，加入调味料拌匀即可。

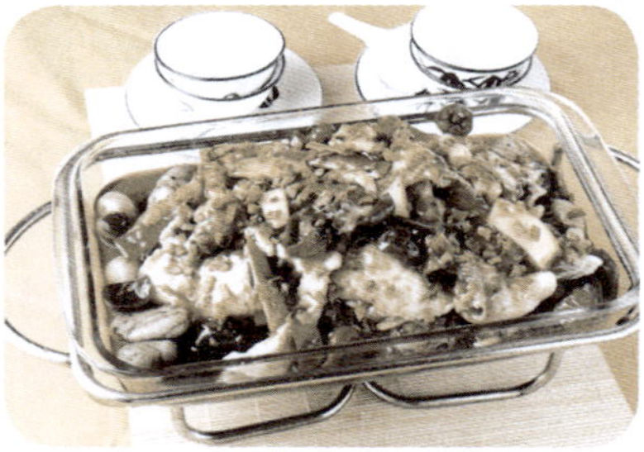

剁椒鱼

材料：鲤鱼 1 条，剁椒 1 小碗，蚝油、白醋、葱姜等各适量。

做法：（1）葱切段，姜切片，剁椒剁碎。

（2）将鱼洗净，用蚝油在鱼身上均匀涂抹，然后用料酒、盐、醋将鱼腌渍半小时。

（3）在碗中摆上葱、姜，将鱼放在上面，在上面撒上剁椒，上笼蒸大约 15 分钟。鱼蒸好后，撒上一层葱花。

（4）锅中放少许油烧热，淋在鱼上即可。

凉拌包菜丝

材料：包菜 200 克，香菜 1 根，红椒 1 个，蒜等。

做法：（1）包菜、红椒均切丝；香菜切段；蒜捣成蒜泥。

（2）取 1 只碗，将蒜泥、盐、味精、酱油、醋、香油倒入碗中，搅拌均匀，调成味汁。

（3）将包菜、红椒放入盘中，淋上调好的味汁，撒上青菜，即可食用。

[营养透视——菠萝]

维生素			
A（微克）	33	B_1（毫克）	0.08
B_2（毫克）	0.02	B_6（毫克）	0.08
C（毫克）	24	生物素（微克）	51
胡萝卜素（毫克）	0.08	叶酸（微克）	11
泛酸（毫克）	0.28	烟酸（毫克）	0.2
泛酸（毫克）	0.4	烟酸（毫克）	3.1
三大营养素			
蛋白质（克）	0.4	脂肪（克）	0.3
碳水化合物（克）	9		
矿物质			
钙（毫克）	18	铁（毫克）	0.5
磷（毫克）	28	钾（毫克）	147
钠（毫克）	0.8	镁（毫克）	8
锌（毫克）	0.14	硒（微克）	0.24
铜（毫克）	0.07		

芳香花茶最宜行气

茉莉花茶

茉莉花能“理气开郁、辟秽和中”，情绪紧张的人不妨来一杯茉莉花茶，浓郁的香气能使人神经松弛，在获得味道享受的同时，也有助于恢复情绪平静。

冲泡方法：在温热的茶壶中放入适量茉莉花茶，注入 80 ~ 90℃的热水，浸泡约 1 分半钟后倒入茶杯即可饮用。两泡后浸泡的时间要稍长一些。也可直接在杯中放入茶叶和热水，简单方便。

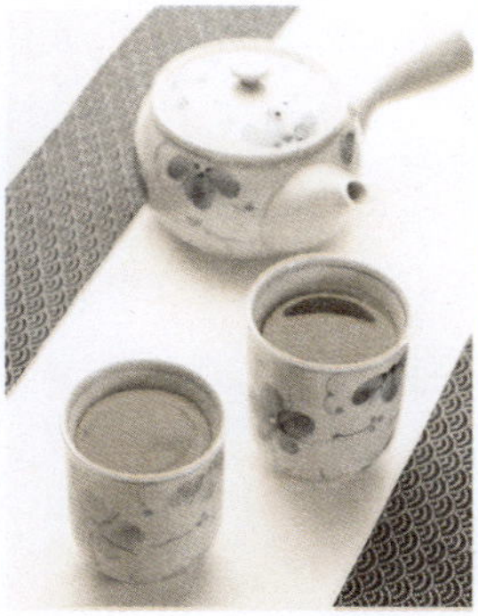

额外推荐

薄荷茶

散发清凉感的香气成分可养肝促“气”行。焦躁忧郁时饮用可降燥提气。

冲泡方法：在茶壶中放入适量鲜薄荷或风干的薄荷，注入热水浸泡 3~4 分钟后即可饮用。加入绿茶或其他养生植物味道也很好。

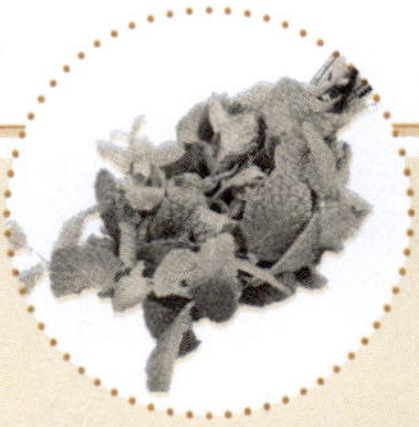

薄荷 薄荷的杀菌抗菌作用极强，饮用薄荷茶可以预防口腔疾病和口臭。拿泡过茶的叶片敷在眼睛上，能非常有效的解除眼部疲劳。

薰衣草茶

薰衣草茶香气浓郁，可舒缓神经紧张，冲泡时少量即可。

冲泡方法：1 人份合 1 小茶勺 / 杯，约 80℃的热水冲泡。放松下来，开始享受令身心愉悦的芳香吧。

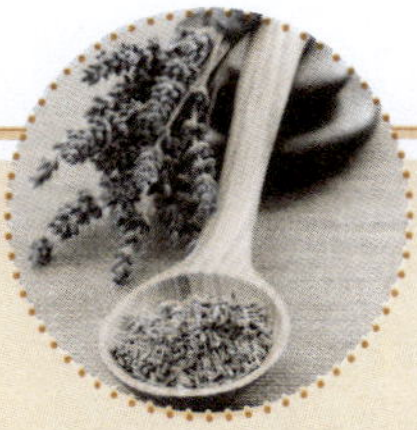

薰衣草 泡茶能改善神经性偏头痛、高血压、月经不调、消化不良、失眠等症。加热水蒸脸，能均衡油脂分泌，改善皮肤；用来沐浴能活血通络。

大麦茶

大麦茶是用大麦炒制而成的，有一股浓浓的麦香，不仅能开胃助消化，还有瘦身减肥的功效。

冲泡方法：取 1 包茶，用热水冲泡 2~3 分钟就可以享用浓郁的大麦香茶了。

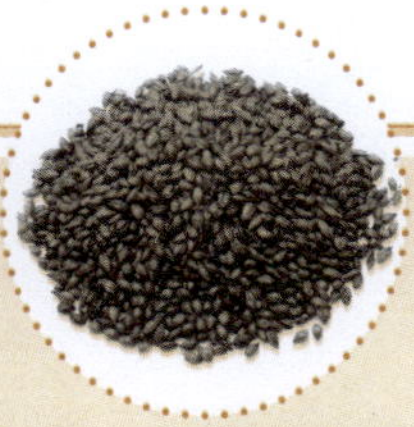

大麦茶 能消温解毒，健脾减肥，清热解暑，还可以去腥膻和油腻，有助消化，润肤乌发。常饮能治疗消化道溃疡，夏季饮用能清暑生津。

036 太极拳，行气健体一举两得

起源于我国唐代的太极拳是一种非常古老的健身方法，已经有几百年的历史了。"拳名太极，实无极自然之运行，阴阳自然之开合也"——太极拳，顾名思义，是源于太极的阴阳相合、阴阳相生，与中国医学的阴阳学说有着密不可分的联系。

太极拳的重点就在于"养身"，即自我调理，舒筋活血，开穴顺气，使人体处于一种经络顺畅的状态。经常练练太极拳不仅能健身，配合音乐的韵律，还体现出其轻灵圆活、松柔慢匀、开合有序、刚柔相济，如"行云流水，连绵不断"的意境。

太极应该怎么练

太极拳法有"掤、捋、挤、按、采、挒、肘、靠、进、退、顾、盼、定"等基本动作。练拳时要求静心用意，呼吸自然，动作徐缓舒畅，行云流水。同时，太极拳也被称为"内家功"，最重视的就是练气，即修炼人体自身的精神力量，对行气养神大有裨益。

练太极拳的姿势要求

头：要正，不能歪斜，眼睛平视，轻闭嘴唇，舌抵上颚；
颈：自然竖直，不能紧张，要转动灵活；
肩：平正松沉，上耸、前扣或后张都是错误的；
肘：自然弯曲沉坠，不要太僵直或过分上扬；
腕：下沉"塌腕"，不可松软下垂，要劲力贯注；
胸：舒松微含，不可过于外挺或内缩；
背：称为"拔背"，即舒展伸拔，不可弓腰驼背；
腰：向下松沉，不可前弓或后挺，也要灵活旋转；
脊：中正竖直，保持上身的端正自然；
臀：称为"敛臀"，即稍稍向内收敛，不可外突；
胯：松正含缩，要劲力贯注下肢，不能外突扭拧；
腿：稳健扎实，转旋轻灵，移动平稳，膝部松活自然，脚掌虚实分清。

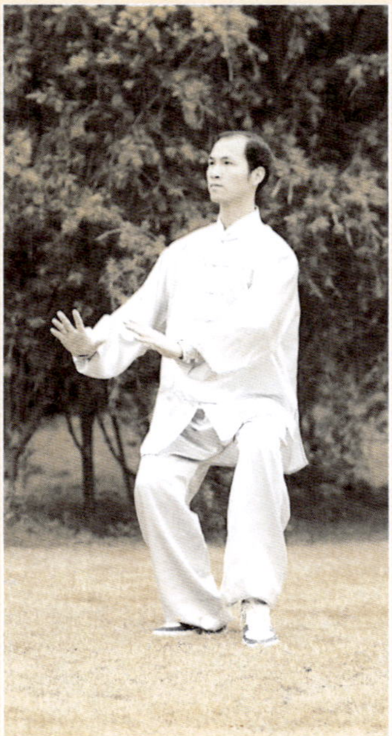

太极拳的6大保健功效

（1）有助于稳定血压

太极拳是一种中低强度运动，能有效地提高心血管系统的机能。练习太极拳之后，人的血压会得到改善，主要表现是舒张压下降，能很好地改善心肌的供血。这对冠心病患者很有意义，对高血压患者更具有良好的保健作用。

（2）降血脂、降血糖

高血脂和高血糖已经成为了我们生活中的常见病，不仅发生在老年人身上，也开始越来越常见于年轻人。经过研究发现，常年坚持练习太极拳运，不仅能调节脂类代谢，降低血脂，还能降低血糖，使我们远离糖尿病的危险。

（3）强健心脏，促进血液循环

太极拳中很多动作对气息的要求是“气沉丹田”，这种呼吸方法能促进血液回流，增强心肌营养，是对身体的一种良性刺激。这种刺激能促进心肌的功能，从而增强心脏的收缩力，有利于血液循环。

（4）预防老年性骨质疏松症

人进入中年以后，骨密度逐渐下降，更年期后尤其明显。太极拳刚柔相济、舒张灵活的动作能对骨骼肌形成良好的刺激，显著改善肌肉力量及柔韧性；能有效地调节骨钙、血钙平衡，减慢骨内矿物质的自然流失速度。

（5）维持神经系统健康

太极拳练习要求“心静”，并且讲究“用意”，即注意力集中，这些都是对大脑活动的良好训练。从动作上来说，练习时要求全身上下整体协调，需要大脑对身体良好的支配和平衡能力，这对神经系统是有益的刺激。

（6）改善消化功能

提高神经系统的活动能力还能预防植物神经紊乱而引起的消化系统疾病，比如胃神经官能症等。此外，适度的运动会消耗能量，引起饥饿感，因此能够改善食欲，促进消化，并且有预防便秘的作用。

由此可见，常练习太极拳，不仅能行气通络、养心安神，还能改善体质、强身健体，具有延年益寿的功效。

037 小测试：看看你是气滞型体质吗?

1. 别人有意无意说一句什么话，你会以为是说你的吗?　　○是；○否

2. 别人说了什么对你不利的话，当时你会很激动、甚至冲动地也对他说什么狠话吗?　　○是；○否

3. 你经常觉得胸闷或者腹胀吗?　　○是；○否

4. 你总是觉得嗓子里有异物，不得不经常咳一咳吗?　　○是；○否

5. 仔细照一下镜子，你的脸色与别人相比发青吗?　　○是；○否

6. 你是不是整晚整晚地做梦并且多数时候梦境是不好的呢?　　○是；○否

7. 你对药物或者花粉，是不是比较容易过敏?　　○是；○否

8. 你是否有胃病?　　○是；○否

9. 在别人眼里，你是一个内向的人吗?　　○是；○否

10. 你觉得自己跟大家相处的怎么样?　　○很好；○不怎么好

11. 你经常深呼吸，否则就会觉得憋闷、不舒服吗?　　○是；○否

12. 你是不是很爱哭?　　○是；○否

13. 月经期间，你会觉得乳房胀痛吗?　　○是；○否

14. 平常稍微劳累或者受凉，你会不会有腰腹胀痛的感觉?　　○是；○否

15. 你喜欢参加公共活动吗?　　○是；○否

16. 你喜欢人多热闹的场合吗?　　○是；○否

17. 你是否有偏头痛的经历?　　○是；○否

18. 你的“大姨妈”是不是经常捣乱，哪一天来总是没个准确日期?　　○是；○否

19. 有没有朋友这样评价你：你是一个性格急躁或者暴躁的人？

◯是；◯否

20. 你有爱吐唾沫的习惯吗？ ◯是；◯否

21. 平常没事的时候，你是不是喜欢一个人待着胡思乱想？ ◯是；◯否

22. 你有没有偶尔胸痛或者肋间胀痛的感觉？ ◯是；◯否

23. 你是一个情绪不稳定的人吗？ ◯是；◯否

24. 没有任何原因，但你就是不像见任何人，是这样吗？ ◯是；◯否

25. 即使没吃东西，你仍然会无缘无故地打饱嗝吗？ ◯是；◯否

26. 你是不是经常胃不舒服，想吐酸水？ ◯是；◯否

27. 你喜欢并且经常吃草莓吗？ ◯是；◯否

28. 有时候，你会不会有自杀的念头？ ◯是；◯否

29. 有没有人这样评价你：钻牛角尖，或固执己见，或自以为是，或者大概类似的意思？ ◯是；◯否

30. 你是类似林黛玉的性格吗？ ◯是；◯否

31. 你宁愿小心翼翼患得患失而不愿意没心没肺被人看成傻瓜吗？

◯是；◯否

以上 31 个问题都是针对气滞体质者设定的，符合你生活习惯的项目越多，说明你越气滞，该调理调理了。如果是针对心情或者社交的问题，你也选择了很多肯定的答案，那你就要警惕自己快要患抑郁症了，赶紧找一些轻松搞笑的电影看一看，没事的时候多跟朋友一起逛逛，别老一个人闲待着胡思乱想，越想越委屈甚至哭泣或者产生自杀的念头。

总之，气滞体质者说严重也严重，说不严重也不严重，大不了就是人际关系不好而已，但时间久了，不但自己和大家都不开心，得胃溃疡是小事，跑去自杀就干系大了。

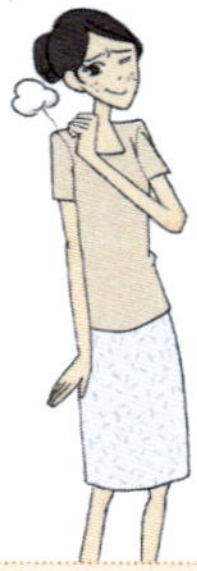

第六章

DILIUZHANG

瘀血型体质

血液是人体里非常重要的一种体液，像河流一样在人体里循环流动，把营养输送到我们的四肢百骸，维持人的生命。然而，有些人却会因为情志或生活习惯等原因，导致身体里血的运行不正常了，不通畅了，就形成了瘀血体质。不难理解，瘀血就是堵塞了，之后，各种瘀滞不通的毛病自然找上门来了。

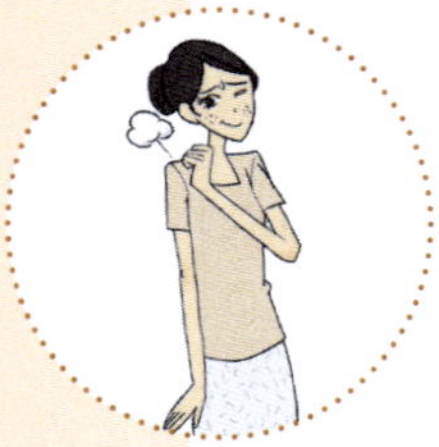

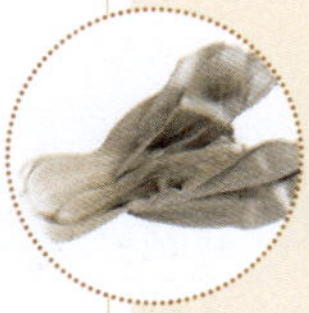

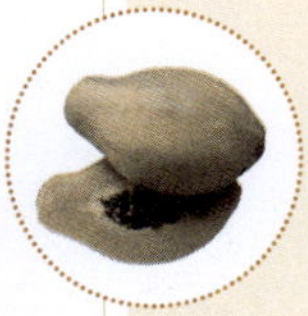

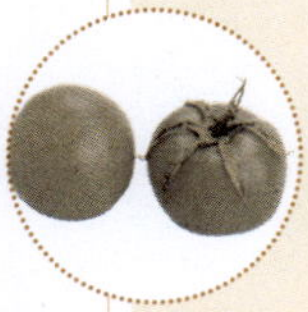

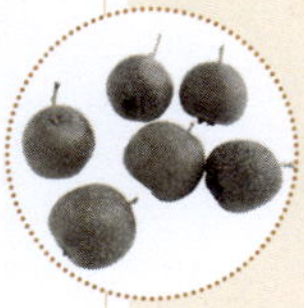

本章看点

- **是什么阻妨碍了“血”的运行?**

  受寒、不好的情绪和不健康的饮食都会导致瘀血。

- **瘀血为什么总是伴随着疼痛?**

  气血瘀滞，“不通则痛”，所以瘀血的人会身体疼痛。

- **瘀血体质的人会得哪些病呢?**

  易患前列腺增生、颈椎病、静脉曲张、高血压等疾病。

- **怎样用饮食调节瘀血体质?**

  多吃有生血活血作用的食物，拒绝肥腻的食物。

- **活血化瘀有什么好方法呢?**

  洗热水澡、做精油按摩能有效地活血化瘀。

038 带来疼痛的瘀血体质

照照镜子，你的面色怎么样，是红润有光泽的还是晦暗无光的？脸上长了很多雀斑色斑吗？你有黑眼圈的烦恼吗？早晨刷牙时会经常牙龈出血吗？有下肢静脉曲张，或者慢性关节痛？有胃部饱胀，心悸的感觉吗？——你想过这样的自己是瘀血型体质吗？

● 被瘀青疼痛困扰的小张

小张刚刚27岁，可是让人一眼看上去觉得她是30多岁的样子。从身体的各个方面来看，她总是有这样那样和她年龄不符的毛病，结果连她自己也觉得比别人老得快。

已经结婚好几年的她虽然很想早点要个孩子，却一直都没有怀孕。去年好不容易有了，本来应该是件高兴的事，她却老是胡思乱想，竟然得了产后抑郁症。生完了孩子，她的状态简直都没办法去工作了，在家休养半年才好转。可是她身体上其他的毛病却还是层出不穷，早上起来刷牙的时候，经常牙龈出血；眼睛一整天都红红的，满是血丝；消化不好，总觉得胃里胀胀的；还会头疼，不停地掉头发……

先说说她的皮肤吧，尽管也和别人一样精心地护理，可是她的皮肤总是很粗糙，颜色也很暗，就像饱经风霜的老人一样。还长出了很多色斑，脸上、脖子上、甚至手上，难看死了，简直跟老年斑一样。

化妆的时候，她很头疼自己的嘴唇和眼圈。她的嘴唇不是常见的粉红的，而是暗的发紫，像刚吃过桑葚，总要涂很多唇膏来掩盖这讨厌的紫红色。不管睡多长时间，她的黑眼圈都不会消失，每次她都要仔仔细细地在眼袋上打上厚厚的一层粉底。

起初，她还不觉得这是什么毛病。可是，渐渐地，她发现自己的身体出了更可怕的情况。有时会头疼，有时洗澡就看到自己身上莫名其妙的瘀青，这一块，那一块的青紫，好像被谁掐过一样。倒是没什么感觉，也不疼不痒的，就是看着怪吓人。有时晚上会身上疼，就像里面绑了一根针扎自己一样，疼得要命。听说癌症会疼，小张紧张的要命，可是去医院检查又没病。

面对这些毛病，小张束手无策，不知道到底是怎么了，她怀疑自己是不是得了什么大病。后来，在大姨的建议下去看了中医，才知道原来自己的这些毛病都是源于瘀血型体质。

你是瘀血型体质吗？

自我舌诊

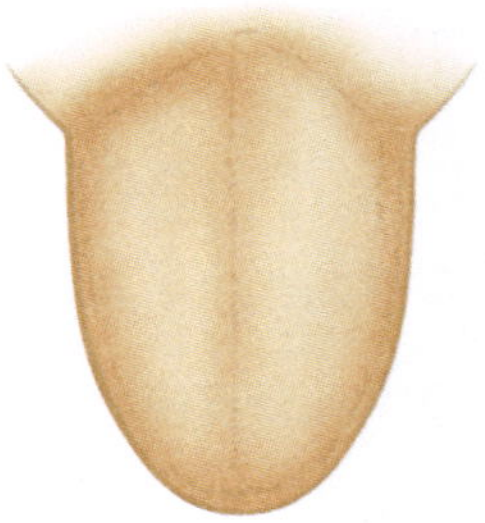

对着镜子，先来看看你的舌头吧，如果你的舌头是下面这个样子的，那你就是瘀血型体质了。

❶ 舌面干燥，舌蕾较粗；

❷ 颜色发暗、紫红，有瘀点或瘀斑；

❸ 舌苔发黄；

❹ 舌底静脉血管变粗，明显可见。

体质特征

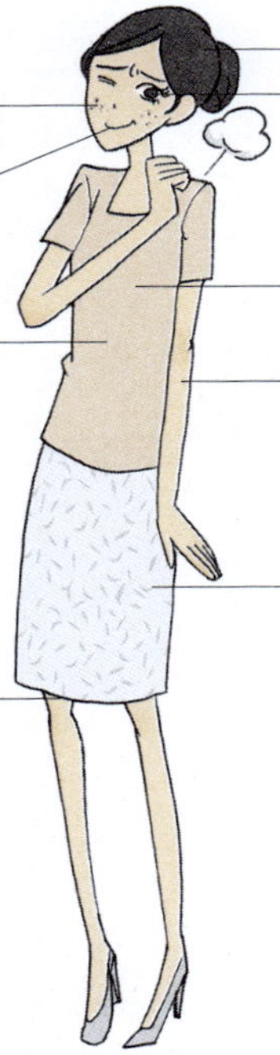

性格特点

是公认的急性子，没有耐心，遇到事情容易烦躁焦虑；
有丢三落四的毛病，健忘，想着的事情一转眼就忘记。

039 寒、滞是瘀血的罪魁祸首

"通则不痛，痛则不通"，瘀血是血在身体里的阻滞。究其原因，不外乎寒邪入侵，情志不遂，或久病体虚、阳气不足，正常流动的血就受到了阻碍，自然会瘀血了。瘀血和疼痛有什么联系呢？寒冷又是怎么引起瘀血的呢？瘀血还有其他原因吗？

"通则不痛，痛则不通"

从中医理论来说，瘀血体质的形成原因可以是因热、因寒、因气、因血。最常见的气滞血瘀就是因气而瘀，"气为血帅"，"血离其气，则血瘀积而不流"，这就导致瘀血的发生了。

为什么会出现流动不通畅的情况呢？中医认为，血液的运行，是在阳气温煦的推动下进行的。若寒邪入血致使寒凝血滞，或情志不遂导致气郁血滞，或津血亏虚导致血结停滞，或久病体虚、阳气不足，也无力推动血液的正常运行，这些都会导致瘀血症，形成瘀血体质。这也是瘀血体质会引起身体疼痛的原因。

为七情所伤易瘀血

瘀血型体质的形成既有外因的作用，也有内因的作用。外因就是风、寒、暑、湿、燥、火等六淫的侵袭；内因可以是五脏六腑运行失常，而湿浊内停、血脉瘀阻。这就要谈到人的七情，即"喜、怒、忧、思、悲、恐、惊"，如果长时间地陷于某种坏情绪中不能解脱，必然会引起体内气血失调，脏腑功能失常，形成瘀血型体质。

多静少动，气滞伴随着瘀血

气血是否充盈，血脉是否通畅，对于人的健康来说是至关重要的。一旦血的运行受阻，瘀血了，身体得不到血的滋养，必然会出这样那样的问题。

血的运行是我们看不见的身体内的暗流，它会随着身体的运动而加快。很多人每天除了睡觉之外，大部分时间都是坐着不动的，这时候身体里血的流动就会减慢，走到某处如果血管受压迫或堵塞，停下来了，这就造成了血液循环不畅。久而久之，形成瘀血体质也就是自然而然的了。

瘀血还跟气滞有关。中医理论中讲："气为血之帅，血为气之母。"气滞和瘀血就像是一对形影不离的好兄弟：气机不畅，行血不力，肯定会瘀血；反之，血的流通不顺畅了，不能载气而行，那也一定会气滞。气滞和瘀血就是这样一种互为因果的关系。因此，也不难理解为什么造成气滞体质的原因大部分也都能引来瘀血。

活血通络的按摩手法

按摩是用各种手法刺激皮肤、肌肉、血管、关节神经等处，使局部的血液循环得到改善，促进新陈代谢，可用来缓解各种疼痛。按摩的功效就是能舒筋通络、活血散瘀。下面介绍几种常用的按摩手法。

❶ **按**：有节奏地按压。

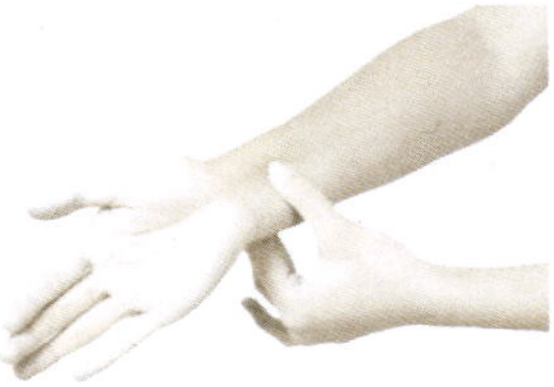

❷ **揉**：在穴位上做旋转动作。

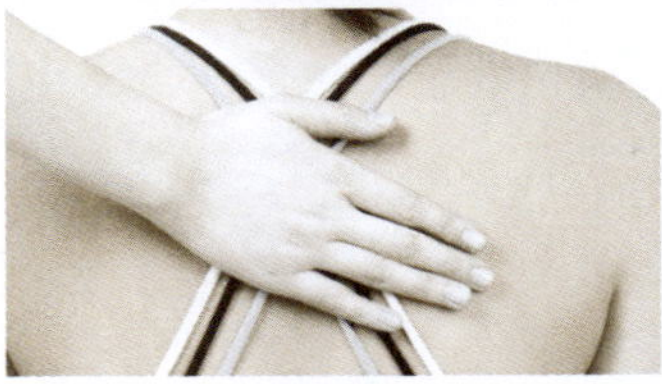

❸ **搓**：用单手或双手搓擦。

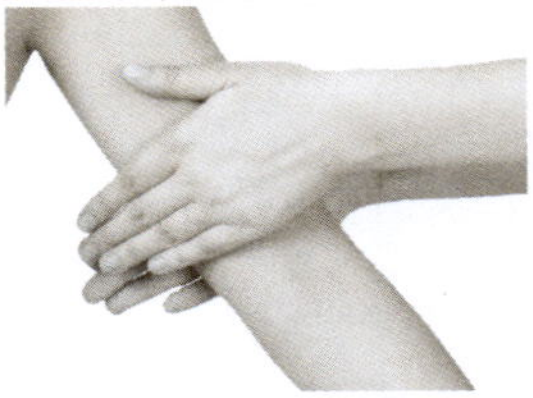

❹ **掐**：用手指使劲压穴位。

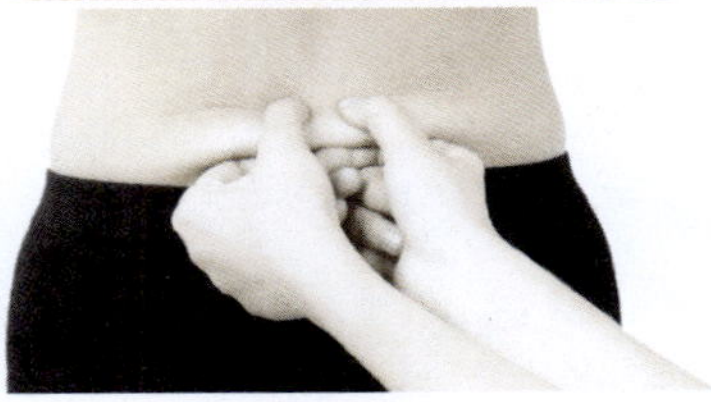

❺ **摩**：在穴位上做柔和的摩擦。

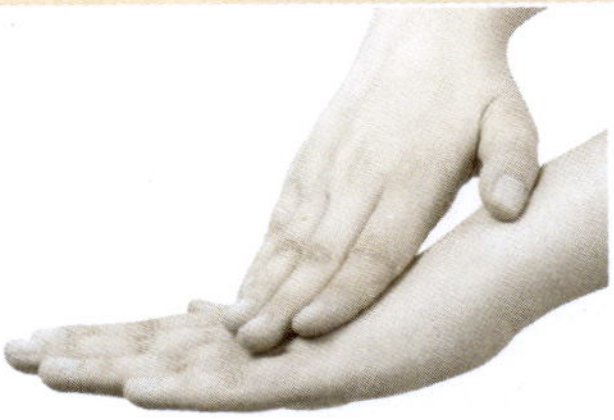

❻ **推**：用力推挤皮肤肌肉。

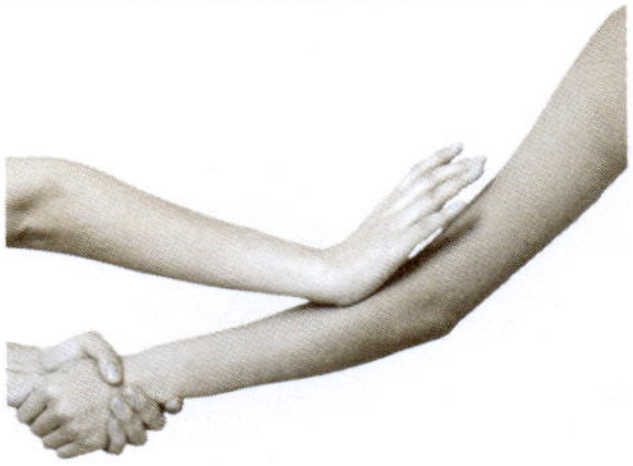

❼ **叩**：用掌或拳叩打肢体。

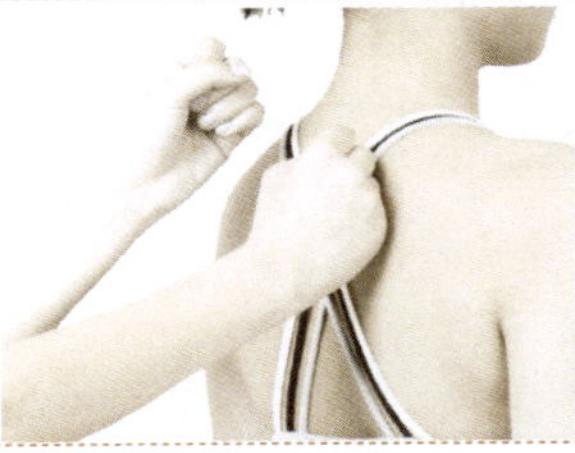

❽ **拿**：用手指提捏或捏揉肌肤。

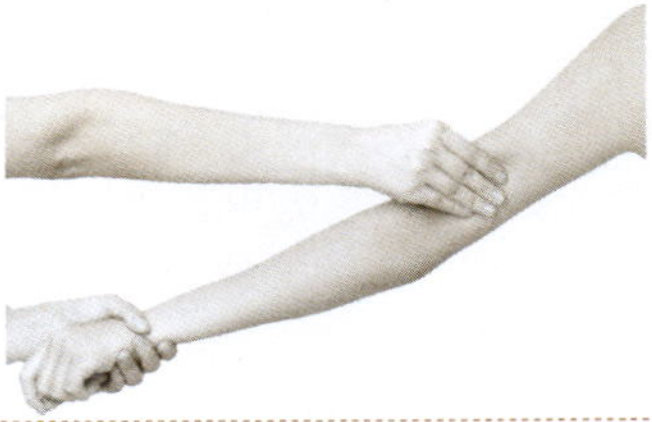

瘀血也是吃出来的

前面我们说过，如果血液黏稠了，不容易流动，就会瘀血。而我们血液的成分、黏稠与否会在很大程度上受到饮食的影响，我们吃进去的东西被消化之后，分解出来的糖、蛋白质、脂肪会直接被吸收，进入血液。

其中的矿物质和盐类等能很好地溶解于血液，相对于它们来说，脂肪就是个顽固不化的“危险分子”。如果我们总是吃高脂肪的食物，血液中的脂肪也会变得丰富。血液本身是个水环境，其中的甘油三酯等脂肪类的物质就像河流中漂浮的藻类一样，不仅会使血液变得更加黏腻，还会到处堆积、阻塞河道，使血管变得狭窄，血液的流动就会因受阻而减慢。这样一来，身体里的血液循环受到了影响，瘀血体质也就会离你不远了。

血冷则滞，受寒自然瘀血

《黄帝内经》中有这样的论述：“血得温而行，遇寒则凝。”中医中所讲的“寒”有“外寒”和“内寒”之分。导致血瘀的寒既可以是六淫之“外寒”，即指环境温度的降低，也可能是“内寒”，比如心、脑血管病很多都是“内寒”所致。

为什么有时人们一觉醒来就会发现瘀青，这可能就是夜里着凉，受了外寒。同样道理，长期居住在寒冷地区的人也容易形成瘀血体质，就是因为寒邪侵入了血脉，寒凝则血滞，就好像水冻成冰块就无法流动一样，血液受冻也会凝结成块，形成瘀血。

血遇寒则凝

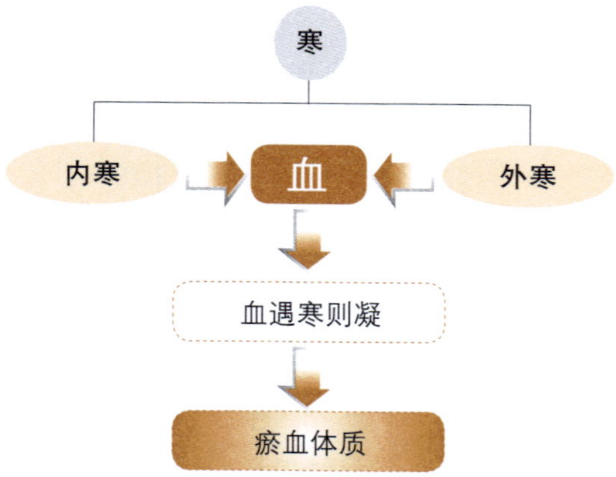

◆ 冷凝蛋白与血液流动　注意

西医的研究为这个理论提供了更可靠的依据。据研究，正常人的血浆中存在着一种冷凝蛋白，它在温度低时会凝结成固体。寒冷的环境中，血液中这种蛋白固体增加，自然黏度升高。脑梗阻、急性心肌梗死等疾病也都和这个原因有关。

瘀血是疼痛的“元凶”

040

瘀血体质会带来腰痛、颈痛等各种身体疼痛，还是长瘀斑和色斑的罪魁祸首。瘀血的人还会受到高血压、静脉曲张之类的典型的循环系统疾病的困扰，瘀血体质的女性则备受痛经的折磨，而男性则在前列腺增生的阴影中苦不堪言。由此可以看出，瘀血带来的痛苦是不容忽视的。

常见疾病食疗速查

（1）瘀血性腰痛

症状：常见的是腰部刺痛，像被锥子扎着一样的疼。这种疼痛会固定出现在某一个部位，用手按压不仅不能缓解，反而会加剧。在腰部活动时或咳嗽时症状会加重。

食疗推荐

【核桃炒韭菜】

核桃仁 50 克、韭菜 150 克。核桃仁稍微用水泡一下，韭菜洗净切段。锅里加芝麻油适量，将核桃仁放入翻炒至变黄，再放入韭菜，翻炒片刻，加盐调味即可。

（2）中风

症状：半身肢体不遂，语言障碍，并伴有颜面、手足麻木，肢体沉重或手指震颤等。轻度病人尚能活动，严重者常卧床不起，丧失生活能力。

食疗推荐

【木瓜煲羊肉】

木瓜 30 克、羊肉 250 克。木瓜洗净去皮切块，加水与羊肉共煮。羊肉烂熟后，加食盐、味精、胡椒粉调味即可。可佐餐用，食肉喝汤。

（3）肩周炎

症状：早期肩关节呈阵发性疼痛，以后逐渐发展为持续性疼痛，并逐渐加重。肩关节可能有广泛压痛，并向颈部及肘部放射，还可出现不同程度的三角肌萎缩。

食疗推荐

【党参枸杞红枣汤】

红枣、枸杞各 12 克、党参 20 克。将党参洗净切成段，红枣、枸杞略浸泡后，将所有的材料放入沙锅中，加水煮沸后煲 10 分钟左右即可。

高血压——最常见的瘀血不通

随着生活水平的提高，人们的饮食质量得到了很大改善，同时工作的忙碌和紧张也给人们带来了前所未有的压力和疲劳，这时候高血压也偷偷地侵袭了人们的身体。据调查，目前我国高血压的发病率已经高达 11.68%，也就是 10 个人中就有一个人患高血压。到底是什么让我们的血压升高的呢？

我们都知道，饮食中摄入脂肪太多、吃得太咸和饮酒过度可能引起高血压。此外，长期处于紧张状态或者过度疲劳也是高血压的诱因。中医将高血压归为“头痛”、“眩晕”、“肝风”的范畴，认为“瘀滞不行，皆能眩晕”。用通俗的说法就是，瘀血体质的人气血受到阻挡，不能通行的时候，就像水坝里的水位一样越积越高，就成了高血压。

合理饮食降血压

俗话说“饮食常留三分饥”。高血压患者要控制食量，每餐不要吃得过饱，这样也有助于控制体重。主食多吃杂粮、粗粮，比如糙米、玉米、荞麦等，对控制血压有很好的效果。蔬菜水果也是必不可少的，海带、菠菜、蘑菇、萝卜、南瓜、马铃薯、苹果、柿子等都是降血压的好食物。还要保持低盐高钙的饮食，不饮浓茶、不喝咖啡，更要严格控制饮酒。

降低血压的小动作

1. **耸肩膀**：两侧肩关节上下前后活动，做环转，一次 2 分钟。

2. **按摩腹部**：左右手掌相叠，以肚脐为圆心，慢慢转动，直到有热的感觉。

3. **推额头**：把双手大鱼际紧贴在前额中央，由太阳穴揉到风池穴，反复操作，约 2 分钟。

4. **捏掌心**：先用左手拇指按右手掌心，向外一直按到指尖，再返回掌心，重复按摩到各个手指。然后换左手掌。

5. **握拳**：双手前伸，手臂伸直，重复握拳、张开的动作，每次 10 下。

6. **叩脚掌**：坐在椅子上，用拳头叩击脚掌，每侧每次各 50 下。

◆ 高血压的“五宗罪” 注意

高血压除了能引发脑中风、冠心病之外，还能导致肾脏损伤和动脉瘤的形成。它的另一种危害就是造成男性性功能障碍，也就是我们常说的“阳痿”，调查显示，在患高血压的男性中有 80% 出现了性功能障碍的症状。

特效穴推荐

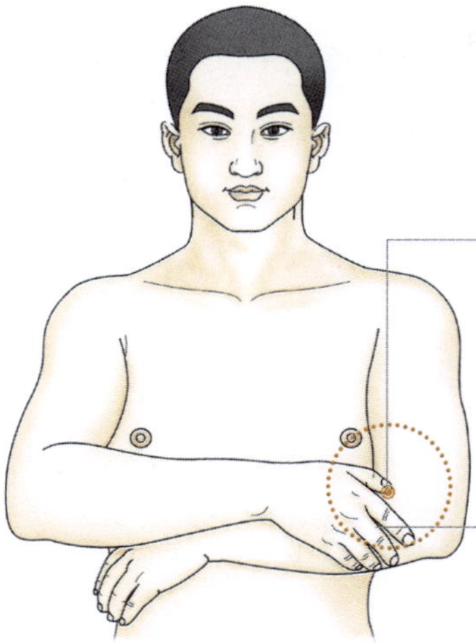

曲池穴

位置：屈肘成直角，在肘弯横纹尽头筋骨间凹陷处。

功效：能治疗肩肘关节疼痛、肠胃炎、扁桃体炎、咽喉炎、高血压等疾病。

手肘内屈成直角，用右手拇指指腹垂直掐按，早晚各一次，每次 1~3 分钟。

喝出健康

【菊花山楂茶】

配方：菊花 15 克，山楂 20 克，冰糖。

制法：山楂加适量水，煎煮成山楂汁，滤渣取汁，加入菊花泡茶饮用。

食胜于药

【胡桃糯米粥】

材料：胡桃 150 克，糯米 80 克，糖或盐。

做法：（1）胡桃去皮去膜，加适量清水放入打汁机中打碎成汁。

（2）糯米淘洗干净，放入锅中，加水小火熬成粥，粥熟后加入胡桃汁、盐或糖稍煮片刻即可。

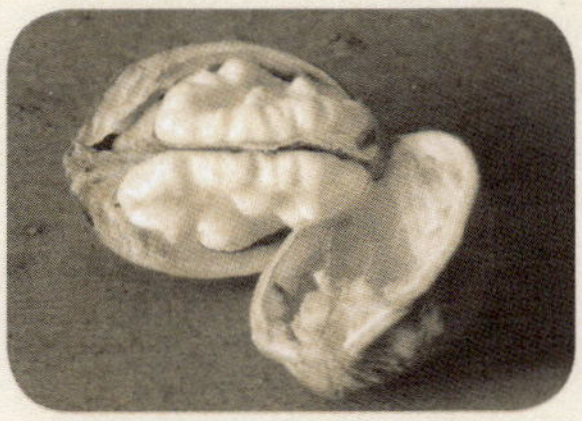

【瓜子桃仁粥】

材料：瓜子 30 克，桃仁 15 克，粳米 100 克，糖。

做法：（1）桃仁去皮、加水研磨或捣烂成泥状；

（2）粳米放入锅中，再加入桃仁泥、瓜子和适量水，一起煮稀粥，加糖调味即可。

静脉曲张——瘀血让血管不堪重负

有些人一挽起裤脚就能看到腿上弯弯曲曲的血管突出在皮肤表面，像蚯蚓一样，疙疙瘩瘩的，也就是我们常说的看到一条条“青筋”。在医学上，这也是一种病，叫做静脉曲张。静脉曲张也是瘀血体质很常见的一种病，在女性和老年人中更常见。那么它是怎么发生的呢？

与动脉不同，静脉血管壁的弹性较小，瘀血体质的人气血的运行都不通畅，静脉没有足够的力量推动血液的前行，血就很容易滞留在身体的某些部位，结果让静脉血管在压力下扩张变形，毛细血管因为循环不良而硬化坏死，就成了静脉曲张。

静脉曲张

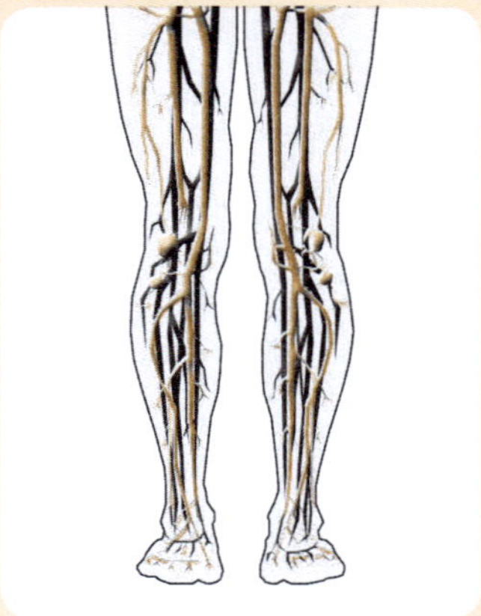

静脉曲张常发生在腿部，在皮肤上能看到突出静脉，常引起小腿浮肿。女性的发病率远高于男性。

维生素E——保护血管的卫士

我们都知道维生素 E 能抗氧化抗衰老。事实上，它对改善血管有很好的效果，它不仅能促进血管黏膜的修复，增强血管壁的弹性，还能扩张末梢血管，改善血液循环，有效地治疗静脉曲张。富含维生素 E 的食物有以下几类。

谷物和坚果：玉米、小麦胚芽、杏仁、榛子和胡桃等。

含油脂的植物种子：葵花子、芝麻、花生、大豆等。

蔬菜水果：菠菜、莴苣、黄花菜、甘蓝、山药、猕猴桃等。

肉蛋类食物：瘦肉、乳制品、蛋类等动物性食品。

改善静脉曲张的小方法

1. 坐久了，要活动一下腿部，做抬起放下的动作，最好能走动一下。
2. 回家之后可以躺在床上，把腿举起靠在床头，并维持膝盖弯曲，促进腿部血液循环，减轻浮肿。
3. 保持体重在正常范围，否则会增加腿部静脉的负担。
4. 晚上睡觉时，用垫子把小腿稍微垫高一点，约 15 厘米就可以了。
5. 养成穿弹力袜的习惯，尤其是需要站立行走的时候。
6. 每天做半小时的腿部运动，散步、骑车、快走、慢跑都可以。

特效穴推荐

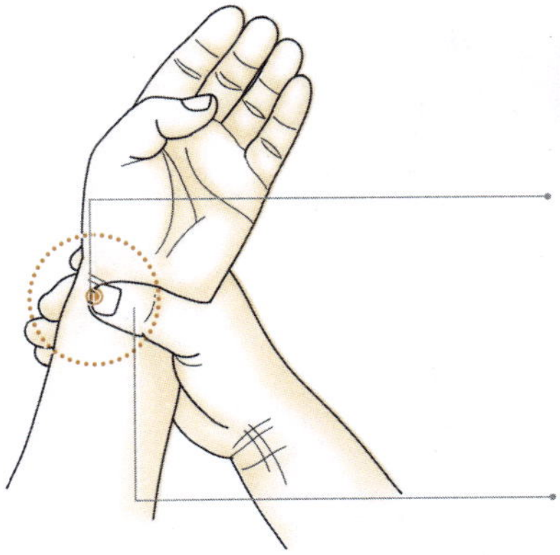

太渊穴

位置：内侧腕横纹处，大拇指立起时，有大筋竖起，筋内侧凹陷处就是这处穴位。

功效：可治疗静脉曲张、脉管炎及腕关节、周围软组织炎、肋间神经痛等病症。

大拇指弯曲，用指腹和指尖垂直方向轻轻掐按，每次各1~3分钟。

喝出健康

【山楂柠檬莓汁】

配方：山楂50克，草莓40克，柠檬1/3个，冰糖。

制法：山楂加水煮，滤渣取汁，放凉。再把草莓、柠檬加水榨汁，加冰糖调味即可。

食胜于药

【金橘根煲猪肚】

金橘根是金橘植株的根，是一味中药，具有行血散瘀、舒筋活络、理气化痰的功效。

材料：金橘根25克，猪肚1只，葱、姜、料酒、盐。

做法：（1）金橘根洗净，切碎，猪肚洗净切成小块，葱姜切丝；

（2）把猪肚、金橘根和葱姜放入锅中，加适量水和少许料酒，煮沸后炖45分钟，加盐调味即可。

【三七炖鸡】

材料：三七5克，鸡肉150克，盐少许。

做法：（1）鸡肉切成小块，田七切片，与鸡肉一起放在瓷盅内；

（2）锅里加水烧开，瓷盅中也加适量水，隔水用文火炖2小时，炖至鸡肉和田七都熟烂，汤呈胶黏状时，加盐调味即可。

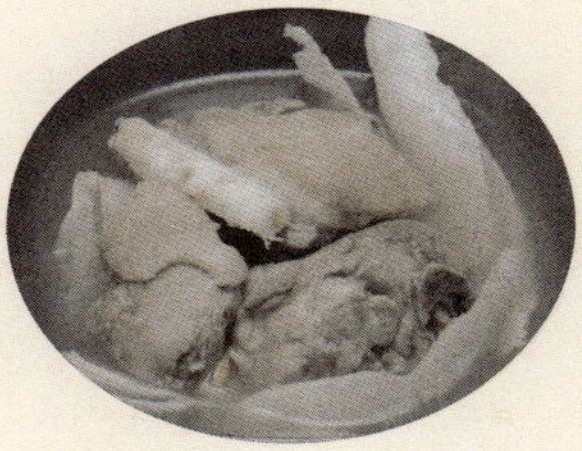

◉ 颈椎病——发生在头颈部的瘀滞

颈椎连接着头部和胸部，与上肢骨相邻。虽然是脊椎骨中体积最小的结构，但却是活动频率最高、负重较大、活动最灵活的节段，极易发生损伤。颈椎骨之间的连接叫做颈椎间盘，这就是颈椎病发生的精确部位。

正常的颈椎是略向前弯曲的，而低头的姿势使颈椎向前弯曲，这正是在和颈椎的正常生理曲度“作对”。这样会加重颈椎的负担，椎间盘承受的压力增大，加速颈椎的老化。比如长时间的低头、伏案写字，或者使用位置比较低的电脑屏幕，都会使颈椎的正常生理结构受到磨损，进而引发颈椎病。

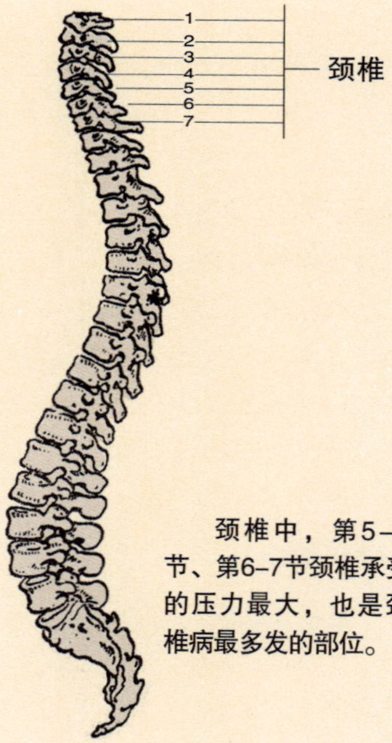

颈椎中，第5–6节、第6–7节颈椎承受的压力最大，也是颈椎病最多发的部位。

通向大脑的道路变窄了

很多长时间伏案工作或面对电脑工作的人，都会受到颈椎病的困扰。中医中对颈椎病的论述是将它归为“痹症”的范畴，患颈椎病的人会感觉脖子僵硬、疼痛，牵连的肩背都会酸痛。还会出现头昏头痛，恶心眩晕，甚至手臂无力、手指发麻，严重地影响着人们的生活质量。

5个好习惯消灭颈椎病

1. 不睡软床：木板床是适合颈椎病患者的好选择。

2. 枕头要适宜：枕头合适的高度是 8~10 厘米，侧卧与肩相平。

3. 保暖不可少：天冷时可以戴围巾保暖，避免直接吹空调的冷风。

4. 闲来放风筝：放风筝是锻炼颈椎的一种好方法。

5. 平时多活动：动作轻柔地转动颈部，或抬头低头交替地活动。

◆ 频繁落枕不容忽视　　注意

如果常常出现“落枕”，就要引起注意了，这也许就是颈椎病的一个信号。“落枕”说明颈椎周围的韧带已经失去弹性了，颈椎得不到有效的固定，容易发生错位，可能累及椎间盘，发生颈椎病。

特效穴推荐

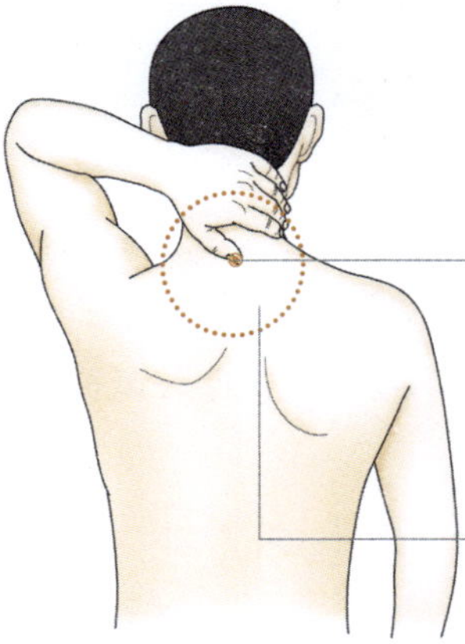

大椎穴

位置：背部正中线上，第七颈椎棘突下凹陷中。

功效：能舒筋活络，治疗颈椎病、肩背痛、头痛、中暑、支气管炎等。

手伸到肩后反握对侧颈部，虎口向下，用拇指指腹揉按。先左后右，每次各揉按 1~3 分钟。

喝出健康

【山楂陈皮乌龙茶】

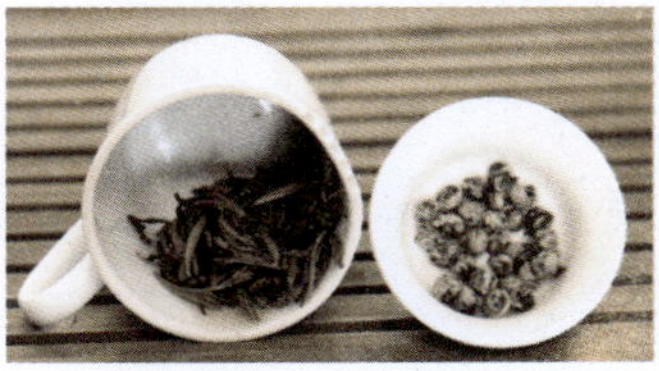

乌龙茶能消脂瘦身，这一效果归功于茶中的单宁酸，它可以降低血液中的胆固醇含量，实验证明，每天喝 1 升乌龙茶，能有效抑制血液中的胆固醇上升。

配方：山楂 30 克，陈皮 10 克，乌龙茶 5 克，冰糖。

制法：陈皮、山楂洗净，放入锅中，加水煎煮 30 分钟，滤渣取汁，冲泡乌龙茶，加冰糖适量，闷泡 10 分钟即可。

食胜于药

【生姜粥】

材料：生姜 20 克，粳米 100 克，小葱 2 ~ 3 根，米醋适量。

做法：（1）生姜洗净后捣碎，葱洗净，切成葱花。

（2）生姜和粳米一起放入锅中，加水煮粥，快熟时加葱花、1 小勺米醋即可。

【米醋】

平日里不起眼的醋也作为一味中药被收录于《本草纲目》中。它具有活血散瘀、止血、解毒的功效。米醋不仅能消除疲劳，帮助钙质的吸收，还能增强肠胃道的杀菌能力，有助于扩张血管，防治心血管疾病和糖尿病。

【杭芍桃仁粥】

材料：杭白芍 20 克，桃仁 15 克，粳米 100 克，冰糖。

做法：（1）桃仁洗净捣烂成泥状，杭白芍研碎加水 500 毫升煎汁，滤渣取汁。

（2）桃仁泥、杭白芍汁同粳米一起煮粥，加冰糖调味即可。

前列腺增生——男性瘀血的难言之痛

从男性的角度出发，对前列腺增生的恐惧几乎到了“谈虎色变”的境地。据统计，中国 40 岁以上男性前列腺疾病的发病率接近 50%，50 岁以上的发病率为 60%，70 岁以上高达 70%，80 岁以上则 100% 出现症状。21 世纪，继心脑血管疾病和肿瘤之后，前列腺疾病有可能成为危害人类健康的又一大杀手。

前列腺是男性特有的器官，属于性腺的一部分。它的形状很像个底朝上的栗子，紧贴在膀胱的下面，环绕在尿道的周围，扼守着尿道的上口。因此，一旦前列腺出了问题，最先受到影响的就是排尿。

那么什么是前列腺增生呢？前列腺增生就是前列腺发生异常的体积膨大，压迫尿路而阻碍正常的尿液排出。这会给男性带来巨大的痛苦，尿频、尿急是家常便饭，晚上会不停的起夜，实在尿急的时候甚至会尿失禁，让人苦不堪言。

预防增生的4个好习惯

1. **不憋尿：**憋尿对膀胱和前列腺不利，一旦有了尿意就马上去上厕所。
2. **节制性生活：**性生活频繁会使前列腺反复充血，容易引起前列腺增大。
3. **保持清洁：**细菌进入尿道，会导致感染、前列腺发炎和肿大。应该常用有抑菌效果的沐浴露清洗外阴。
4. **不坐得太久：**坐得时间长了会压迫会阴，影响前列腺的血液循环。

前列腺增生带来大问题

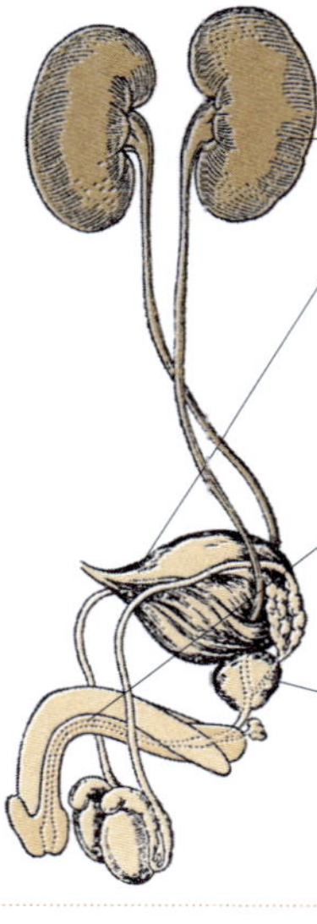

肾脏损伤
增生严重时会梗阻尿路，使尿液无法排出而发生尿潴留，膀胱内压力增大就会损伤肾脏，引起肾积水、肾衰。

膀胱炎
滞留在膀胱中的尿液会成为细菌繁殖的好场所，从而引发感染，导致膀胱炎，严重的还会发生血尿。

尿路结石
无法排出的尿液在膀胱里浓缩，容易形成尿路结石，堵塞尿道，造成排尿突然中断。

尿失禁
膀胱内无法排出的尿液逐渐增加，膀胱过度膨胀时，尿液就会冲破“闸门”，不自觉地从尿道口溢出。

特效穴推荐

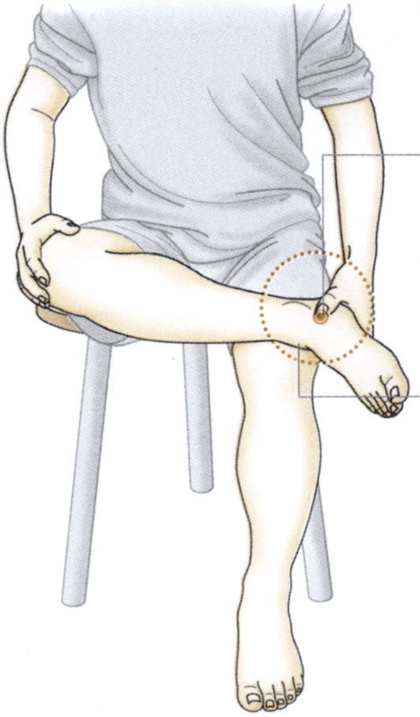

中封穴

位置：在人体的足背侧，当足内踝前，胫骨前肌腱的内侧凹陷处。

功效：能泄热舒肝，治疗阴茎疼痛、遗精、小便不利、前列腺增生等疾病。

对侧手掌握住脚跟，大拇指位于脚内踝外侧，每次按揉3~5分钟。

喝出健康

【山楂猕猴桃汁】

配方：山楂10颗，猕猴桃2个。

制法：山楂洗净，加适量水煎汁，滤渣取汁，晾凉后与猕猴桃果肉一起榨汁饮用。

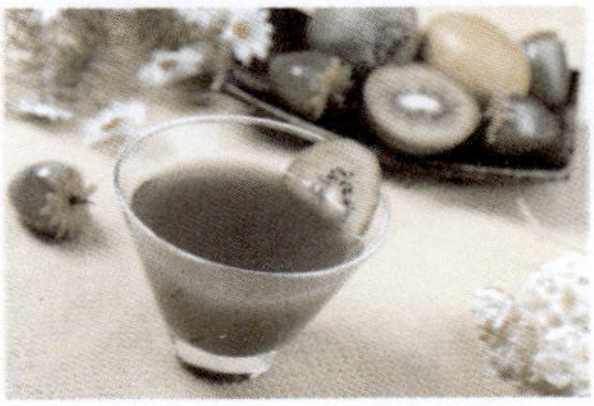

食胜于药

【桃仁墨鱼汤】

材料：墨鱼1只，桃仁10克，葱，姜，盐。

做法：（1）墨鱼切成段或墨鱼花，桃仁洗净，葱、姜切碎；

（2）桃仁放入锅中，加适量水煮20分钟；

（3）放入墨鱼、葱、姜，待墨鱼煮熟，加盐调味即可。

【炒南瓜子】

南瓜子中氨基酸、不饱和脂肪酸、维生素及胡萝卜素等营养成分含量丰富。其中的活性成分和丰富的锌、磷元素对前列腺有保健作用。每天坚持吃一把南瓜子，可防治前列腺增生。此外，经常吃南瓜子还可以预防肾结石。

痛经——瘀则不通，不通则痛

大多数女性的痛经，在月经来潮前后开始，持续 1~2 天，有的甚至一直持续到月经期结束。常见有痉挛性小腹疼痛，严重时有阵发性绞痛，疼痛可累及腰骶、外阴和肛门，并伴有面色苍白，手足发凉，出冷汗，甚至恶心呕吐。当经血外流通畅时，这些症状就会很快消失。

中医认为："通则不痛，痛则不通。"瘀血型体质的人很容易发生痛经，很多时候瘀血伴随着气滞，使人气血不畅，包括经血在内，都不能通行顺畅。这些人的月经血常常是凝住的、颜色发暗红色的血块，因此会在子宫口受阻，不能顺利排出而刺激子宫痉挛收缩，从而导致痛经。

原发性？继发性？

原发性痛经：有人从来月经的第一天起就痛经，这就是原发性痛经，如果没有先天的子宫结构功能异常的话，这种痛经一般是正常的。只要采取适当的措施缓解疼痛就可以了，不需要特别地去治疗。

继发性痛经：原来没有痛经，后来却长期出现痛经，这就需要引起注意了，这有可能是体质变化或不注意经期饮食起居造成的，但也不排除子宫发生病变的可能，比如子宫内膜异位、子宫肌瘤、盆腔炎等感染性疾病都会引起严重的痛经。

5种食物赶走痛经

含维生素 B 的食物 ▶鱼类、肉类、谷物、绿叶蔬菜

功效：维生素 B_6 和 B_{12} 能消除水肿、乳房胀痛，缓解情绪低落。

含维生素 C 的食物 ▶各种蔬菜，橙子、柠檬、猕猴桃等水果

功效：放松血管，有助于减轻痛经，帮助吸收铁质。

含维生素 E 的食物 ▶果仁、甘薯、麦芽、蛋

功效：减轻血管闭塞，使血液循环通畅，缓解痛经。

含铁质的食物 ▶红色肉类、肝脏、全麦、干果

功效：补充流失的铁质，提供造血的原料。

含钙镁的食物 ▶奶类、深色蔬菜、豆制品、果仁、海产品

功效：能去水肿、松弛肌肉、缓解疼痛、安抚情绪。

特效穴推荐

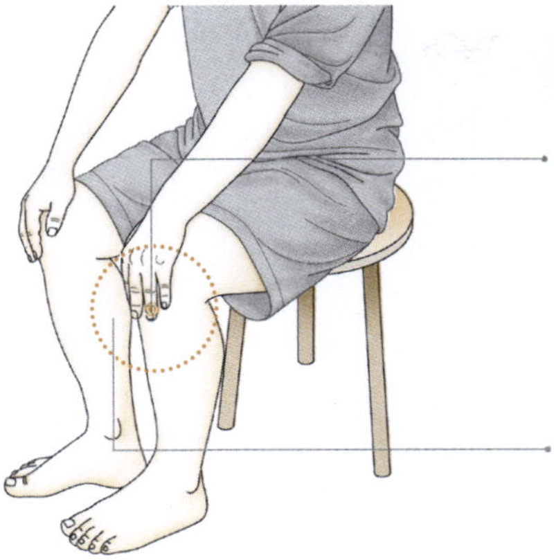

足三里

位置：外膝眼下 3 寸，胫骨外侧约一横指处。

功效：能增强体力，治疗高血压、低血压、冠心病、痛经、月经不调等。

正坐，用中指的指腹垂直按压，早晚各 1 次，每次 1~3 分钟。

喝出健康

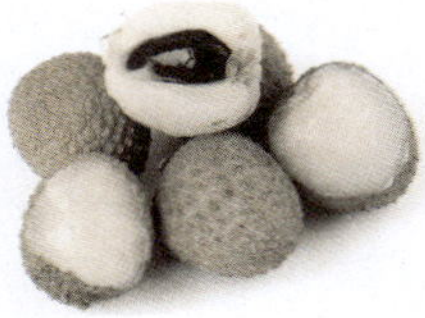

【山楂荔枝酒】

材料：山楂 50 克、荔枝核 50 克，葡萄酒 1 瓶。

制法：把山楂和荔枝核加入到葡萄酒中，浸泡 1 月左右即可饮用。

服法：每日 2 ～ 3 次，每次 15 ～ 20 毫升。月经前 3 天开始服用。

【蜂蜜牛奶】

蜂蜜牛奶中含有丰富的钾和镁。钾能舒缓紧张情绪、抑制疼痛、控制感染及减少经期失血；镁有镇静大脑中枢神经的作用，能消除紧张，减轻压力感。

食胜于药

【韭菜炒羊肝】

材料：韭菜 150 克，羊肝 250 克，油、盐、鸡精。

做法：（1）韭菜洗净，切成段，羊肝切片，焯水后捞出；

（2）锅里加少许油，油烧热后放入羊肝，急火炒；

（3）快熟时，加入韭菜翻炒片刻，用盐、鸡精调味即可。

◆ 元胡止痛片　注意

为了赶走疼痛，很多人会想到止痛片。中医使用元胡止痛片来缓解痛经，元胡性辛苦且温，能活血散瘀、行气止痛，对身体的副作用小。可治疗血瘀气滞而致的脘腹疼痛、胸痹心痛、痛经、跌打损伤等症状。

041 多吃酸，活血化瘀是关键

瘀血型体质是由于血液离开了经脉，不能及时排出或者消散，长久滞留于经脉或脏腑组织器官之内，导致血液运行不畅。所以调理瘀血型体质的关键，就要牢记“三宜三忌”原则，即多吃活血、行气、生血类食物，少吃胀气、油腻、甘甜类食物。

行气活血的食物是首选

瘀血体质的形成，在于气血瘀滞。既然血“瘀”住了，自然就要想办法把它化开。所以调理体质的根本，就在于活血化瘀。因此，可以多吃些行气活血的食物，如山楂、醋、玫瑰花、金橘、油菜、番木瓜等，都具有活血祛瘀的作用。

此外，瘀血体质的人和其他体质不同的是可以适量饮酒。中医认为，酒有行气助阳、祛风散寒、舒筋活血的作用。适量饮酒，能扩张血管，促进循环系统的兴奋，还能刺激唾液和胃液分泌，起到健胃作用。最好的选择是红葡萄酒，此外黄酒、米酒、白酒等也有类似的作用。也不妨在做鱼做肉的时候加一点酒，不仅保健还能使菜肴的味道更加鲜美。

生血养血也有益处

瘀血会阻碍经络，影响气血的正常流通，使得新鲜的血液无法及时滋养身体，会带来各种疼痛。久而久之，五脏六腑及身体器官功能就会衰退，人就会出现各种“血不养神”的症状。如果能适当的补血养血，使身体内血气充足，器官得到营养，自然就能改善这些症状。所以，瘀血型体质的人平常除了要多吃具有活血化瘀功效的食物，还要多吃能养血、生血、止血的食物，如红枣、木耳、丝瓜等。

远离肥腻和太甜的食品

肥腻的食物，如肥肉、奶油及甜食等难以消化，经常吃会影响脾胃的运化功能，也会导致气滞而瘀血。油腻的东西吃多了还容易引起高血脂，这是瘀血型体质应该尽力避免的。高血脂会使血黏度增高，而加重瘀血的程度，所以瘀血型体质最好少吃此类食物。

在膳食中应该多加一些黑木耳、菌类等，它们扮演着肠道清洁工的角色，能带走肠壁上堆积的脂肪。此外，米醋和山楂也是很好的选择，不仅能软化血管，还能降低血脂和血液的黏度。

饮食宜忌

禁忌食物

不适合瘀血型体质的食物有甘薯、土豆、芋头、蚕豆、大豆、黑豆、油炸食物、糯米，以及馒头、面条等面食；还有肥腻的食物，如肥肉、动物油脂及太甜或难消化的食物。

适宜食物

番茄

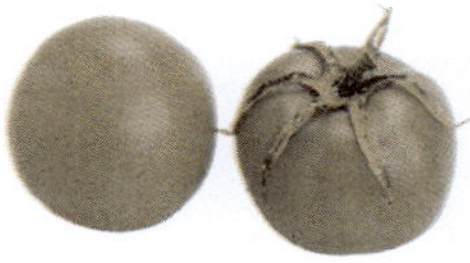

味酸性微寒，生津止渴，凉血平肝。可软化血管、促进钙、铁元素的吸收，帮助胃液消化脂肪和蛋白质，生吃可以补充大量的维生素C。熟食，番茄红素有可能预防心血管疾病和肿瘤的发生。

油菜

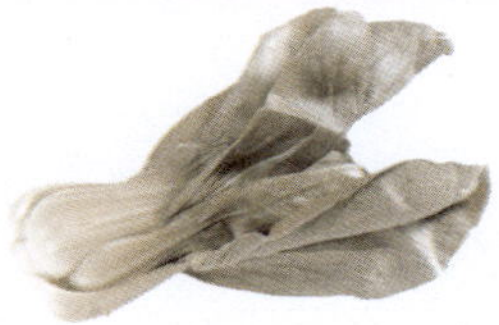

油菜性凉，有活血化瘀、解毒消肿、宽肠通便等作用，可治疗乳痈、习惯性便秘等。富含膳食纤维，能够降血脂。对于抵御皮肤过度角化大有裨益，还能降低胰腺癌发病的危险。

海参

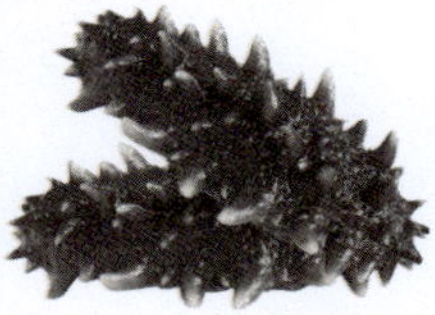

能生百脉血、活血化瘀、补肾经、益精髓、滋阴壮阳、治息痢。适宜身体虚弱、高血压病、高脂血症、冠心病、动脉硬化、病后产后体虚的人食用。能治疗因肾阳不足而引起阳痿遗精、小便频繁。对关节病有着极佳的效果。

空心菜

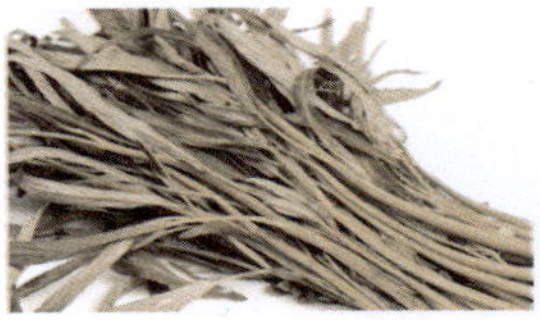

味甘性微寒。又称“蕹菜”，可洁齿防龋除口臭，健美皮肤，堪称美容佳品。夏季常吃，可防暑解热、凉血排毒、防治痢疾。富含钙质和纤维质，有助于心肌收缩，对降低血压有很好的效果。

韭菜

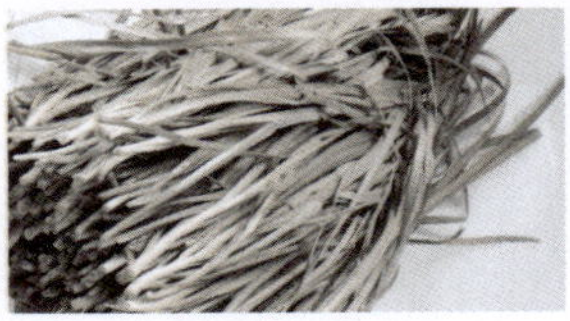

韭菜除了有温补肾阳和健脾胃的作用，还可行气理血，润肠通便，可治疗痛经。将韭菜捣碎成汁，可治疗跌打损伤引起的瘀血，新鲜的韭菜汁和姜汁同服，可以治疗心痛、中风后遗症及尿血症。

注意：变质的韭菜含有大量毒素，绝对不能食用！

蒜薹

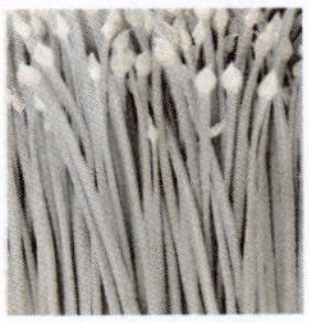

可温中下气，补虚强身，调和脏腑。含有丰富的纤维素，调治便秘，能预防和治疗轻中度痔疮；具有明显的降血脂及预防冠心病和动脉硬化的作用。所含的大蒜素还能抑制致病细菌的生长。

辣椒

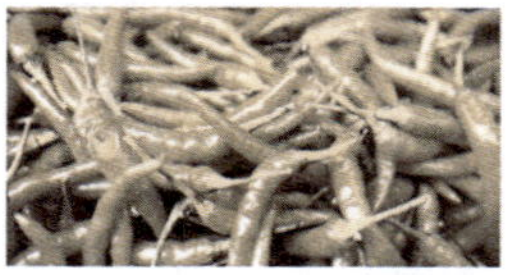

味辛性热，具有温中散寒，健胃消食的功效。用于胃寒疼痛、胃溃疡、食欲不振、消化不良，外用治风湿痛、冻疮、腰肌痛。常食辣椒可降低血脂，减少血栓形成，预防心血管系统疾病。

大葱

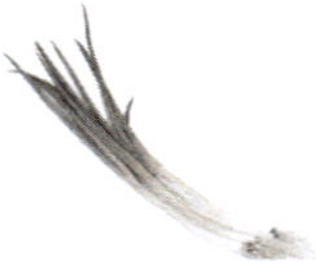

大葱味辛性平。有解表发汗，利气助阳，散瘀止血，消肿解毒的功效。生葱能刺激胃液分泌，增进食欲。有促进血液循环、降血脂、降血压、降血糖的作用。它能发汗、祛痰、利尿，可用于治疗感冒。

橘子

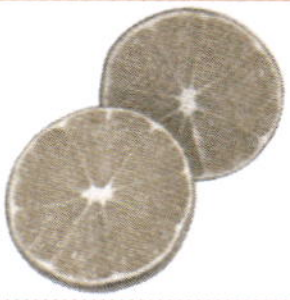

味甘性平，有健胃理气、化痰止咳、通经络、消水肿等作用，临床上常用来辅助治疗坏血病、胸闷胁痛、肋间神经痛、乳汁不通、睾丸肿痛等病症。能调理气滞血瘀引起的乳房胀痛和男性前列腺症。

橙子

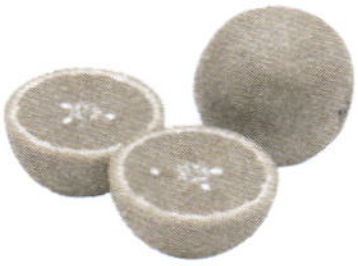

性凉味酸，含有非常丰富的维生素C、维生素P，能增加机体抵抗力，适合高血脂症、高血压、动脉硬化者常食。橙皮止咳化痰的效果超过陈皮，是治疗食欲不振、胸腹胀痛、感冒咳嗽的良药。

杨梅

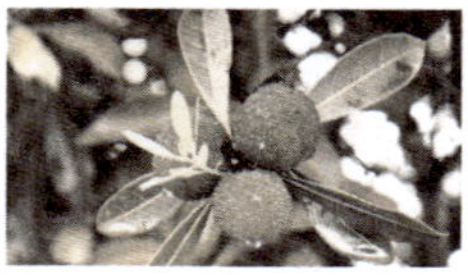

味甘酸性平。被称为“果中玛瑙”，有生津止渴、健脾开胃、解毒祛寒的功效，多食也不会伤脾胃。夏天食用用白酒浸泡过的杨梅，能够消暑解腻。腹泻时，取杨梅熬浓汤喝下能收敛、止泻。

木瓜

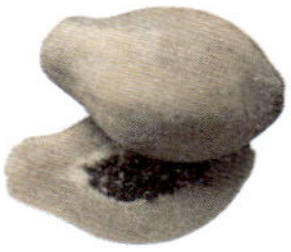

性温味酸。有健脾消食、清心润肺的功效，能治疗便秘、肾炎、乳汁分泌不畅等。特有的木瓜酵素，能帮助人体分解和消化蛋白质，木瓜碱和木瓜蛋白酶具有抗寄生虫和缓解痉挛疼痛的功用。

山楂

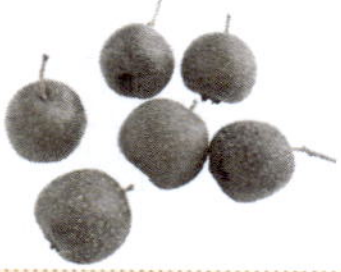

性温味酸，有开胃消食、化滞消积、活血散瘀的作用，可治疗消化不良者、高血压、高血脂、女子闭经、痛经等症状。能扩张血管，对调节人体血脂及胆固醇含量有明显的效果。是改善瘀血型体质的最佳食物。

石榴

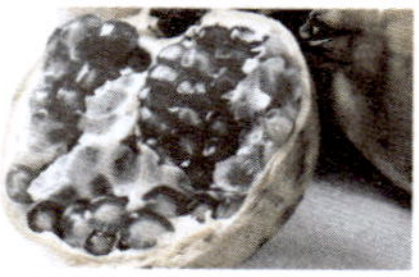

性温、味甘酸。有生津止渴、健脾开胃、收敛固涩、止泻止血的功效。含有多种氨基酸和微量元素，能助消化、降低胆固醇、软化血管、降血脂和血糖、抗胃溃疡。石榴汁有非常神奇的解酒效果。

荔枝

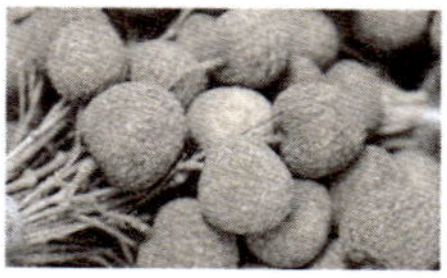

味甘性平，荔枝营养丰富，有消肿解毒、止血止痛、开胃益脾和促进食欲的功效，可止呃逆，治腹泻。对大脑有补养的作用，能够改善失眠、健忘、疲劳等症状，有助于增强机体免疫力。

柚子

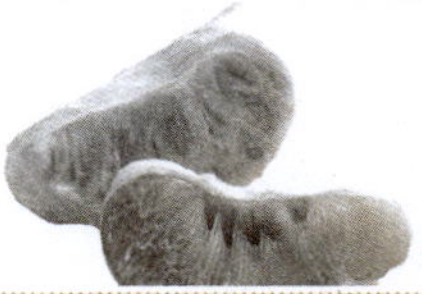

可理气化痰、健脾消食、散寒燥湿、清肠利便，同时还能促进伤口愈合。具有降低血液中胆固醇、降血糖、降血脂、减肥、养颜等功效。可以预防贫血症的发生，并促进胎儿发育，适合孕妇食用。

甲鱼

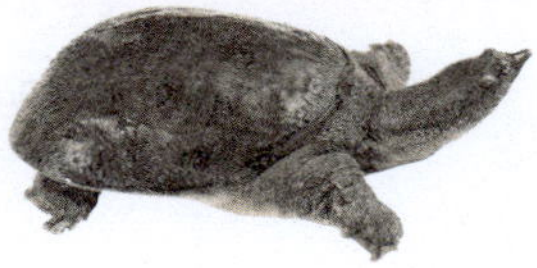

性寒味咸。具有滋阴清热，补虚养肾，补血补肝的功效。富含胶原蛋白、维生素D等营养，能增强抵抗力，调节内分泌，用于治疗头晕目眩、虚热盗汗等症状。适宜慢性肝炎、糖尿病、肾炎的患者食用。

墨鱼

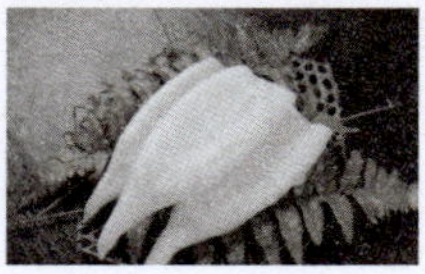

墨鱼有“血分药”之誉，有养血活血、通经催乳、调经止带、滋阴益肾作用，是治疗女性贫血、血虚、闭经的美味佳肴，常用于肝肾两虚或血虚所致的经闭、崩漏、产后乳汁不足等症，尤其适用于女性食用。

虾

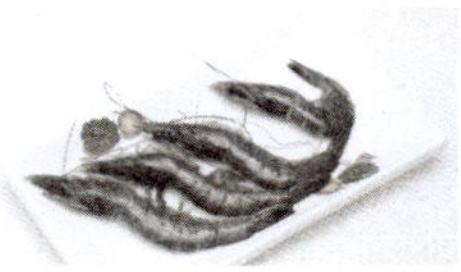

性温味甘，有补肾壮阳，养血固精、化瘀解毒、开胃化痰、通络止痛等功效。能治疗肾虚阳痿、遗精早泄、乳汁不通、筋骨疼痛、皮肤瘙痒、身体虚弱和神经衰弱等症。能预防高血压、冠心病和心肌梗死。

螃蟹

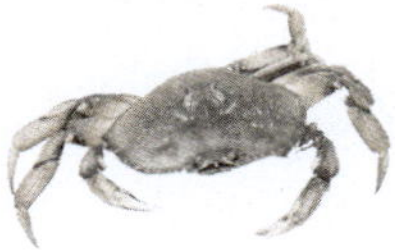

螃蟹性寒凉，有清热散血和滋阴补髓作用，可解结散血，养筋益气、活血化瘀。跌打损伤者将螃蟹焙干研末，以酒送服，还可散血和补益筋骨。女人产后枕痛，以焙干的螃蟹送酒喝，还可帮助散去体内瘀血块。

桃仁

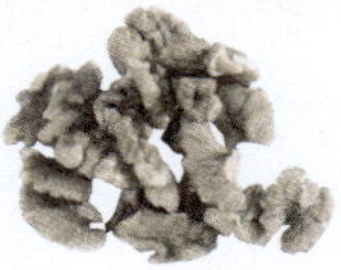

桃仁性平味苦，有破血行瘀、滋阴滑肠的作用，可辅助治疗痛经、闭经、跌打损伤及大便干结，体内有瘀血者，常食桃仁还可起到散血的作用。有抗凝血作用，可使血压下降，最适合高血压病人食用。

葡萄酒

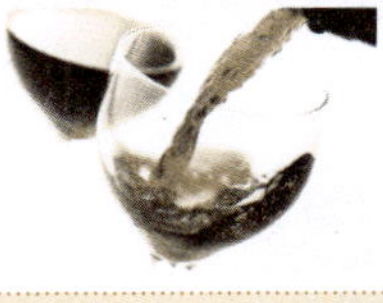

葡萄酒中含有较多的花色苷、前花青素、单宁等酚类化合物，适量饮用，可减低血液中胆固醇和血脂含量。每天一小杯红葡萄酒，不仅能镇静神经、舒缓情绪，还可预防动脉粥样硬化、心脏病和乳腺癌。

益母草

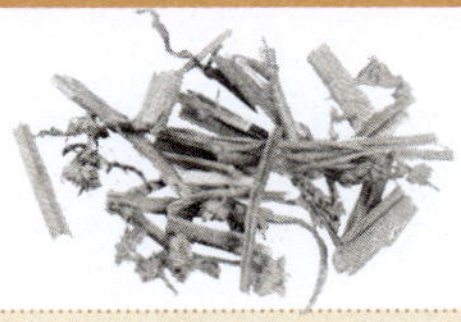

性味辛苦凉，具有活血通瘀、调经、利尿消肿的功效。可治疗月经不调、急性肾炎水肿、痛经、经闭、尿血、泻血、痢疾等疾病。含有多种微量元素。能增强免疫细胞活力、防治动脉粥样硬化，抗衰老、抗疲劳。

三七

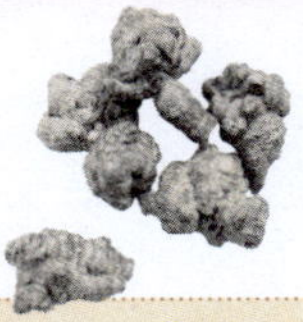

味甘微苦，性温，生用可止血化瘀、消肿止痛。“为其善化瘀血，故又善治女子症瘕，月事不通，化瘀血而不伤新血，允为理血妙品。外用善治金疮，以其末敷伤口，立能血止痛愈。若跌打损伤，内连脏腑经络作疼痛者，敷之可消。”

042 瘀血型体质的养生食谱

凉拌蒜苗

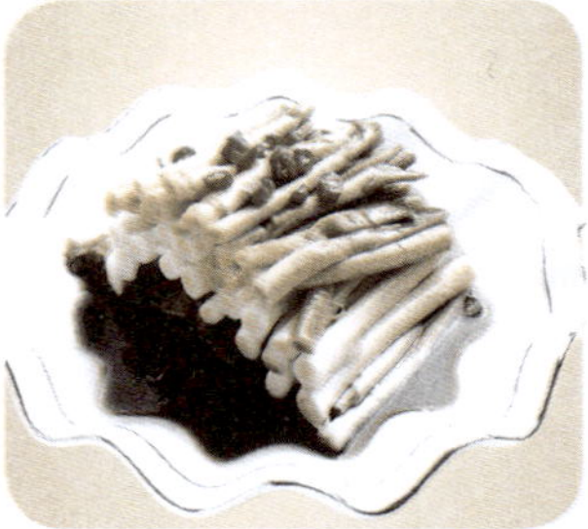

材料：蒜苗400克，醋、香油、剁椒等各适量。

做法：（1）蒜苗择洗干净切长短，剁椒切碎。

（2）水锅置上烧热，放入蒜苗焯熟，捞出沥干。

（3）蒜苗放入小盆中，加入调味料拌匀即可。

什锦米酒汤

材料：胡萝卜100克，枸杞子50克，糖少许，江米酒适量。

做法：（1）胡萝卜去皮洗净切丁；枸杞子洗净。

（2）胡萝卜丁和枸杞子入锅，放入江米酒煮熟。

（3）熄火后撒上少许白糖，搅匀即可。

[营养透视——番茄]

维生素			
A（微克）	92	B_1（毫克）	0.03
B_2（毫克）	0.03	B_6（毫克）	0.08
C（毫克）	8	E（毫克）	0.57
K（微克）	4-	P（微克）	700
胡萝卜素（毫克）	0.37	叶酸（微克）	22
泛酸（毫克）	0.17	烟酸（毫克）	0.6
烟酸（毫克）	1.6		
三大营养素			
蛋白质（克）	0.9	脂肪（克）	0.2
碳水化合物（克）	3.54		
矿物质			
钙（毫克）	10	铁（毫克）	0.8
磷（毫克）	24	钾（毫克）	191
钠（毫克）	5	镁（毫克）	9
锌（毫克）	0.13	硒（微克）	0.15
铜（毫克）	0.06		

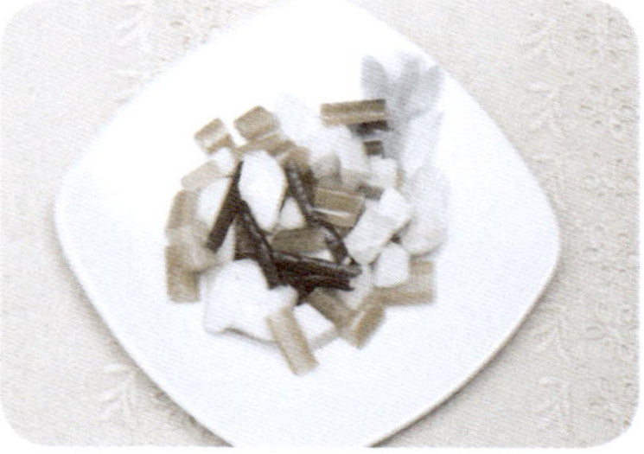

百合墨鱼粒

材料：西洋芹150克，墨鱼200克，百合50克，红椒1个。

做法：（1）西洋芹洗净切成段，墨鱼洗净去皮切成粒，红椒洗净切粒，百合洗净。

（2）锅中加入水煮沸后，放入墨鱼粒、芹菜段、红椒、百合稍氽烫后捞出。

（3）锅中加油烧热，加入所有材料炒熟后，再加入盐、味精炒匀即可。

小油菜炖金针菇

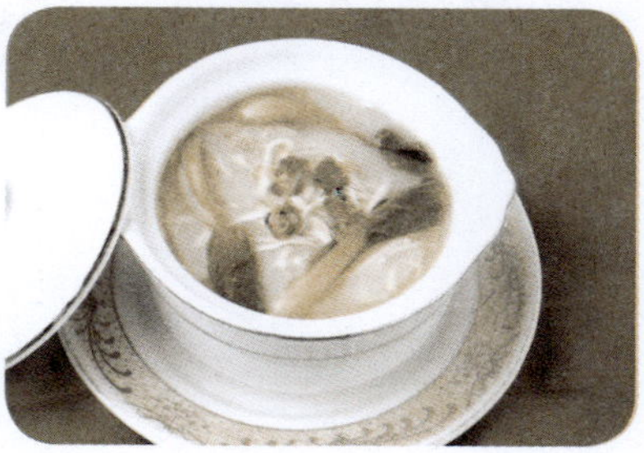

材料：金针菇 100 克，小油菜 4 棵，香油、鸡精等适量。

做法：（1）金针菇泡发，去蒂洗净；小油菜择干净，叶子一片片撕下来，淘洗干净。

（2）水锅置上，放入鸡汤烧热，放入金针菇，加盐直到金针菇煮熟。

（3）加入小油菜煮 2 分钟，淋入香油即可。

豆角炒菜心

材料：白菜心 200 克，豆角 300 克，红辣椒 2 个，酱油、葱、花椒等各适量。

做法：（1）白菜取心，切片；豆角切段；红辣椒去子去蒂，一半切碎，一半切片；葱切碎。

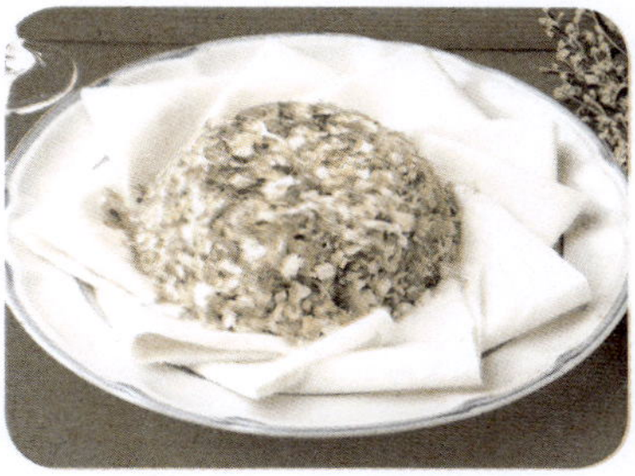

（2）葱花、辣椒末放入热油爆香，加入白菜心、盐煸炒至熟，铲出。

（3）锅底留油，放入豆角、辣椒煸炒数下，加入盐、鸡精炒熟，装盘，然后放入白菜心即可。

什锦素蒸

材料：鸡蛋 3 个，嫩豆腐 200 克，韭菜 100 克，粉丝 50 克，香油、胡椒粉等各适量。

做法：（1）嫩豆腐洗净切碎，韭菜择洗干净切段；粉丝放温水中泡发，捞出切碎。

（2）将鸡蛋打入小盆中搅散，放入粉丝、豆腐丁、韭菜，加入胡椒粉、酱油、香油一起搅匀。

（3）将小盆放入蒸笼中蒸熟，取出倒扣在盘中即可。

[营养透视——油菜]

维生素			
A(微克)	243	B_1(毫克)	0.08
B_2(毫克)	0.11	C(毫克)	51
E(毫克)	0.76	胡萝卜素(毫克)	3.15
硫胺素(毫克)	0.01	核黄素(毫克)	0.08
三大营养素			
蛋白质(克)	2.6	脂肪(克)	0.4
碳水化合物(克)	2.0		
矿物质			
钙(毫克)	153	铁(毫克)	1.4
磷(毫克)	41	钾(毫克)	157
钠(毫克)	53	镁(毫克)	27
锌(毫克)	0.87	锰(毫克)	0.13

墨鱼烧菜心

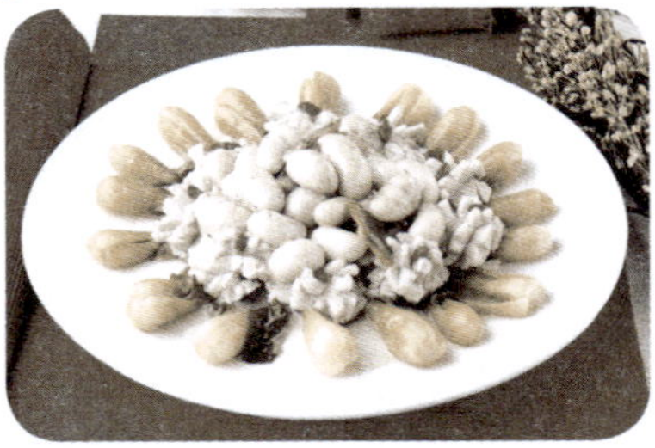

材料：墨鱼 100 克，墨鱼蛋 100 克，小油菜 200 克，枸杞子适量。

做法：（1）小油菜洗净焯水，加入调味料腌至入味，如图码盘；墨鱼蛋洗净。

（2）墨鱼放碱水或者清水中浸泡至肉质柔软。

（3）墨鱼、墨鱼蛋放入热油中煸炒至五分熟，加入料酒、酱油、枸杞子翻炒均匀，倒入泡墨鱼的清水烧开，小火炖几分钟。

（4）倒入芡汁，收汁后铲出墨鱼，倒在摆好的菜心上即可。

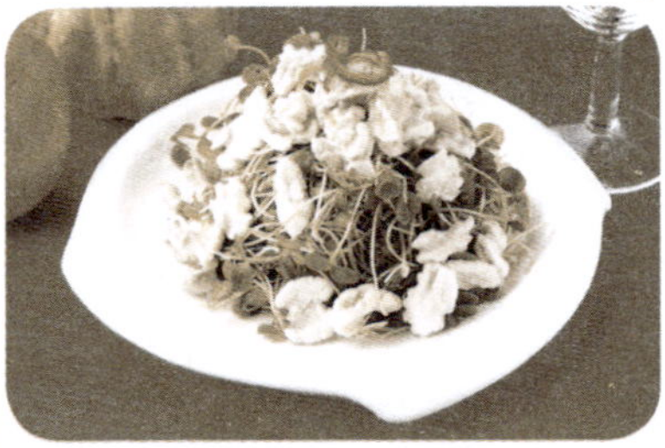

豆苗核桃仁

材料：豆苗 200 克，核桃仁 100 克，红椒各适量。

做法：（1）将豆苗洗净焯水，红椒洗净去子切丝。

（2）将核桃仁去皮放入蒸锅内蒸熟，掰成四瓣。

（3）将核桃仁与豆苗、辣椒丝放一起，加酱油、味精、盐拌搅拌均匀即可。

炒空心菜

材料：空心菜 500 克，酱油、鸡精、蒜等各适量。

做法：（1）空心菜择洗干净，切段；蒜洗净切碎。

（2）水锅置上烧热，放入开水焯一下，捞出挤干水分。

（3）油锅置上烧热，放入蒜蓉爆香，加入空心菜翻炒数下，加入盐、鸡精、酱油翻炒均匀即可。

[营养透视——茄子]

维生素			
A（微克）	63	B_1（毫克）	0.03
B_2（毫克）	0.04	B_6（毫克）	0.06
C（毫克）	8	E（毫克）	1.13
K（微克）	9	P（微克）	700
胡萝卜素（毫克）	0.04	叶酸（微克）	19
泛酸（毫克）	0.6	烟酸（毫克）	0.5
三大营养素			
蛋白质（克）	0.8	脂肪（克）	0.3
碳水化合物（克）	4		
矿物质			
钙（毫克）	32	铁（毫克）	0.4
磷（毫克）	19	钾（毫克）	152
钠（毫克）	11.3	镁（毫克）	13
锌（毫克）	0.23	硒（微克）	0.48
铜（毫克）	0.1		

茶树菇鸡汤

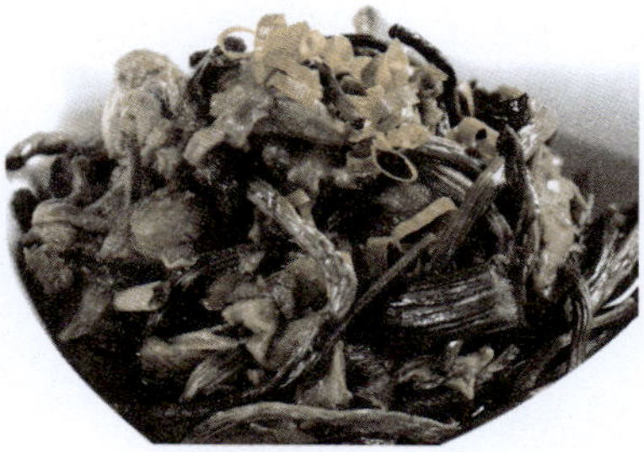

材料：茶树菇（干）50 克，鸡 400 克，红枣 10 枚，蜜枣 1 枚，姜、葱等适量。

做法：（1）将茶树菇干切成小段，略冲洗即可，不要泡。把鸡洗净，剁成小块；把姜洗净切片。

（2）锅内水烧开，将茶树菇、鸡块、红枣、蜜枣、姜片加入，大火煮 15 分钟。

（3）放入适量盐、味精调味，再用中火煮 30 分钟，出锅后在上面撒上葱花即可。

白菜拌木耳

材料：木耳小半碗，白菜叶 100 克，青红椒各 1 个，辣椒油、香油等各适量。

做法：（1）木耳入水泡发，焯水至熟；白菜叶切成块；青红椒切块。

（2）将盐、味精、酱油、醋、辣椒油、香油倒入碗中调成味汁。

（3）将木耳、白菜、青红椒放入盘中，将调好的味汁淋入，搅拌均匀，即可食用。

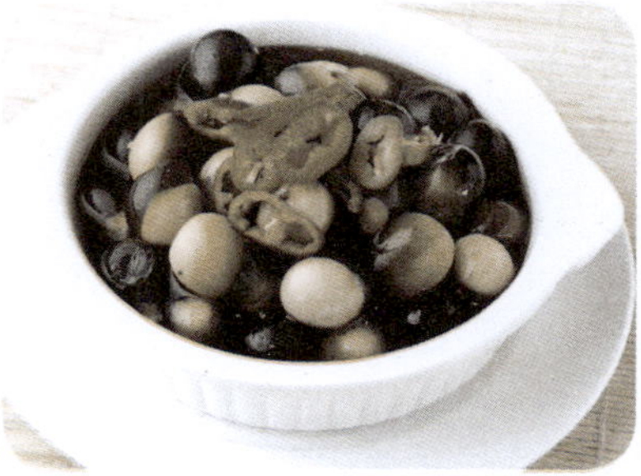

老醋鹌鹑蛋

材料：鹌鹑蛋 200 克，醋、花椒、小茴香、香叶各适量。

做法：（1）在锅内放入适量水，加入小茴香、香叶、桂皮、花椒，将洗净的鹌鹑蛋放入水中煮。

（2）煮 2 分钟后将鹌鹑蛋壳敲碎，继续煮至入味。

（3）煮好后将鹌鹑蛋捞出，放入碗内，加入适量醋即可。

[营养透视——空心菜]

维生素			
A（微克）	153	B_1（毫克）	0.03
B_2（毫克）	0.08	B_6（毫克）	0.11
C（毫克）	25	E（毫克）	1.09
K（微克）	250	胡萝卜素（毫克）	1.52
烟酸（毫克）	0.8	叶酸（微克）	120
泛酸（毫克）	0.4		
三大营养素			
蛋白质（克）	22	脂肪（克）	0.3
碳水化合物（克）	22		
矿物质			
钙（毫克）	99	铁（毫克）	2.3
磷（毫克）	38	钾（毫克）	266
钠（毫克）	94.3	镁（毫克）	29
锌（毫克）	0.39	硒（微克）	1.2
铜（毫克）	0.1		

烩鱼块

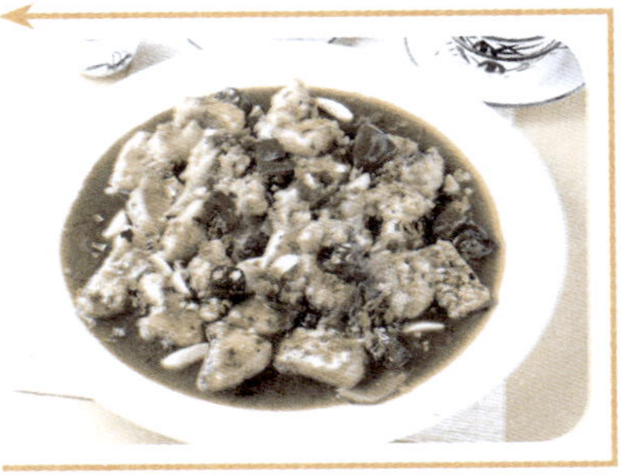

材料：鲳鱼 1 条，洋葱半个，酱油、黄酒、白糖、醋等适量。

做法：（1）洋葱切末；将鲳鱼切块，用黄酒、淀粉、盐、酱油把鱼块腌渍半个小时。

（2）油加热至七成热，放入鱼块炸至金黄色捞出待用。

（3）加油爆炒洋葱，加汤、酱油、盐、糖、黄酒翻炒数下，再放入鱼块焖一会儿，放醋，勾芡搅匀即可。

山药烧甲鱼

材料：甲鱼 800 克，猪肉 100 克，山药 70 克，枸杞、蒜适量。

做法：（1）将甲鱼宰杀后，入沸水煮 5 分钟，捞起，用小刀将裙边、腹部刮净，入开水中煮 5 分钟捞出。

（2）猪肉洗净，切片，煮成肉汤；大蒜洗净蒸熟。

（3）沙锅热猪油，下姜片、葱段炒香，再放盐、酱油、绍酒、肉汤、山药，烧开后放甲鱼、胡椒粉，沙锅加盖小火烧至甲鱼软烂；最后放入大蒜，待汤汁收浓调味即可。

[营养透视——韭菜]

维生素			
A(微克)	1332	B_1(毫克)	0.06
B_2(毫克)	0.13	B_6(毫克)	0.16
C(毫克)	15	E(毫克)	2.06
K(微克)	180	胡萝卜素(毫克)	7.99
泛酸(毫克)	0.6	烟酸(毫克)	0.8
三大营养素			
蛋白质(克)	2.7	脂肪(克)	0.4
碳水化合物(克)	0.3		
矿物质			
钙(毫克)	48	铁(毫克)	1.3
磷(毫克)	38	钾(毫克)	290
钠(毫克)	2.7	镁(毫克)	25
锌(毫克)	0.31	硒(微克)	1.38
铜(毫克)	0.08		

香辣羊肉片

材料：瘦羊肉 1000 克，青蒜 50 克，辣椒酱 50 克，香油等。

做法：（1）将羊肉洗净，切成 8 厘米见方的大块；把青蒜切碎。

（2）将羊肉放入沙锅中，加适量水烧沸，撇去浮沫；撒入花椒、八角和精盐，煮沸后小火将羊肉煮至酥烂，捞出沥净汤汁。

（3）晾凉后，剔去骨头，切成薄片装盘，撒入青蒜末，淋入辣椒酱和香油，拌匀即可。

蒜茸清蒸鱼

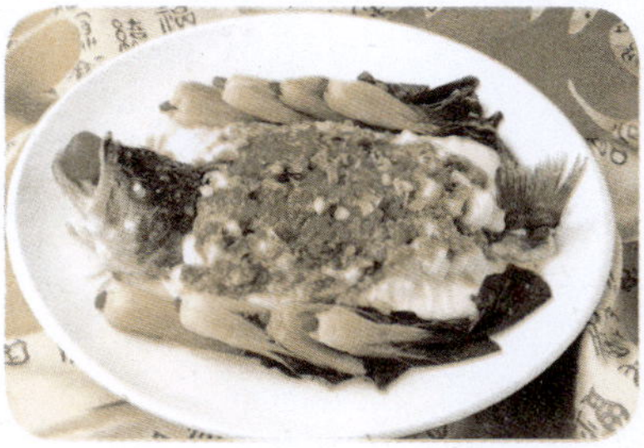

材料：鲤鱼1条，青菜100克，蒜、葱、料酒等。

做法：（1）葱切花，姜切丝，蒜切碎做成蒜蓉。

（2）将鱼洗净，鱼肉切成厚片，留鱼头、鱼尾，用盐、料酒、姜丝将鱼片稍腌几分钟。

（3）鱼装盘，青菜摆两边，把蒜蓉和酱油、醋、油、料酒、鸡精调成汁，淋在鱼身上，蒸大约20分钟至熟，出锅撒上葱花即可。

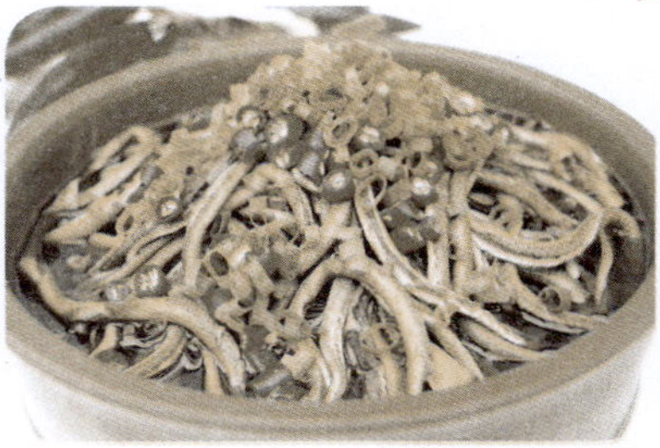

酸辣粉丝鳝鱼

材料：鳝鱼200克，粉丝500克，葱姜蒜，红油等。

做法：（1）将鳝鱼清洗干净，切成段，粉丝泡发；葱切葱花，姜、蒜剁碎。

（2）锅中放油，烧成3成热，下葱、姜、蒜炒香，下鳝鱼段翻炒数下，倒入鸡汤烧沸。

（3）放入粉丝，煮大约1分钟，加入调味料，出锅前洒入红油、葱花即可。

[营养透视——蒜苔]

维生素			
A(微克)	47	B_1(毫克)	0.11
B_2(毫克)	0.08	C(毫克)	35
E(毫克)	0.81	胡萝卜素(毫克)	0.28
烟酸(毫克)	0.5	胡萝卜素(毫克)	1.52
三大营养素			
蛋白质(克)	2.1	脂肪(克)	0.4
碳水化合物(克)	6.2		
矿物质			
钙(毫克)	29	铁(毫克)	1.4
磷(毫克)	44	钾(毫克)	226
钠(毫克)	5.1	镁(毫克)	18
锌(毫克)	0.46	硒(微克)	1.24
铜(毫克)	0.05		

糖醋软熘鲤鱼

材料：鲤鱼1条，白面500克，绍酒、糖等。

做法：（1）将鱼清洗一下，两面切刀花。

（2）锅中放油，烧至六成热，将鱼放入炸透后，捞出沥油。

（3）锅中加清水，将炸好的鱼放入，加调料滑溜，溜时要用勺不断推，并将汁不断浇在鱼身上。等鱼两面入味后，勾芡收汁，淋上明油即可。

核桃仁拌黑木耳

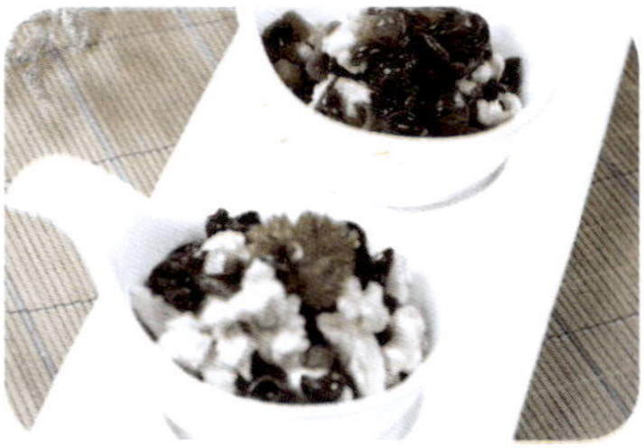

材料：黑木耳150克，核桃仁50克，红、青椒各25克，红油，姜、蒜等。

做法：（1）把黑木耳撕成小块；红、青椒分别切丝，姜、蒜切成末。

（2）把黑木耳、红椒丝、青椒丝在开水中焯水，捞出晾凉；把核桃碎用小火炒香。

（3）在碗中装入黑木耳、红椒丝、青椒丝、核桃碎、姜末、蒜末，撒上盐、糖，浇上醋、生抽、香油、红油，拌匀即可。

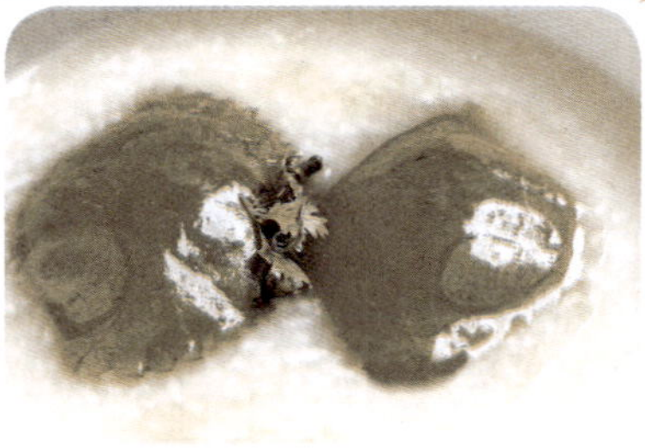

私房蟹粥

材料：粳米半碗，蟹2只，酱油、香油各适量。

做法：（1）粳米入水浸泡1小时；蟹处理干净，斩去四脚。

（2）将处理好的蟹放入碗中，淋上料酒、酱油，上屉蒸熟。取出脱壳。

（3）粳米和水倒入锅中，煮至粳米烂熟，将汤盛出，摆入蟹肉，即可上桌。

[营养透视——木瓜]

维生素			
A（微克）	145	B_1（毫克）	0.02
B_2（毫克）	0.04	B_6（毫克）	0.01
C（毫克）	50	E（毫克）	0.3
生物素（微克）	38	胡萝卜素（毫克）	0.87
叶酸（微克）	44	泛酸（毫克）	0.42
烟酸（毫克）	0.3		
三大营养素			
蛋白质（克）	0.4	脂肪（克）	0.1
碳水化合物（克）	6.2		
矿物质			
钙（毫克）	17	铁（毫克）	0.2
磷（毫克）	12	钾（毫克）	18
钠（毫克）	28	镁（毫克）	9
锌（毫克）	0.25	硒（微克）	1.8
铜（毫克）	0.03		

酸辣豆花汤

材料：豆花500克，熟黄豆、熟花生米、馓子、白菜各适量。

做法：（1）白菜剁碎后和葱花一起放入汤碗中，放酱油、味精、醋、香油，搅拌均匀。

（2）烧开半锅水，淀粉加水勾芡，淋入锅中，再放入豆花、胡椒粉、盐，煮至沸腾。

（3）将煮好的豆花倒入汤碗中，再放适量辣椒油、黄豆、花生米、馓子，即可上桌。

油豆腐炒芹菜

材料：油豆腐1碗，芹菜300克，红椒1个，五香粉等。

做法：（1）芹菜去叶切段；红椒切小段。

（2）将适量的油倒入锅中，放入红椒爆香，然后将芹菜倒入锅中，烹入盐、五香粉、酱油，炒至8成熟。

（3）将油豆腐放入锅中翻炒至熟，撒上鸡精，搅拌均匀即可。

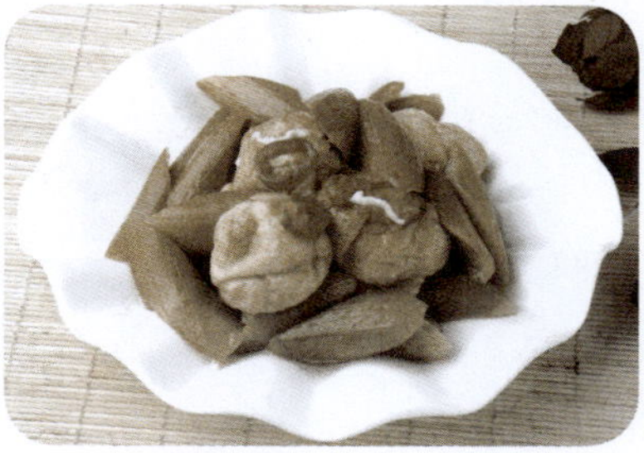

酸汤鳜鱼

材料：鳜鱼1条，蛋清1个，葱、姜、蒜、泡椒、小米辣椒等。

做法：（1）将鳜鱼鱼肉切片，留头尾，用盐、淀粉、蛋清腌渍大约5分钟；葱姜蒜切碎。

（2）油烧至七成热，将鱼头、鱼尾放入炸至金黄色，捞出备用。

（3）在锅内倒入清水，将姜、蒜、泡椒、西红柿、小米辣椒及鱼头、鱼尾倒入，用大火熬至乳白色，加入盐、味精，熬好后捞出待用。

（4）将腌好的鱼片放入汤中煮片刻，将煮好后带汤浇在鱼头、鱼尾上即可。

[营养透视——橙子]

维生素			
A（微克）	27	B_1（毫克）	0.05
B_2（毫克）	0.04	B_6（毫克）	0.06
C（毫克）	33	E（毫克）	0.56
生物素（微克）	61	P（微克）	500
胡萝卜素（毫克）	0.16	叶酸（微克）	34
泛酸（毫克）	0.28	烟酸（毫克）	0.3
三大营养素			
蛋白质（克）	0.8	脂肪（克）	0.2
碳水化合物（克）	10.5		
矿物质			
钙（毫克）	20	铁（毫克）	0.4
磷（毫克）	22	钾（毫克）	159
钠（毫克）	1.2	镁（毫克）	14
锌（毫克）	0.14	硒（微克）	0.31
铜（毫克）	0.03		

粉皮炖甲鱼

材料：甲鱼1只，粉皮200克，葱、姜、蒜等。

做法：（1）将甲鱼洗净，切成块；葱切段，姜、蒜切片；粉皮放在热水中，发好后待用。

（2）锅中放油加热，放葱姜蒜炒香，放甲鱼翻炒数下，加盐、酱油、料酒翻炒变色，加水炖。

（3）放粉皮，炖至快熟时，加鸡精搅匀即可。

毛血旺

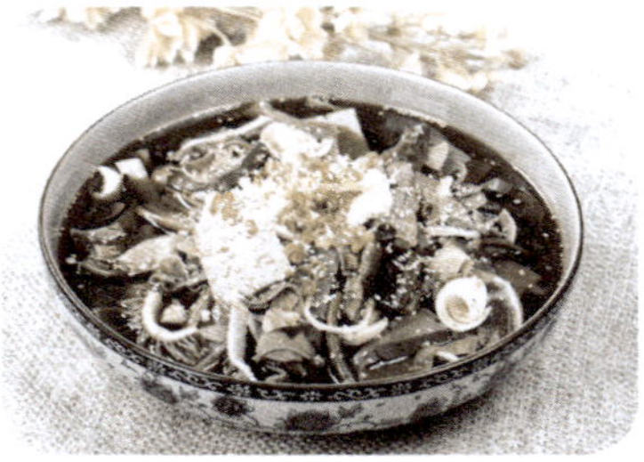

材料：鸭血500克，鳝鱼片、猪肉、火腿、百叶、莴笋头、黄豆芽各150克，鲜黄花、水发木耳、金针菇、豆皮、大葱、各50克，辣椒、麻椒等。

做法：（1）将鸭血切成条，焯水；火腿、猪肉、百叶切片；莴笋头切条；黄花、木耳、金针菇泡发。

（2）火锅底料用水化开，下入精盐、味精，放入备好的材料和大葱等蔬菜共煮；等黄豆芽断生后起锅转入盆内。

（3）炒锅置旺火上，油烧至六成热，放入辣椒炸呈棕红色，下花椒、麻椒等炸香，淋在盆内即可。

桂花广肚翅

材料：尖椒150克，发好的广肚750克，蛋清、蛋黄各100克，豆豉，葱姜蒜等。

做法：（1）青辣椒切成圈状，加豆豉、蒜、葱炒熟备用。

（2）将蛋清、蛋黄打碎，入三成油温滑熟，盛出；粉丝用蛋黄调成金黄色，炒干备用。

（3）广肚切丝，入高汤煲5分钟后，控干水分；锅留油放入葱、姜、蒜炒香，放入广肚丝调味，再放入滑好的蛋清、蛋黄、粉丝，炒好后淋油，与豆豉辣椒一起装盘即可。

[营养透视——山楂]

维生素			
A（微克）	8	B_1（毫克）	0.02
B_2（毫克）	0.01	C（毫克）	19
E（毫克）	7.32	生物素（微克）	52
胡萝卜素（毫克）	0.05	烟酸（毫克）	0.4
三大营养素			
蛋白质（克）	0	脂肪（克）	1.5
碳水化合物（克）	20.7		
矿物质			
钙（毫克）	162	铁（毫克）	0.8
磷（毫克）	24	钾（毫克）	299
钠（毫克）	0.9	镁（毫克）	19
锌（毫克）	0.02	硒（微克）	1.22
铜（毫克）	0.11		

干锅黄牛肉

材料：尖红椒50克，油菜200克，带皮牛肉500克，蒜红油、辣椒酱等。

做法：（1）牛肉焯水切厚片，油菜焯水装盘。

（2）用热油炒糖色，下牛肉炒至皮上起小泡，加香料、姜片、料酒等煸炒，和辣椒酱一起用高压锅内压12分钟。

（3）煸炒蒜末、红椒圈，倒入牛肉和汤汁，汤汁收浓后倒在油菜上即可。

花果茶活血通瘀

043

玫瑰花茶

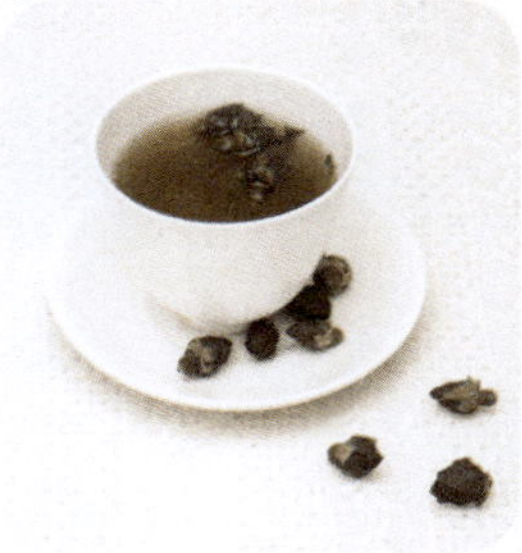

血行不畅的瘀血者可以饮用玫瑰花茶，不仅能促进血液运行，还能改善痛经及月经不调等症状。玫瑰花茶能够缓解疼痛，也适合胃痛胃炎等病的患者饮用。玫瑰花独特的甜香味道能消除紧张感，还能够实现女性美容养颜的愿望。

冲泡方法：在温热的茶碗或茶壶中放入适量玫瑰花（2 朵 / 人），倒入沸水，盖上茶盖浸泡约 1 分钟后即可饮用。喝茶时最好将茶盖拉出一丝小缝，像古人那样品茶，乐趣无穷。

额外推荐

郁金茶

郁金是一味中药，能保护肝脏、去脂和抑制肝脏的纤维化。

冲泡方法：约 500 毫升水中投入 1 袋郁金茶茶包（约 5 克），小火煮沸后改中火加热约 5 分钟，之后便可饮用。

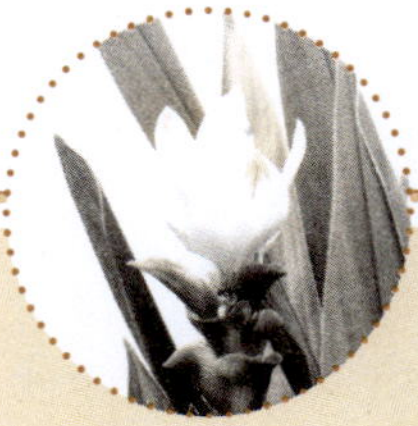

郁金 《本草纲目》中记载："郁金，清气化痰，散瘀血之药也。"秋天的郁金茶富含姜黄素，可促进血液运行，缓解痛经、腹痛及宿醉等。

红花茶

红花是促进血液运行的佳品，能通络行血、化瘀止痛。

冲泡方法：约 600 毫升水中投入 1 袋红花茶茶包（约 5 克），小火煮沸后改中火加热约 5 分钟，取出茶包后即可饮用。

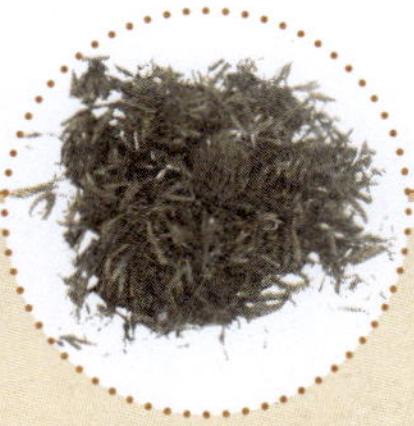

红花 能预防高血压、高血脂和心肌梗死，还有镇痛、镇静作用。红花油用来治疗跌打损伤、瘀血疼痛。但它能引起子宫收缩，孕妇绝对禁用。

菊花山楂茶

冲泡方法：准备菊花 10 克、山楂 15 克，水烧开后加入锅中，小火煮 10 分钟。再加入红茶包，待红茶入味时，用滤网将茶渣滤出。再根据个人口味，加砂糖调味就可以了。

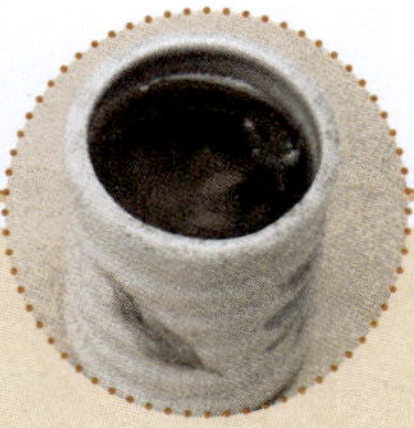

菊花 芳香行气，能清热解毒，还有明目的功效。配合山楂活血化瘀、消食开胃的作用，非常适合瘀血体质的人饮用。

044 洗个热水澡，让气血通畅无阻

说起洗澡，大家一定都不陌生，古代人称其为“沐浴”。它不仅能清除身上的污垢汗渍，还有消除疲劳、舒筋活血、改善睡眠、促进皮肤的新陈代谢、提高抵抗力等多种益处。此外，如果进行药浴、桑拿、温泉浴等还能治疗某些疾病。

怎样洗澡最健康?

洗澡水的温度过高过低都不好，与体温相接近，在 35℃ ~37℃最好。瘀血体质的人可以适当提高水温，最好不要洗冷水澡。

无论冬夏，洗澡的时间都以 15~30 分钟为宜，不要洗得太久，防止因心脑缺氧缺血而出现身体不适，甚至虚脱昏厥。

饱餐后和饥饿时不应洗澡，否则会引起低血压、低血糖。劳累时要适当休息后再洗澡。饮酒后也不能马上洗澡。

脑血管病患者不宜常洗澡，因为洗澡会加速血流，容易引起血管破裂。老年人体力较弱，皮肤干燥，也不宜频繁洗澡。

正确洗澡，轻松治好10种病

1. 消化不良、食欲不振：饭前半小时，用 40℃以下热水泡澡 20 分钟，并用冷水刺激一下胃部，能提高食欲。

2. 胃及十二指肠溃疡：在 42℃左右的热水中泡澡 5 分钟，可减少胃酸的分泌量，减轻和控制溃疡的病情。

3. 高血压：每天晚上用 40℃的温水泡澡 25 分钟，能降低血压，保持血压平稳。

4. 颈部、肩部疼痛：用 40℃左右的热水淋浴 5 分钟左右，同时活动疼痛部位，可促进血液循环。

5. 手脚经常冰冷：先用热水淋浴，身上暖和后，再用冷水冲 10 秒，交替 5 次，能促进血液循环。

6. 急性腰痛：腰部受伤时，在疼痛缓解后，用 42℃的热水泡澡 20分钟，有助于消肿止痛。

7. 足部浮肿：先用热水从脚尖往脚背冲淋，再边踏步边用 18℃左右的冷水冲淋，每次 10 秒钟，交替 5 次。

8. 糖尿病：用 40℃左右的温水洗澡，可有效地增加胰岛素的分泌，还能使内脏功能得到改善。

9. **心脏病：**把胸部以下浸泡在 40℃的温水中，保持 20 分钟，能扩张心血管，改善心脏供血。

10. **便秘：**热水冲淋腹部的同时，用手掌在腹部按顺时针、逆时针方向交替进行按摩，可缓解便秘。

精油按摩，活血化瘀效果好

精油按摩是一种非常有益健康的按摩方法，不仅能活血化瘀，还能给身体增添一份芬芳的香气。按摩最好的时机就是在刚洗完澡时，这时精油通过按摩，很快能渗入皮肤，被吸收到身体里。还可以直接把精油添加到浴盆中泡澡，也有非常好的效果。

精油按摩手法

头部

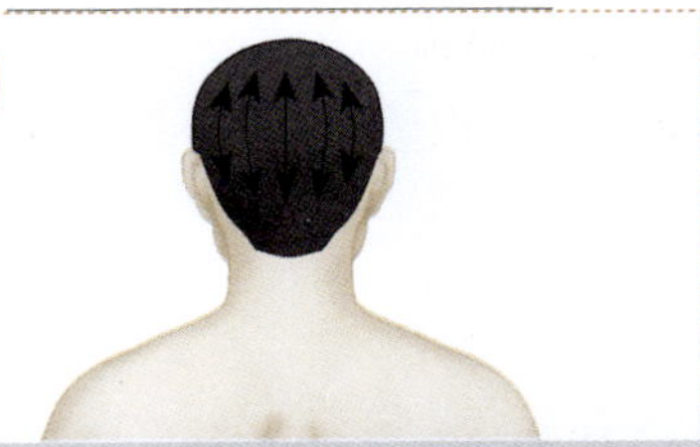

用指头沾上精油，手指压紧头皮用滑动的按摩方法按摩整个头皮，手指要用力，这样有利于精油的渗透。

颈部

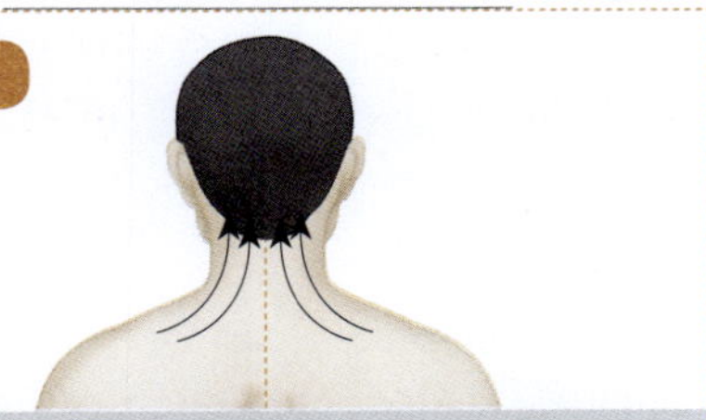

按摩颈部的动作是在颈部画小圈，稍微加力即可；沿颈椎两边分别画圈按摩，从颈底向上按摩到头发边缘为止。

肩部

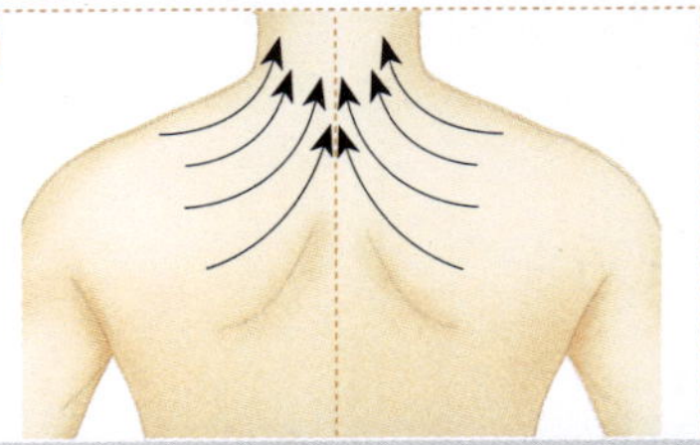

结合滑动轻抚和揉捏的两种手法，利用大拇指和手掌紧贴皮肤，从肩膀向上到颈部，重复来回用力地按摩。

背部

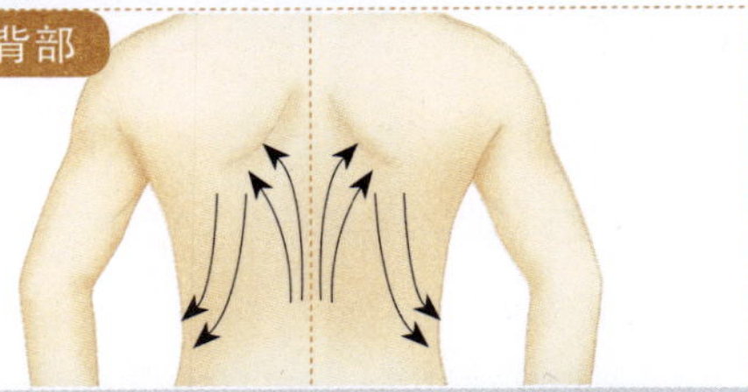

和肩部手法相同，力量可轻可重，但注意不要按摩脊椎。从背面的腰部内侧向上，按摩到肩膀，再向下到背部外侧，重复多次。

◆ **活血化瘀精油推荐** 　注意

植物精油主要是由挥发油成分组成的，并且具有芳香气味，大部分的精油都具有行气活血、化瘀止痛的功效。其中效果最好的有薄荷精油、玫瑰精油、茉莉花精油、玉兰花精油、柠檬精油、茴香精油、生姜精油、肉桂精油等。

045 小测试：看看你是瘀血型体质吗？

想要知道自己是否瘀血型体质，先做下面的选择题。

1. 你身上某个地方有瘀青，你竟然不知道是怎么弄的吗？ ◯是；◯否
2. 你有宫外孕的经历吗？ ◯是；◯否
3. 仔细检查过自己的身体，你身上有黑斑吗？ ◯是；◯否
4. 与别人相比，你的脸上很容易长色斑吗？ ◯是；◯否
5. 对照着镜子中的自己，再看看别人，你发现你的眼眶比别人要黑吗？ ◯是；◯否
6. 伸出舌头检查一下，自己的舌质跟别人相比，有些青紫或者油紫色的小点点吗？ ◯是；◯否
7. 瞪大眼睛看镜中的自己，自己的眼白是青紫色吗？ ◯是；◯否
8. 即使没有熬夜，你的眼白中也有血丝吗？ ◯是；◯否
9. 与别人相比，你的皮肤是不是晦黯没有光泽？ ◯是；◯否
10. 你的皮肤干燥并且容易有皮屑或者鳞甲状东西吗？ ◯是；◯否
11. 仔细检查你的眼睑，看它们是不是紫黑色的。 ◯是；◯否
12. 照一下镜子，你的嘴唇颜色发青或者发紫吗？ ◯是；◯否
13. 你会不会经常脱发？ ◯是；◯否
14. 你已经生过孩子，但依然有痛经的经历吗？ ◯是；◯否
15. 月经期间，你的经血中会有血块吗？ ◯是；◯否
16. 你的月经颜色发紫或者发黯吗？ ◯是；◯否
17. 大便完毕，你发现它是黑色的吗？ ◯是；◯否
18. 伸出双手看一下自己的指甲，它是不是又厚又硬？ ◯是；◯否
19. 仔细观察自己的指甲，它是不是高低不平，或者指甲上有条状或点状白色花纹？ ◯是；◯否
20. 天气稍微转凉，你会腰疼或者背疼吗？ ◯是；◯否

21. 不管什么部位，你会不会偶尔或者经常有针刺般的疼痛？ ○是；○否

22. 不管什么部位疼痛，你是否觉得疼的地方还有些灼伤感？ ○是；○否

23. 不管哪个地方疼，你不敢用手按一下吗，否则会更加刺痛？ ○是；○否

24. 不管什么时候、哪个部位疼，你是不是觉得疼痛感每次都在一个地方？ ○是；○否

25. 你的家人中，有人得过肿瘤吗？ ○是；○否

26. 你不喜欢与人交谈，总是独来独往、郁郁寡欢吗？ ○是；○否

27. 你是否有吐血的经历，但去医院检查之后什么病也没有？ ○是；○否

28. 天气转凉，你的手脚是否只有一部分很冷，比如说小指头很凉，但拇指和食指比较热？ ○是；○否

29. 当你觉得自己在发热时，你是否有口渴、头痛、烦躁等症状？ ○是；○否

30. 当你挠痒或者被什么东西剐了一下，你的皮肤很容易出血吗？ ○是；○否

31. 不管饿或者不饿，你总是觉得小腹有一种满胀感吗？ ○是；○否

32. 不管是否劳累，你总会觉得很乏力甚至懒得说话吗？ ○是；○否

33. 你是否经常感到胸闷吗？ ○是；○否

34. 晚上睡觉的时候，你总觉得有人在身边你想叫又叫不出、想动又动不得吗？ ○是；○否

以上 34 个选项，每选择一个肯定答案，你就离瘀血型体质又进了一步。如果选择了 10 个以上“是”，那么你已经有轻微的瘀血了；如果选择 17 个以上“是”，那么你已经是瘀血型体质了；如果选择了 25 个以上“是”，机体已经向你发出信号了，你要抓紧时间调理了；如果选择了 30 个以上的“是”，最好到医院检查一下，看身体有没有什么病，尤其要检查黑斑出现的部位，以防有肿瘤。

总之，瘀血体质是一种更糟糕的体质，很容易引起严重的病症。上面的选项有一定的预警作用，闲暇时不妨做一下这个测试题。

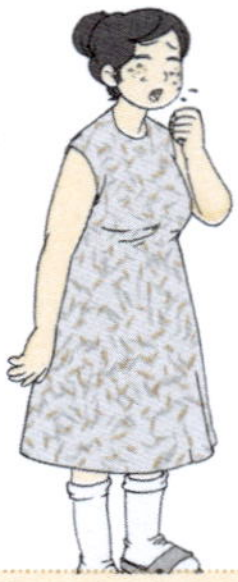

第七章

DIQIZHANG

痰湿型体质

身体的津液运行不利，堆积在体内成了多余的水湿，时间一长便郁结而生痰。痰湿体质就这样形成了。"痰"在人的身体里会给健康带来很大的威胁，高血脂、糖尿病等顽固的疾病都和痰湿体质有着密切的关系。只有化痰祛湿才能恢复身体的健康。

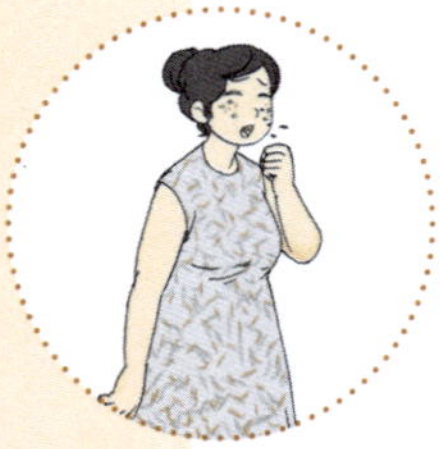

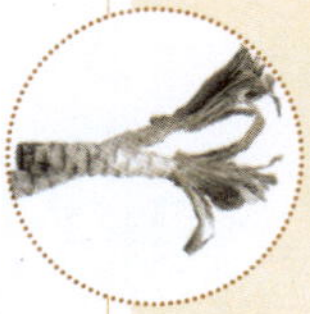

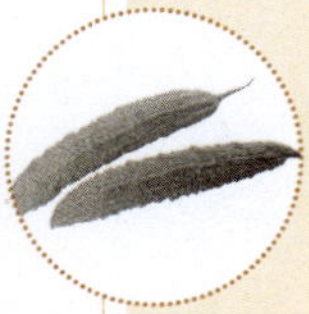

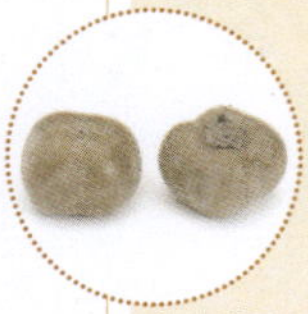

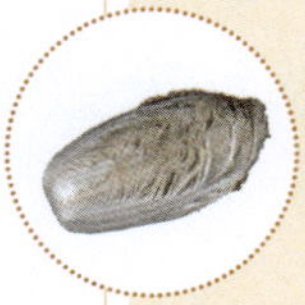

本章看点

- “痰”是什么东西?

  当水湿运化不利时，就会积滞成痰。

- 痰湿体质是如何形成的?

  受到饮食不当、生活环境和方式的共同影响。

- 胖人都是痰湿体质吗?

  虚胖的人相对来说属于痰湿体质的较多。

- 痰湿会带来哪些疾病?

  痰湿会引起糖尿病、高血脂、痛风等顽症。

- 痰湿体质饮食需要注意什么?

  调理脾胃，多吃苦味和温热的食物来祛湿。

- 生活中如何改善痰湿体质?

  多做运动能有效的改善痰湿体质。

046 油腻腻的虚胖是痰湿

看一下你的身材，你的肌肉很结实，还虚胖？你的眼睛会常常肿着吗？你被皮肤出油所困扰吗？年轻的你头发掉得很厉害吗？会总觉得有痰吗？比起凉水，你更喜欢喝热水吗？你是不是特别容易出汗呢？——你想过这样的自己是痰湿型体质吗？

大腹便便的陈先生

陈先生是个事业处于上升期的部门经理，出于工作的需要，动不动就需要去应酬，每月除了工作，就是在饭店、酒楼里泡着，天天不离八大菜系、四大口味，顿顿不离烟酒作陪。久而久之，身体的各个方面都发生了很多变化。

先是眼看着体重直线的往上升，肚子像气球一样的鼓了起来，裤子的尺码越来越大，身上也跟着一起富态了起来，全身都裹着一层的脂肪，用手一按就是一个肉坑。

脸上也变得油光满面的，用什么洗脸都不行，刚洗过就又是一层油，简直和油田一个样了。头发也总是油腻腻的，而且还会大把大把的脱发，才半年多的时间，头顶上都快看到“地中海”了。

他不仅对家中的粗茶淡饭越来越没了胃口，就连美味佳肴也食之无味了。吃进去的东西在胃里，简直就是“顽固不化”，好像怎么也消化不了，胃里总觉得满满的，下面还经常不合时宜地放屁。他以为自己是消化不良，吃了好多助消化的药也不见有什么效果。

晚上回家时，总会觉得身体如灌了铅一般，沉甸甸的，爬楼梯也变得非常困难。晚上睡觉迷迷糊糊地，早晨起床一照镜子，就会看到自己浮肿的脸和金鱼一样的肿眼泡，看网上的偏方，用茶水敷眼睛也无济于事。到了公司，刚刚工作一会儿，便会觉得很累，忍不住又想睡觉。

渐渐地，他发现自己不能喝酒了，喝一点酒就会胃痛呕吐，只有喝茶还稍微好一些。索性他就不出去应酬了。即便不去应酬了，他还是要像女人一样纸巾不离手，因为就算不感冒他也会咳，嗓子眼儿总有一口痰，时不时地会涌上来。嘴里还会觉得腻腻的，却一点都不渴，他觉得自己快像骆驼一样了，一天除了吃饭都可以不喝水。

他还养成了一个习惯，就是天天喝清肠保健茶，有一天不喝就总觉得肚子里胀得难受。天稍微热一点就更难受了，整天哪怕不动，也会控制不住的出汗，总觉得身上黏糊糊的，只有吹着凉爽的空调才会感觉好一些。

你是痰湿型体质吗？

自我舌诊

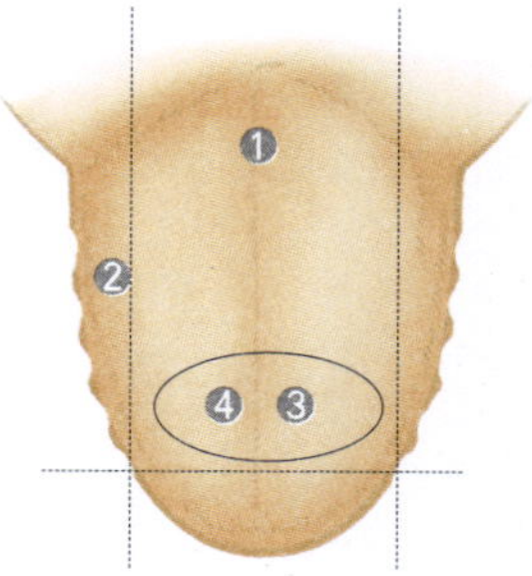

对着镜子，先来看看你的舌头吧，如果你的舌头是下面这个样子的，那你就是痰湿体质了。

❶ 舌质颜色淡，整体比较胖嫩；

❷ 舌边能看到成排的牙印；

❸ 舌苔比较厚，常常显得白腻；

❹ 热性痰湿会出现黄色舌苔；寒性痰湿会出现白色舌苔。

体质特征

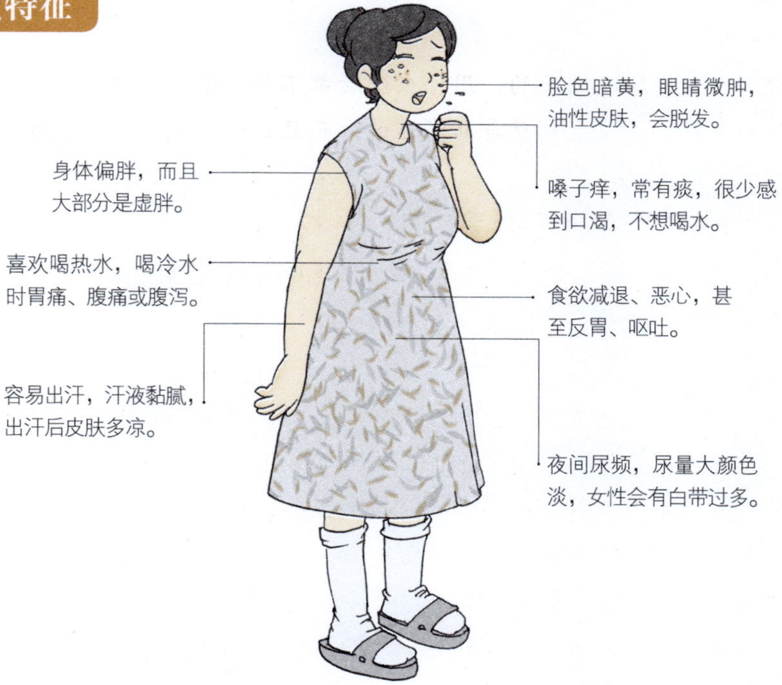

性格特点

一般是好脾气的人，性格温和，从不乱发脾气；

平时待人谦恭，性情沉稳，遇事从容镇定；

做事有毅力，忍耐力强。

047 痰湿是身体里积了“湿”

水在人体内扮演者非常重要的角色，它们不仅构成人体体重的70%，更重要的是担负着各种营养物质的输送。只有营养物质和水被运输到需要的地方，身体的各种代谢才能顺畅进行，而痰滞正是妨碍了这一过程的进行。当身体处于新陈代谢不佳的状态，水分无法正常移动而停滞，与各种废物一起成为黏稠而混浊的状态，在经络、皮肤、腹部、心脏、血管等处堆积，这就是痰湿。

甜腻的食物积滞了痰湿

有的人非常喜欢吃甜食，对甜点、蛋糕、糖果、饮料来者不拒，这个爱好在无形中慢慢地损耗脾脏。的确，脾这个器官很喜欢甜味，适当地吃甜食对脾脏有益，但如果完全没节制的吃甜食，时间久了就会伤了脾。所以，经常吃甜食的人，食欲不好，消化也都不太好，这都是脾胃受伤的表现。

中医上所说的“脾”，并非特指哪个器官，它是以脾脏为主，借助于经络分支与六腑把全身组织联系起来的一个系统，具有运化、统血等作用。脾的运化功能减弱，如果吃了难以消化的东西，血液就不能把精微之气及时运走。这些东西聚集在脾胃，不能参与新陈代谢，长期滞留着就成了痰湿。

还有的人没规律、没节制地饮食，常常暴食暴饮，又多吃些油腻不易消化的食物。久而久之，消化不掉的肥厚油腻食物便在体内转化为不被人体所吸收的病态津液，即“痰”。痰越积越多，身体便会觉得很沉重。这样的人一方面表现出体形肥胖、身体壮硕，肚子一天比一天大，另一方面又因脏腑组织不能得到足够的水谷精微之气，而出现身体易于疲劳倦怠，经常饥饿又爱吃东西。于是，痰湿的人往往陷入“肥胖—疲劳—饥饿—过食”的恶性循环。

痰湿体质的恶性循环

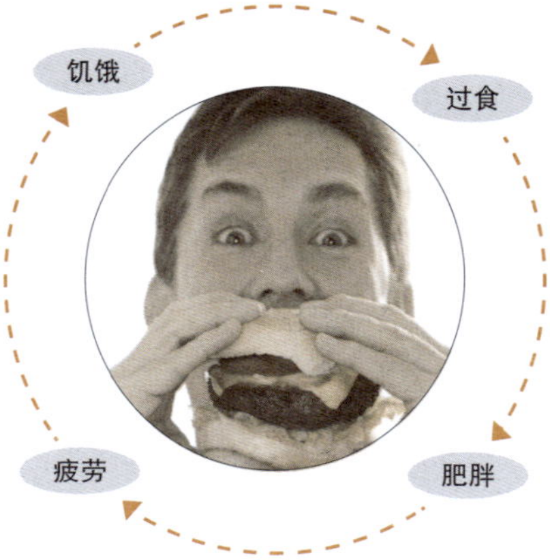

缺乏运动，体内生出痰湿

痰湿体质者还有一个共同特征，就是喜静不喜动，身体本来就胖胖的，还有事没事就喜欢往沙发上靠，一会儿就进入了梦乡。他们还会狡辩说，身体太胖了、太重了，运动不起来。

其实，痰并非人体固有的物质，而是体内津液运化失常、凝滞结聚而成的病理产物。健康的人之所以没有痰，是因为体内津液运化正常，最终都转化为营养物质被人体吸收了。身体的血要靠气来推动，气的运行才能带动血的运行；而身体里的湿则要由血带着输送到全身，或随着活动消耗掉，或散失到身体外面去。

越不运动，就越容易形成痰湿。人若一直窝着不动，气就不能正常地升降出入运动，机体就会出现气机阻滞、气机失调的病症。气行不畅了，这些能生湿的东西就积住了，自然而然就形成了痰湿。这就是内湿，它完全是发生于身体的内部，是气血运行变化所导致的。

因此，要改变痰湿体质，首先就要从身体内部的调节做起，无论是散步还是慢跑，或者其他运动，都能起到养气的目的，有助于活跃筋骨，保证气血的通畅。只有保证了气血的充足，人体内气血通畅了，水液才能正常地运化，而不至于阻滞而形成“痰”。

从身体外面来的痰湿

身体中的“痰”是中医上所说的“无形之痰”，它是聚积在体内的水湿中的污秽部分凝聚而成——那就是脂肪、黏液。脂肪和黏液有“痰”的性质，具有污秽、黏滞、稠厚的特征。

这种“无形之痰”有一部分是从身体外面来的。可能由于饮食不当，比如吃的食物属性偏湿，或水分过多，偏于生冷，而直接把“湿”带进了身体里；或因消化不良，食物中的精微之物积滞成了身体里的“湿”。无论怎样，这些湿都是从外面进入的，打破了身体正常的水湿平衡。

同样是饮食失调、大鱼大肉，却并不是每一个人都会成为痰湿体质，这也跟环境中的“湿”有关系。比如江南梅雨季节，几乎天天下雨，空气潮湿。生活在这样环境中，而又不注意去湿的话，难免受到外湿的侵犯。中医有“外湿因阻脾胃使湿从内生”的说法，如果本身就已经有了内湿，从外面进入体内的外湿又散不出去，体内的水湿就越积越多，化成了痰，渐渐就形成了痰湿体质。

此外，如嗜酒、挑食等不良习惯，也大多属于伤脾、伤气的行为，长久如此必然会导致体内津液代谢失调而郁结成痰。

048 痰湿的人，从头到脚都生病

现在随着生活水平的提高，体重磅上，人们的体重数也在飞快的增长。随着体重的增长，人们的身体也出现了越来越多的毛病，高血脂、高血压、冠心病都接踵而来，威胁着人们的健康。肥胖，成为了困扰很多人生活的大问题，那么痰湿和肥胖又有着怎样的联系呢?

常见疾病食疗速查

(1) 排尿不畅

症状：有尿意时，膀胱中的尿液不能完全排出，而使膀胱充盈。慢性的症状会使膀胱丧失弹性，并引发膀胱和尿道感染。

食疗推荐

【公英银花粥】

蒲公英 60 克，金银花 30 克，大米 100 克，砂糖适量。将蒲公英、金银花加适量清水煎汁，去渣取药汁，再加入大米煮成稀粥，加糖调味即可。

(2) 口臭

症状：口腔有异味。消化系统和口腔的一些疾病，如肠胃炎、腹泻、便秘、牙龈炎、蛀牙、鼻炎等都可能是造成口臭的原因。

食疗推荐

【薄荷粥】

薄荷叶洗净，加适量水熬煮，取汁待用。将粳米放入锅中，加适量水煮粥，快熟时再倒入薄荷汁，烧沸一次即成。

(3) 尿频

症状：排尿次数增多而每次尿量正常，导致全天总排尿量增加，或者每次尿量减少，也可能是仅有尿意而事实上并没有尿液排出。

食疗推荐

【山药茯苓包子】

取山药、茯苓各 100 克研粉，加水调成糊状，再将山药、茯苓上笼蒸半小时后，调入白糖、油、青椒丝，拌匀成馅，面粉发酵，包成包子，蒸熟即可。

（4）反胃

症状：一般在进食之后，感觉恶心，或者胃部不适而引起胃痉挛收缩，食物再由胃中翻出。还可能引起饮食不下、腹胀不适、腹痛等。

食疗推荐

【柿饼酒】

柿饼 2 枚洗净，连柿子蒂一起捣烂，加一点酒拌匀之后，饭后食用。或用柿饼蒸熟，连吃 8 天，对治疗反胃吐食有效。

（5）咳痰

症状：总觉喉咙中有痰，常常能咳出痰液，痰黏腻，白色或黄色。有时只是吞咽不下的异物感，即使咳嗽，也并没有痰液咳出。

食疗推荐

【香萝卜】

嫩萝卜洗净，切成小丁，用盐腌一夜后晒干；再取适量生姜、陈皮、花椒、小茴香，与萝卜一起拌匀，把烧开的醋浇入其中调拌即可。

（6）关节炎

症状：多见于青壮年，关节表现出红、肿、痛及活动不便。痛风性关节炎以脚部大脚趾突然红肿、疼痛为主要症状。

食疗推荐

【巴戟炖羊肉】

羊肉 250 克，切块后放入开水中泡去膻味。然后放入炖盅，加入巴戟天 50 克、当归 20 克，生姜 4 片和适量开水，一起隔水共炖 3 小时，调味食用。

（7）浮肿

症状：体内水分太多不能及时排出，就会浮肿。由营养不足、肾脏功能衰退等疾病引起。身体脂肪组织失去弹性，用手按压时，会发生凹陷，立即不能恢复。

食疗推荐

【四神排骨汤】

排骨 600 克，用沸水加姜片焯 10 分钟，捞起洗净。再取山药 15 克、莲子 15 克、白茯苓 10 克、薏仁 15 克、芡实 10 克，洗净后连同排骨一起放入沙锅，加水。慢煲三小时，快熟时加盐调味即可。

肥胖——痰湿体质难逃的命运

既然是说肥胖，那么我们就先来看看，到底体重是多少才能叫做肥胖呢？我们可以根据体重指数（BMI）来确定。体重指数是最常用的一种确定体重范围的方法，它的计算公式是用体重的千克数除以身高的平方。一般体重指数大于23就已经可以称为“胖”了。

体重指数

体重指数	＜18.5	18.5～22.9	23～24.9	25～39.9	＞40
体重范围	体重过轻	正常范围	轻微偏重	中度肥胖	严重肥胖
计算方法：体质指数（BMI）= 体重（kg）/ 身高（m）的平方。					

肥胖也要分三类

即使是肥胖也有不同的类型,《黄帝内经》根据人的胖瘦体形,把人分为三种：脂人、膏人和肉人。

其中最健康的一种是“肉人”。这种人虽然体型大，体重指数也可能超过正常值,但脂肪并不多,是以肌肉为主,体格很壮实。常见于体力劳动者、运动员等。

还有一种比较健康的是“脂人”，现代医学上称为“均一性肥胖”。这种人体形看起来虽然肥胖，但脂肪分布得很均匀，比例很好，没有某一部位的脂肪含量严重超标，特别是没有大肚子。

剩下的一种就是痰湿体质最常见的“膏人”，是我们常见的“苹果型肥胖”，现代医学把这种人称为“腹型肥胖”。看起来最明显的特点就是大腹便便，身小肚子大，脂肪很集中地聚集在腹部，显得“肉肥下垂”，皮肤也松弛不紧致。这种类型的人因为体内水湿运行不利，整个身体的调节和代谢都不正常，所以最容易出现高血压、高血脂、患糖尿病等疾病。除此之外，这种肥胖的人还会受到其他代谢病的困扰，整个身体都容易出现问题。

◆ 沐足祛湿减肥法 　**注意**

人的五脏六腑在脚上都有相应的反射区。如果经常用热水洗浴脚部，能有效刺激足部穴位，增强血液循环功能，调理脏腑，从而达到强身健体、祛除病痛的目的。用陈皮5克、茯苓皮5克，加适量水，煎煮20分钟后，加水至1~2升。煎好的水倒进盆里，把脚放进去，浸泡30分钟。

痰湿饮食减肥4法

1. **化痰祛脂法：**青椒饭、荠菜饭、杏仁薏米粥、木耳汤、萝卜汤、雪羹汤。
2. **降脂消食法：**玉米须粥、黑豆粥、薏米防风粥、丝瓜粥、三鲜消滞饮。
3. **健脾利尿法：**薏米粥、赤小豆粥、茯苓粥、扁豆粥、荷叶粥、冬瓜粥。
4. **泻下通便法：**大黄饭、番泻叶粥等。适用于肥胖症伴有便秘热结的人。

特效穴推荐

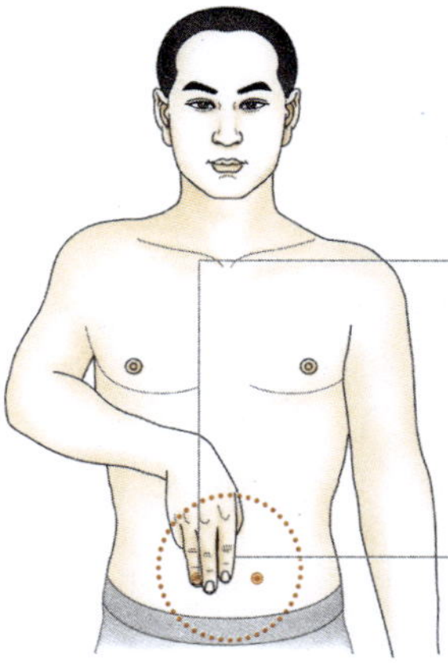

天枢穴

位置：在中腹部，肚脐左右两侧三指宽处。

主治：能够治疗便秘、腹泻、肥胖、月经不调、不孕等病症。

轻举双手，手掌心向下，用食指、中指、无名指的指腹垂直下按并向外揉压，早晚各1次，每次1~3分钟。

喝出健康

【绿豆陈皮茶】

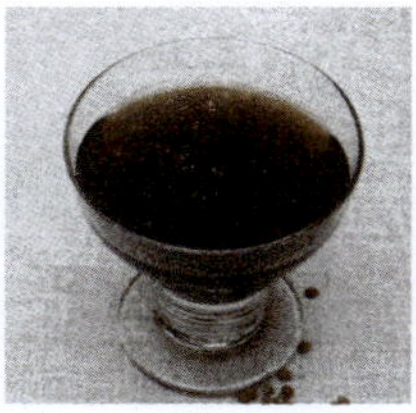

配方：绿豆30克，陈皮5克，绿茶包1袋，砂糖10克。

制法：（1）将陈皮洗净，切成小块；绿豆洗净，浸泡2小时。

（2）沙锅洗净，将绿茶与陈皮放入，先加水800毫升，滚后小火再煮5分钟，滤渣取汤。

（3）在汤内加入泡软的绿豆与少许砂糖，续煮10分钟，滤出汤即可饮用。剩余的绿豆可留待以后食用。

食胜于药

【赤豆鲤鱼汤】

材料：鲤鱼1条（约500克），赤小豆60克。

做法：（1）去掉鲤鱼的鳞、鳃和内脏，洗净后切成鱼段；赤小豆浸泡2小时；

（2）泡好的赤小豆加水，煮至七成熟，加入鲤鱼段，小火煮至烂熟，加盐调味即可。

久咳不愈——肺里的“痰”在作怪

有些人会发现自己并没有感冒，本来好好的，却会突然觉得嗓子里有痰，尤其是早晨或刚吃过饭的时候，咳一咳就有白色的很黏稠的痰出来。这样的情况会反反复复的发生，而且没有任何征兆，还常伴有四肢无力的感觉。

这种没缘由的咳嗽有痰，不是感冒，也不是咽炎，而是痰湿体质在捣乱。我们知道，身体里由湿生成的“痰”，会堆积在身体的各个器官脏腑里，阻碍气血的运行，这也就是它影响身体健康的主要原因。那么当“痰”积在了肺里，就成了咳嗽，如果痰湿长久地积滞不去，就会出现上面所说的情况，咳嗽就变得缠缠绵绵的，怎么也摆脱不掉，即久咳不愈。

很多人在这时候就自己乱吃药，什么枇杷露、甘草片、止咳冲剂，拿来就乱吃一气，结果吃吃停停，加大剂量也不见什么效果。其实，这样做是舍本逐末，只看到了表面的咳嗽，不顾病因的乱用药，当然不可能“治本”。中医讲治病要对症下药，要想摆脱这种痰湿咳嗽，就要从清除身体里的“痰”做起。

肺部

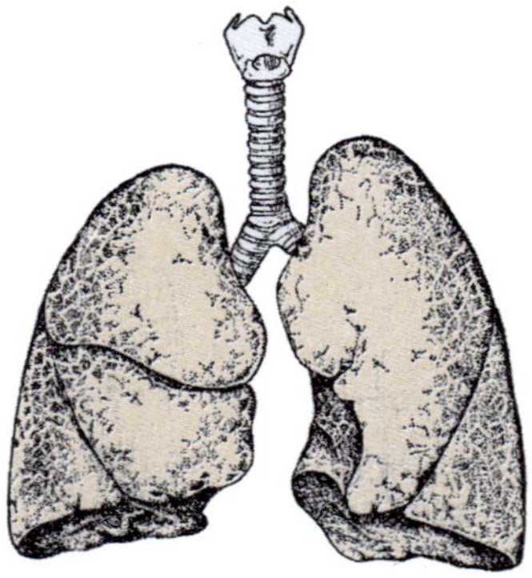

肺是由气管连接两个肺叶组成的，是人体用来呼吸的器官。中医认为肺为五脏之华盖，是藏魄之处。若痰湿积滞在肺里，就会引起久咳不愈。

咳嗽适合吃梨吗?

有人咳嗽并不吃药，而是选择食疗——吃梨。最常见的吃法就是加水加糖，把梨熬成冰糖梨汁。没错，梨的确有润肺止咳的作用，但并不是所有的咳嗽都适合吃梨。因为咳嗽可以由不同的体质引起，比如针对阴虚咳嗽，吃梨止咳的效果就很好，因为梨可以滋阴润燥。但正因为梨有滋阴的作用，能增加身体里的湿，而使它成为了痰湿咳嗽的禁忌。

既然不能吃梨，那么痰湿咳嗽适合吃什么呢？答案是茯苓。茯苓有利水渗湿、益脾和胃、宁心安神等作用，可治疗小便不利、水肿胀满及辅助治疗前列腺、肠炎，是治湿祛痰的佳品。

特效穴推荐

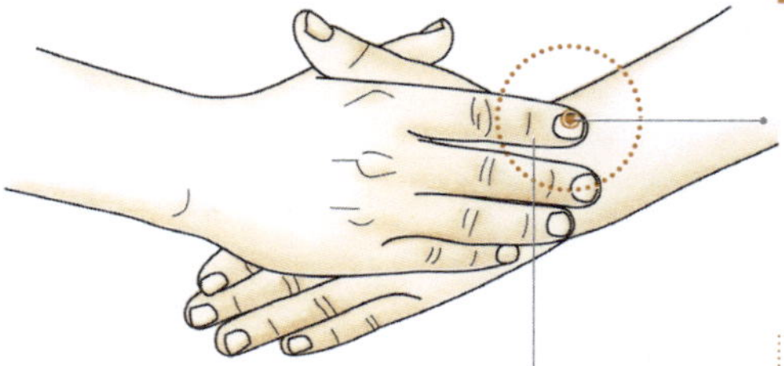

列缺穴

位置：在前臂桡外侧边缘，腕横纹向上 1.5 寸处。

功效：治疗感冒、支气管炎、神经性头痛、落枕、腕关节及周围软组织疾患等。

两手的虎口成交叉形，右手食指的指腹揉按左手穴位，先左后右，每次各按揉 1~3 分钟。

喝出健康

【生姜橘皮饮】

配方：生姜 15 克，橘皮 15 克。

制法：生姜切片，橘皮切碎或研成粉末。加水适量，小火煎煮 15 分钟。滤去茶渣即可。饭前服，1 次 30 ~ 50 毫升。

功效：燥湿、理气、化痰。适用于痰湿体质引起的咳嗽痰多。

【杏仁奶茶】

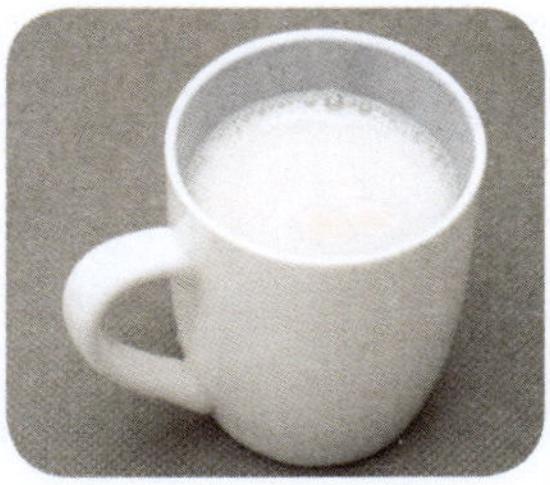

配方：杏仁 200 克，牛奶 250 毫升、白糖适量。

制法：杏仁浸泡后去皮，研成细粉末，加入牛奶、白糖和适量清水，过滤后烧开即可。

功效：润肺止咳，适合痰湿质，久咳不愈的人饮用。

食胜于药

【茯苓杏仁薏米粥】

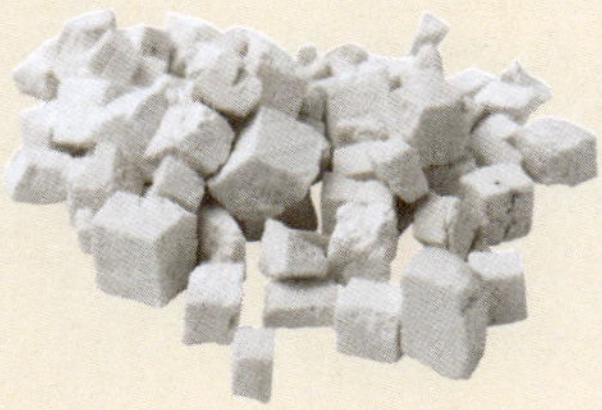

茯苓是一种菌类植物，通常寄生在松树根上，形状和甘薯类似，表面黑褐色，去皮后为白色或粉红色。

材料：茯苓 30 克、薏苡仁 30 克，杏仁 10 克，粳米 50 克。

做法：(1) 先将薏苡仁、杏仁洗净，用水稍微浸泡一下；

(2) 薏苡仁、杏仁和粳米放入锅中，加水煮粥，煮至八成熟时再放入茯苓，直到粥煮熟即可。

糖尿病——过分甜腻伤了身体

糖尿病，顾名思义，就是在尿里面有糖存在。正常情况下，人身体里的糖通过正常的代谢，是不可能出现在尿液里的。人的肾脏像个水坝一样，当人体血液中的糖分没有超过“警戒线”的时候，就不会出问题，而当血液中的糖超过了肾脏的“警戒水位”，就会越过“水坝”直接排出来了。

很多糖尿病人在生病之前都爱吃甜食，却没有意识到这样做的危险性。正常情况下，糖是人每天必需的，可以通过我们的饮食进入身体里，食物分解后就成了葡萄糖，为我们的活动提供能量。如果摄入的糖过多，生成的葡萄糖过多，这些多余的糖就会因为代谢不掉，而滞留在血液中，导致高血糖，成了扼杀人们健康的罪魁祸首。

中医讲“过甜伤脾”，前面我们讲到过脾主运化，吃进去的水谷精微都是靠脾运送到全身的，脾受了伤，自然物质堆积而生湿生热，热进而炼液为痰。于是，促成了痰湿体质，进而诱发了肥胖和糖尿病。

小心肥胖带来糖尿病

据研究表明，糖尿病与腹部肥胖有着密不可分的联系。腹部肥胖会影响到人的腰臀比例，即腰围和臀围数值的比例，它代表着脂肪在腰腹部的积累程度，脂肪积累得越多，肚子越胖，腰围越大，这个比例就越大。

它的危害是，当腰臀比例变大了，会引起身体对胰岛素的抵抗，而且腰臀比例愈大，这种抵抗就越强。这时，胰岛素不能正常的发挥作用了，血液里的糖既不能顺利的转移出去，不能到达各个器官，也不能充分地被身体利用。但这些多余的糖分不可能总是留在血液里，总要有个出路，于是就从我们的尿液中被排出了身体，这就是糖尿病了。

糖尿病也能吃饱吃好

患糖尿病的人生活很痛苦，由于日常食物几乎都含有糖类物质，所以糖尿病人不敢多吃，这也不敢吃，那也不敢碰，总是处于“半饥半饱”的状态。其实，有研究表明，糖尿病人只要科学饮食，也是可以吃饱吃好的。

这就要提到“食物血糖指数”的概念，它是指人食用一定量的食物后会引起多大的血糖反应。食物血糖指数的数值越小，食用后对血糖的影响越小。根据它，糖尿病人可以更加大胆地选用水果、豆类食品和富含膳食纤维的食物，既可满足口腹之欲，又有利于血糖控制。

另外，营养学家的研究还发现，混合膳食对食物血糖指数也有很大影响。

比如，同样吃 50 克米饭，单独吃米饭的血糖指数为 80.1，而米饭搭配蒜苗（含膳食纤维 2.2 克）的血糖指数为 57.9；只吃馒头的血糖指数为 80.1，如果加了酱牛肉（含蛋白质 51 克）后血糖指数就变成了 49.4。这是因为纤维素能抑制糖类的吸收，而蛋白质和淀粉一同食用则可促进胰岛素分泌，使血糖水平降低。

特效穴推荐

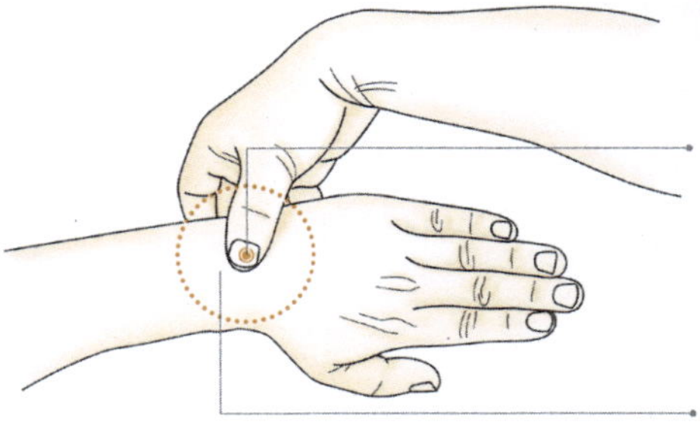

阳池穴

位置：在人体的手腕部位，即腕背横纹上，前对中指和无名指的指缝。

功效：治疗风湿耳鸣、眼睛红肿、咽喉肿痛、糖尿病等症。

手平伸，用另一只手大拇指指尖垂直揉按，早晚各 1 次，每次 1~3 分钟。

喝出健康

【鲜榨苦瓜汁】

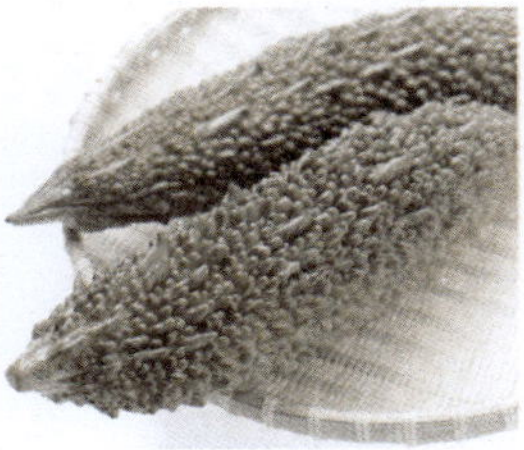

印度科学家经研究发现，苦瓜中含有一种名为“多肽 –P”的化学物质，和胰岛素有相似的效果，并可作为治疗糖尿病的辅助药物。

配方：苦瓜 150 克，黄瓜 100 克。

制法：苦瓜洗净，保留瓜瓤，和黄瓜一起切片，榨汁，并尽快饮用（如果超过 15 分钟后，苦瓜汁就会发生氧化）。

食胜于药

【蚌肉苦瓜汤】

材料：苦瓜 250 克，蚌肉 100 克，盐。

做法：（1）将活蚌去泥沙，取蚌肉洗净，苦瓜切片。

（2）苦瓜和蚌肉一起放在锅里，加清水适量煮汤，熟后加盐调味即可。

【凉拌莴笋】

材料：莴笋 400 克，红辣椒若干个，酱油、醋等。

做法：（1）莴笋去皮，洗净切成丝；红辣椒去子去蒂，切丝。

（2）将莴笋块放入小盆中，加入少许盐腌出水，挤干水分，加入鸡精、酱油、醋、香油等拌匀，装盘即可。

高血脂——血液里积了太多的“痰”

高血脂与高血压、高血糖合并在一起称为“三高”。这三种疾病已经成为了威胁人们身体健康的隐形杀手，它们潜伏在人们的身体里，悄悄地破坏着身体各个器官的功能，甚至威胁人们的生命。

人们之所以害怕高血脂，是因为它会使心脏和大脑供血不足，还容易导致脂肪肝、肝硬化、脑血栓、胰腺炎、心肌梗死、动脉粥样硬化，进而引起肾脏、心脏等器官的功能衰竭，这时生命就要走向末路了。

血脂与血栓

血液中的游离脂肪像海洋里的鱼虾一样到处游荡，是人体中的“危险分子”。当遇到血流缓慢的地方，它就会附着在血管壁上，渐渐地堆积成脂肪层，为血栓的发生埋下了“定时炸弹”。一旦脂肪层脱落下来，堵塞了血管就发生了血栓。

从表面来看，高血脂就是血浆中多余出来没用的脂质，使血液黏稠或者呈混浊的状态。这些多出来的脂质——让血液变浑浊的东西，也就是中医所说的“痰”或“湿”。其实,这些“痰”或者“湿”,原本也是人体可以吸收利用的津液。那么从中医的角度来说，要治疗高血脂就要化痰祛湿，把这些多余的津液从身体里清除掉。

“四低一高”的饮食原则

高血脂的人要特别注意饮食，坚持“四低一高”的原则，即低热量、低脂肪、低胆固醇、低糖、高纤维膳食。控制热量的摄入，动物脂肪和胆固醇的摄入量要严格控制，尽量不吃或少吃动物内脏，蛋类每天不超过一个，吃含有花生油的植物油，对改善高血脂有好处。

（1）可多吃海鱼：海鱼中含有不饱和脂肪酸，能使血液里的胆固醇氧化，降低血浆中的血脂浓度。不饱和脂肪酸还能使血小板的凝聚时间延长，抑制血栓的形成而防止中风。鱼肉中的亚油酸含量丰富，可以增加微血管的弹性，防止血管破裂，减少发生高血压并发症的风险。

（2）多喝茶水：茶水特别是绿茶，具有明显的降脂功效。胆固醇高并伴有心血管疾病的人每天喝一杯茶水，长期坚持能降低胆固醇，保护心血管，还能减肥。

◆ 高血脂应少吃螃蟹　**注意**

高血脂的人，应该忌吃螃蟹等高胆固醇含量的食物。据测定，每100克河蟹中含胆固醇23.5毫克，而每100克蟹黄中的胆固醇则高达46毫克。因此，高血脂的人应少吃或不吃蟹黄，蟹肉也应少吃。

（3）多吃山楂：山楂对高血脂引起的心血管问题有预防和治疗作用，不仅能够降血脂，还能软化血管，改善动脉硬化的症状。

特效穴推荐

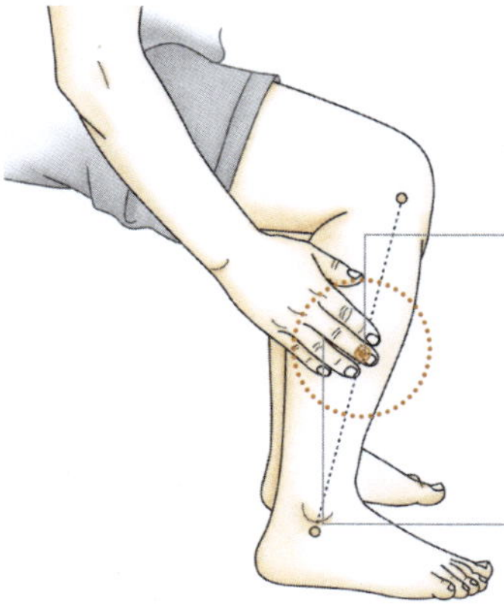

丰隆穴

位置：位于足外踝上 8 寸处，大约在外膝眼与外踝尖的连线中点。

功效：治疗高血压、肥胖、神经衰弱、支气管炎，能有效地化痰止咳。

正坐、屈膝，用食指、中指的指腹按压，早晚各 1 次，每次 1~3 分钟。

喝出健康

【山楂荷叶饮】

配方：山楂 15 克，陈皮 10 克，荷叶 12 克。

制法：将三种材料分别清洗干净，切碎后，一起放入沙锅，加水煎茶，滤去茶渣，取汁代茶饮。

食胜于药

【山楂鲤鱼汤】

材料：鲤鱼 1 条（约 500 克），山楂 25 克，黄酒、姜片、葱段、精盐各适量。

做法：（1）洗净的鲤鱼切成块，放黄酒、精盐腌 15 分钟。

（2）山楂加入少量水，上火煮熟，放入鱼块、姜片，小火煮 15 分钟，加入葱花、盐等调味即成。

【花生仁拌芹菜】

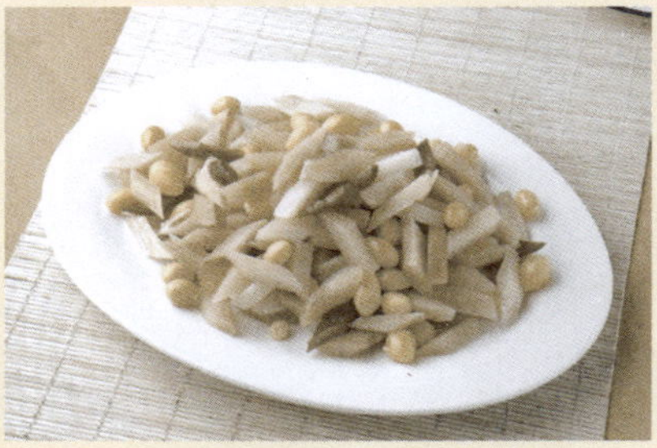

材料：芹菜 300 克，花生仁 200 克，醋、蒜等。

做法：（1）芹菜择洗干净，切段，焯水沥干；蒜捣碎成泥。

（2）油锅置上烧热，放入花生仁炸至金黄，捞出控油，沥干去红衣，把芹菜、花生仁放入小盘中，加入调味料拌匀即可。

痛风——痰湿钻进了关节里

有人会在大拇趾关节、踝关节、膝关节等部位出现疼痛。继而会出现下肢踝关节和膝关节的红肿和剧痛。还常常在子夜发作，让人疼得从梦中醒过来。这就是痛风，一种会纠缠病人很久、难以治愈的疾病。

痛风，又称“高尿酸血症”，病人身体内一种叫嘌呤的核苷酸代谢发生了紊乱，由其代谢产物尿酸积累而引起的一种疾病，属于代谢性关节炎。血液中的尿酸增高，当血尿酸浓度超过限度时，就会渗透到尿液中直接排出，还会以钠盐的形式沉积在关节、肾脏、软组织和软骨中，引起相应的炎性反应。

痛风偏爱男性

痛风的男女发病比例非常不平衡，高达20∶1，男性的发病率远远超过女性。女性因为雌激素对尿酸的形成有抑制作用，一般在50岁之前不会发生痛风，只有在更年期以后痛风的发病比率才会增加。

痛风的发病过程

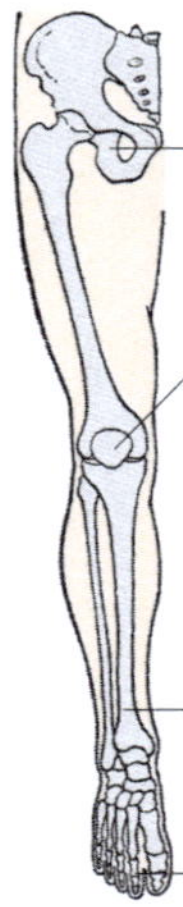

除了本身激素的差别之外，喜欢赴宴、饮酒，也成为了男性痛风多发的诱因。有医生统计，经常赴宴的男性，痛风的发病率高达30%。男性在饮食上本来就相对偏好富含嘌呤、蛋白质的食物，而在外出就餐中，这些高蛋白、高嘌呤的食物又往往是宴席餐桌上的主角。再加上暴饮暴食，大量食用这类食物，自然会使体内尿酸含量增加。

还有一点需要引起痛风患者的特别注意，那就是要戒酒。因为饮酒是使体内尿酸升高的“催化剂”，血液里的酒精会抑制尿酸的及时排出，使其更容易在

◆ 痛风患者的“人参果”——樱桃 **注意**

樱桃中的花青素，能降低发炎的几率，缓解疼痛的效果比阿司匹林更好。樱桃还可以促进血液循环，有利于尿酸的排泄。一般痛风或关节炎病人，每天吃20粒樱桃，几天之内就能看到消肿、减轻疼痛的明显效果。

身体里积累下来。而生活中，男性日常饮酒的比例和饮酒量都远远高于女性，这也是痛风偏爱男性的重要原因之一。

特效穴推荐

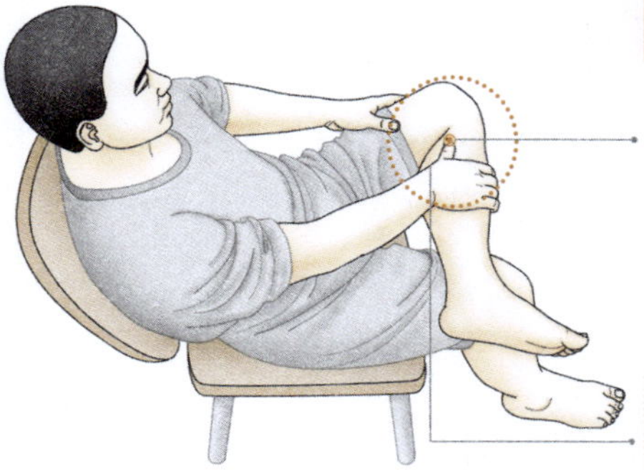

阴陵泉穴

位置：在人体的小腿内侧，膝下胫骨内侧凹陷处，与阳陵泉相对。

功效：能治疗腹胀、腹绞痛，膝关节及周围软组织疾患，及小便不利等。

一只手轻轻握住膝下，大拇指弯曲，用指尖从下往上用力揉按，早晚各 1 次，每次 1~3 分钟。

喝出健康

【芹菜汁】

制法：新鲜的芹菜洗净，切断后放入榨汁机中，榨汁饮用，榨出的芹菜汁最好尽快喝完，放得太久各种成分会被氧化。

小提示：芹菜的叶，茎含有挥发性物质，别具芳香，能增强人的食欲。

食胜于药

【炝拌土豆丝】

材料：土豆 100 克、青椒 1 个 。

做法：(1) 将青椒洗净，切成丝装盘；将土豆丝用沸水焯一下，五成熟即可，保持脆脆的口感。

(2) 把焯好的土豆丝洒上精盐、味素、醋和香油，搅拌均匀，放置 5 ~ 10 分钟，进味即可。

【醋溜白菜片】

材料：大白菜 200 克，葱、姜等。

做法：(1) 白菜切片；葱切末，姜切丝；

(2) 锅内加少许油，下入葱花、姜末爆香，再把白菜放入锅中，加盐翻炒，快熟时加鸡精、白醋调味，并勾芡即可。

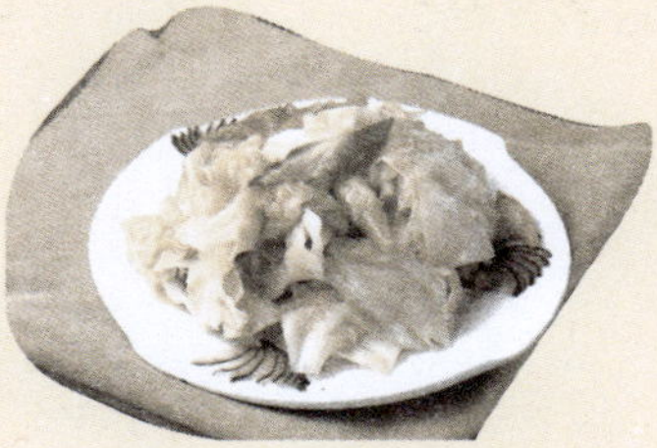

049 把痰湿从身体里赶出去

既然痰湿体质是身体里积累了水湿，那么我们要做的就是“排水”，把身体里的水湿赶出去。具体要怎么做呢？就要饮食做起，从调理脾胃开始，祛痰祛湿。在这方面，食物的性味就起到了很大的作用，只有正确地选择食物，才能把痰湿体质调养得更加健康。

祛湿从调理脾胃开始

前面我们说过，脾将食物转化为水谷精微，运送到该运送到的地方，一切生命活动的持续，无不依赖于脾胃的这种运化作用。当脾受到损伤的时候，生理功能就会下降，结果就是水谷、水湿运化不利，人体会出现便溏、浮肿、困重、食少等痰湿的症状。

事实上，痰湿体质者的脾胃已经受到了伤害，会有口淡无味、口腻、口甜、口苦等口味异常，进而影响了食欲。因此，此时的方法应该重在脾胃的调养。多吃些健脾养胃的食物，如山药、薏米、香菇、银耳、南瓜、胡萝卜、鱼产品等。

一般中医里认为，甘味能够补脾养气，但对痰湿体质的人来说，有些甜黏的食物却不能吃，因为它不但不补脾，反而会伤脾。

化痰饮食，向“痰”宣战

中医认为，痰湿的体质是因为水湿没能及时排泄，停留在体内，在热的作用下，便郁化成不正常的津液，即“痰”。“痰”就像我们身体里的垃圾，破坏身体内的环境，堆积久了就会引起其他疾病，比如肥胖、高血脂、糖尿病。所以要想改变痰湿体质，“痰”是我们必须要清除掉的“敌人”。

相对于“生痰”，我们要做的就是“化痰”、“祛痰”，很多食物都具有化痰祛痰的效果。这里说的化痰祛痰，和我们通常说的感冒时止咳祛痰是不同的。所谓化痰祛痰，不仅是指吃了之后使人不吐痰，而是彻底地消除体内瘀积的水湿。这类食物有辣椒、大蒜、茼蒿、柿子、杏仁、苹果、甘蔗等。

◆ 少吃甜黏的东西　　注意

我们熟悉的元宵、奶油炸糕中就包有大量的糖和油，又甜又腻，很不好消化，会影响到脾的功能而生痰。如果的确非常喜欢吃黏的东西，山药是不错的选错，由于它滑润、好消化、不滋腻，因此适合痰湿体质的人。

多吃苦，赶走身体里的“湿”

追根溯源，痰是由湿而生，而身体里堆积的湿多了，又会因湿而生热；有些人又爱喝酒，酒会像催化剂一样，助长身体里的湿转化成热，这就是形成了痰湿体质的一种类型——湿热。湿热的人，要想解决“痰”的问题就不能不考虑如何祛湿清热。

在中医理论上，一切食物和中药都有酸、苦、甘、辛、咸五味的“性味”之别。其中“苦”的食物大多数为苦味的，一般具有清热、泻火、泻下、燥湿及降逆等作用，对祛除身体里的湿热最有效果。

俗话说“良药苦口利于病”，用在这里再恰当不过了。湿热体质在日常饮食中应该主动地多吃“苦”，好好地祛一祛身体里的湿热。比如鲤鱼、赤小豆、金针菜、莴苣、薏米、扁豆、冬瓜等，都是湿热体质不错的选择。

温阳之物祛邪化痰

在中医看来，痰湿体质处于阳虚阴盛的状态。水湿旺盛，而阳气虚弱，不足以抵御外邪，导致邪气有机可乘，侵入人的身体。“医圣”张仲景就说过：“病痰饮者，当以温药和之”，意思就是痰湿滞留在身体里的病人，应该服用温补的药来与湿邪对抗。温药可以有效的助阳，人身体里阳气足了，自然就生出了赶跑痰湿邪气的力量。

拒绝甜腻的诱惑

中医认为，肥厚甘腻类食物的脂肪和糖含量都很高，食后不但会使人发胖，而且还会造成消化功能的下降，容易引起消化不良及胃肠功能紊乱，既影响机体对营养的正常吸收，又容易郁结体内而致病，是谓“香美脆味，厚酒肥肉，甘口而病形”。

痰湿体质者的胆固醇、甘油三酯、血糖含量偏高，所以日常饮食要以清淡为主，不吃肥厚甘腻类难以消化的食物，即不吃油腻肉食，如肥肉、油煎或油炸的食品。

痰湿型体质的宜忌食物

适宜清补的食物 ✓	不宜甜腻的食物 ✗
蔬菜水果，如薏米、海带、冬瓜、芥菜、白萝卜、山药、香菇等。	甜食、猪肉、肥鸡、牛奶、甜食、浓茶、酒类、油炸品等。

饮食宜忌

禁忌食物

不适宜痰湿体质食用的有甜、黏、油腻、酸涩、肥甘厚味的食物，饴糖、石榴、大枣、柚子、枇杷、李子、甲鱼、酒，忌暴饮暴食或进食速度过快，也不宜多吃盐。

适宜食物

薏苡仁

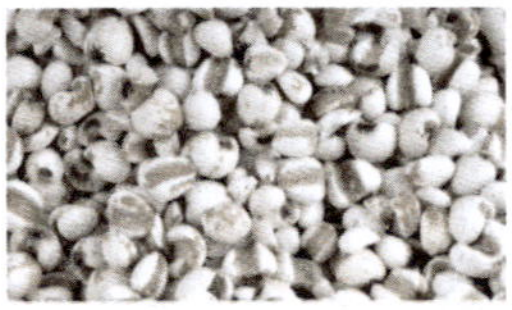

甘淡微寒，有健脾去湿、利水消肿、清热化痰、化脓等功效，《本草纲目》记载其能“健脾益胃”。用作盛夏消暑用。适合水肿、脚气、小便不利、湿痹、脾虚者食用。以薏米煮粥，可有效消除身体的燥热和沉重感。

高粱

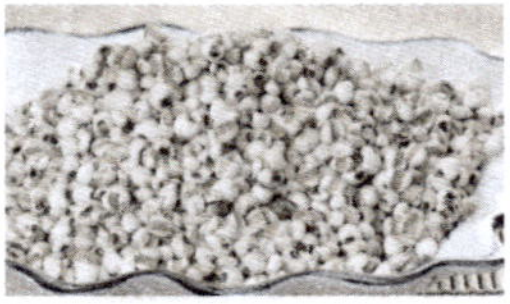

性平味甘，素有“五谷之精”、“百谷之长”的盛誉。有健脾益中、燥湿祛痰的作用，主要功效在于补气、健脾、养胃、止泻，特别适用于小孩消化不良、脾胃气虚、大便稀溏等症，患有慢性腹泻的人适宜常吃。

赤小豆

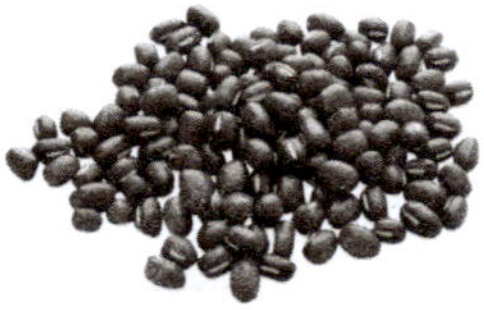

性平味甘，有“心之谷”之称。它能“治水肿皮肌胀满”、“通气、健脾胃”。具有清热解毒、健脾益胃、利尿消肿、止吐等功能，可治疗小便不利、脾虚水肿、脚气等症。与鲤鱼一起煮汤健脾祛湿，有很强的利尿消肿作用。

绿豆

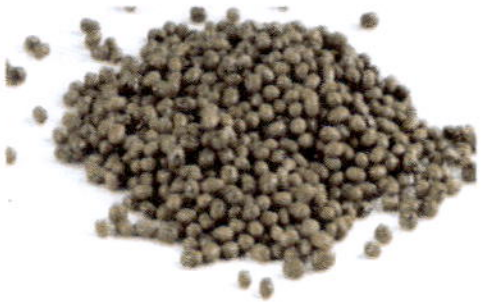

味甘性寒，具有清热解毒、消暑利水作用，常用来缓解夏季的暑热烦渴、痰热哮喘、头痛目赤及水肿尿少。适宜高血压、动脉硬化、糖尿病及肾炎患者食用。夏季常食绿豆粥可清热降暑，缓解暑热困乏和疲劳。

红萝卜

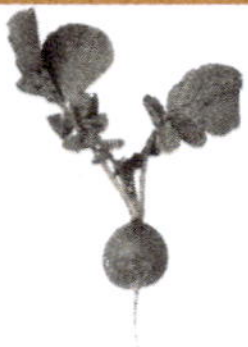

性凉味辛，有清热生津、开胃健脾、顺气化痰及消食化滞等作用，对于腹胀腹痛、消化不良及咳嗽痰多有较好的疗效，可改善食欲不振、咽喉炎、扁桃体炎、声音嘶哑等症，痰湿体质常喝红萝卜汁可有效缓解暑热困倦。

竹笋

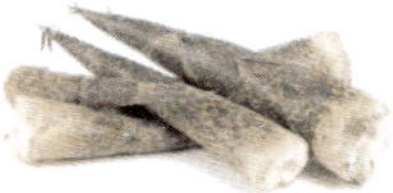

味甘性凉，是典型的清热化痰蔬菜，可治疗脾虚有湿、体倦乏力、浮肿、少食便溏等痰湿症状，常食可防治高血压、高血脂，还可促进肠道蠕动，排出体内湿热，是痰湿体质者天然的祛湿减肥品。

白菜

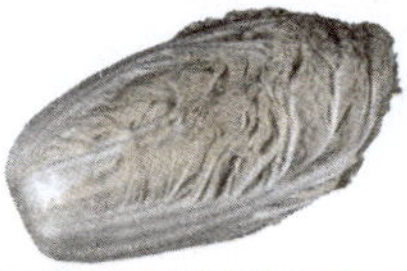

味甘性平。有解热除烦、通利肠胃、养胃生津、除烦解渴、利尿通便的功效；适宜习惯性便秘、肺热咳嗽、腹胀及发热之人食用。用白菜干根加红糖、姜片、水煎服可治疗感冒。大白菜切碎煎浓汤，外用可治疗冻疮。

茼蒿

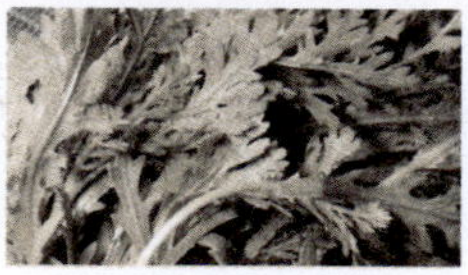

性温味甘。既可补脑、降血压，又可清热利水，消除水肿、润肺养心凉血，能改善失眠多梦、咳嗽痰多、食欲不振、腹胀腹泻等症。茼蒿煎汁，与蜂蜜共饮，能祛湿化痰止咳。单喝茼蒿汁，可治疗午后的湿热、头昏目眩等症。

芥菜

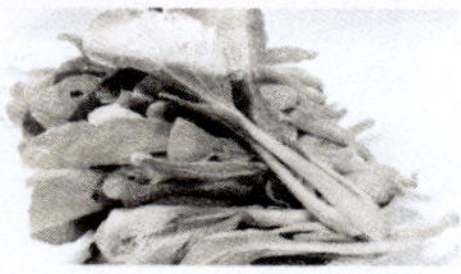

性平味辛甘。“叶用”叫雪里红，“茎用”可做成榨菜，都有一定的消热化痰作用。能顺气开胃、解毒利湿、健脾开胃作用，对于湿热困倦、小便不利、消化不良、腹胀腹痛等症有较好的疗效。

冬瓜

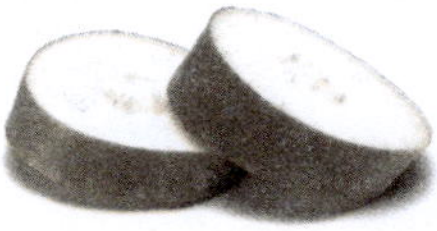

味甘性凉，有化痰止渴，利尿消肿、清热祛暑、润肺生津等作用，用于改善水肿、痔疮、小便不利、肝硬化、高血压等症。以利尿见长，以冬瓜和红豆或鲫鱼熬汤，可通小便，缓解暑热头晕目赤的症状。

南瓜

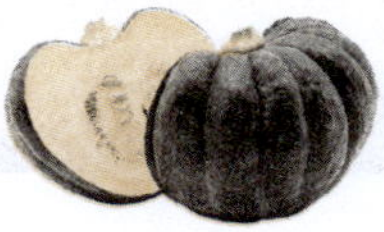

性温味甘。具有补中益气、化痰排脓、解毒杀虫等作用，能改善高血压、久咳多痰、浮肿腹水、小便不畅等症状。保护胃黏膜，促进胃溃疡的愈合。与蜜糖同吃治哮喘；南瓜加红枣煮汤服食能治疗支气管炎。

金针菇

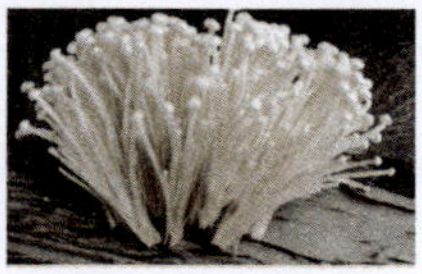

赖氨酸和精氨酸含量丰富，含锌量高，促进儿童的身高和智力发育。金针菇还可抑制血脂升高，降低胆固醇，防治心脑血管疾病，可以预防和治疗肝病及胃、肠道溃疡，还能抵抗疲劳、抗菌消炎、抗肿瘤。

莴笋

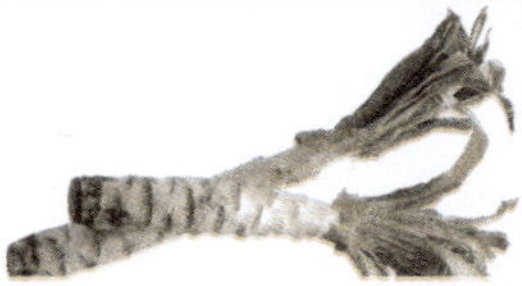

生吃热炒均相宜。能增强胃液和消化液的分泌，增进胆汁的分泌。适合高血压和心脏病患者食用。莴笋中所含的氟元素，保证骨骼的结实；碘维持身体的正常代谢。莴笋叶营养也非常丰富，可治疗秋季咳嗽。

苦瓜

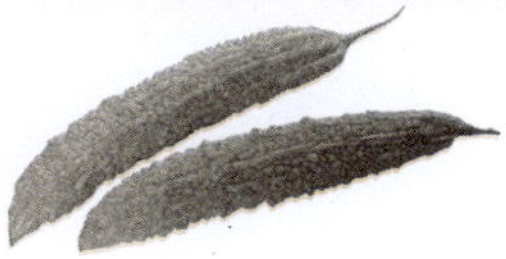

性凉味苦，能清热解毒、明目利尿，可抗病毒和防癌，还有明显的降血糖作用，对糖尿病有一定疗效。夏季常吃可祛湿解暑热，经常上火的人食用可败火祛燥。大便困难者，以鲜苦瓜煮水饮用，能通便排毒。

扁豆

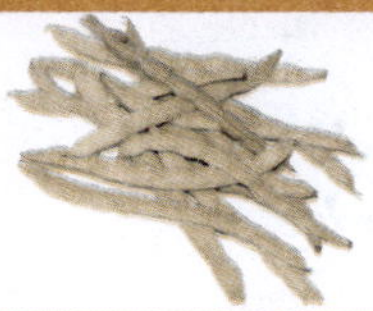

味甘性平。有健脾、和中、益气、化湿、消暑等功效，常用来治疗脾虚呕逆、暑湿吐泻、食少便溏、泄泻水肿等病症，是痰湿体质者的天然保健品，有助于缓解痰湿体质夏季及午后的沉重感、疲倦无力等。

平菇

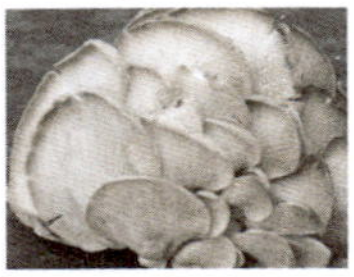

性温味甘，营养丰富，有追风散寒、舒筋活络的功效；能改善人体新陈代谢、增强体质、调节植物神经功能，对更年期症状、肝炎、慢性胃炎、胃和十二指肠溃疡、软骨病、高血压等都有疗效。

西葫芦

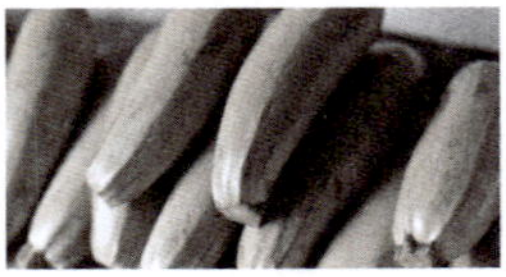

西葫芦具有清热利尿、除烦止渴、润肺止咳、消肿散瘀的功效。能改善水肿腹胀、烦渴以及肾炎、肝硬化腹水等症状，治疗孕妇水肿。能提高免疫力，有抗病毒和肿瘤的功效。经常食用还能润泽肌肤。

紫菜

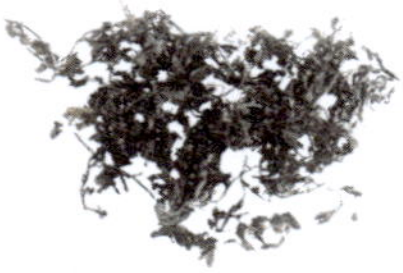

味甘性凉，有化痰软坚、清热利水、补肾养心的功效。能治疗因缺碘引起的甲状腺肿大，所含的多糖能增强身体的免疫功能，提高机体的免疫力。可明显地降低血清胆固醇的总含量。对饮酒过多、水肿、小便不利有效。

鹌鹑

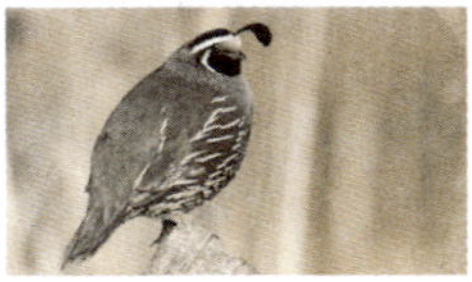

鹌鹑肉既能补益气血，也能清利湿热，可“补五脏，益中续气，实筋骨，耐寒暑，消结热”。

它能“消结热”可去除痰湿体质者郁结在内的热，有助于防止“痰”的形成。能缓解痰湿体质者不思饮食的症状。

柿子

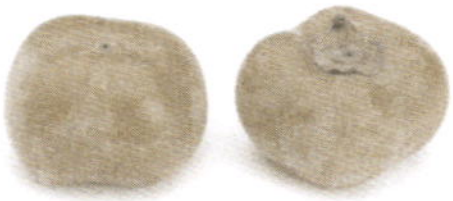

有清热去燥、润肺化痰、生津止渴、健脾止血的功效，对于喉咙疼痛、大便干结、干咳等有治疗作用，适宜于高血压、慢性支气管炎、动脉硬化等患者食用。食用柿子蒂可以止呕吐；柿饼蒸熟食用治疗寒性腹泻。

杏仁

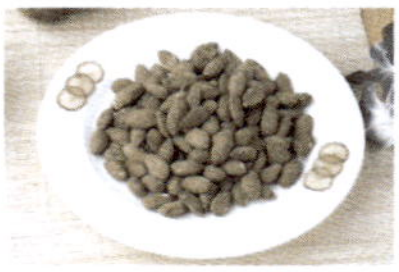

性温味苦。能生津止渴，润肺定喘，滑肠通便，减少肠道癌的功效。有镇痛作用，用苦杏仁代替止痛药可缓解肝癌晚期的疼痛。所含的苦杏仁酶对呼吸中枢有抑制作用，有很好的镇咳、平喘功效。

玉米须

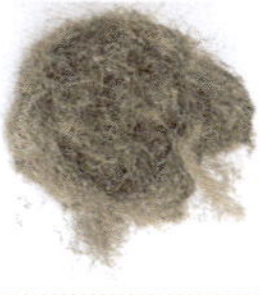

玉米须味甘淡，性平。能利尿泄热、平肝利胆。含脂肪油、生物碱、黄酮类、硝酸钾、维生素K_3、抗坏血酸等有效物质，具有降血压、降血糖、利胆、止血、抑菌及增强免疫、抗癌等多种功效。其利尿作用持久。配合车前草、甘草能治疗膀胱炎。

藿香

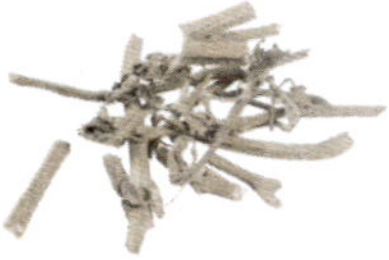

味辛，性微温。有祛暑解表、驱逐肠胃充气、清暑等功效。可用于治疗感冒、寒热头痛、呕吐泄泻、妊娠呕吐、手足癣等疾病。鲜藿香的解暑功效很强，夏季用沸水冲泡代茶饮用，可作清暑饮料。配合黄连、竹茹，祛除湿热；配合党参、甘草，治疗脾胃虚弱。

白扁豆

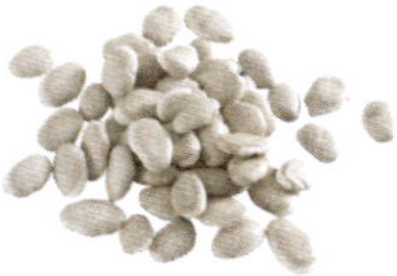

具有补肾、益精、润燥、滑肠等功效。可治男子阳痿、女子不孕、血崩、腰膝冷痛、血枯便秘等病症。对脾胃虚弱、食欲不振、白带过多、暑湿吐泻、胸闷腹胀有调理作用。是男性和女性滋的补佳品。

痰湿型体质的养生食谱

葱油莴笋

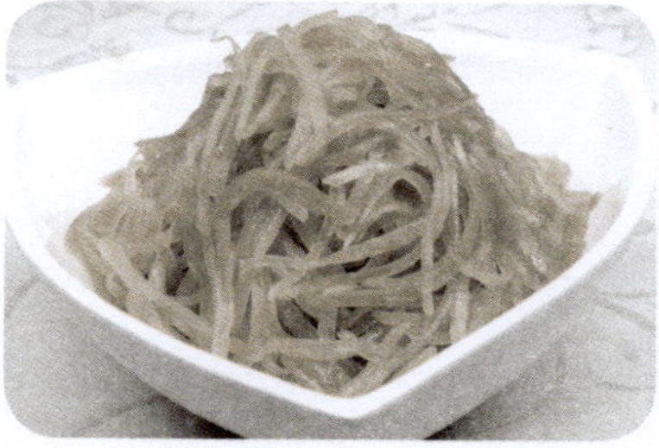

材料：莴笋400克，鸡精、酱油、醋、葱等各适量。

做法：（1）莴笋去皮、去老根，洗净切成丝，放入小盆中，加盐腌出水，挤干水分；葱洗净切碎。

（2）油锅置上烧热，放入葱花爆香，捞出葱花。

（3）将热油淋入莴笋丝，加入鸡精、酱油、醋、香油等拌匀，装盘即可。

茯苓白豆腐

材料：豆腐500克，茯苓30克，枸杞适量，香菇等。

做法：（1）豆腐挤压出水切成小方块，撒上精盐；香菇切成片。

（2）将豆腐块放入热油中炸至金黄色。

（3）清汤、精盐、料酒倒入锅内烧开，加淀粉勾成白汁芡，倒入炸好的豆腐块中调匀，与茯苓、香菇片、枸杞炒匀即成。

老醋海蜇头

材料：海蜇头300克，青、红椒各1个，鸡精、酱油、醋、香油等各适量。

做法：（1）海蜇头放清水中漂洗去泥沙，放清水中浸泡数小时，再用清水冲洗干净，捞出顺着蜇瓣切成小片。

（2）青红椒去子去蒂并洗净切圈。

（3）将海蜇头、辣椒放入小盆中，加入调味料拌匀即可。

[营养透视——薏苡仁]

维生素			
A（微克）	416	B_1（毫克）	0.33
B_2（毫克）	0.5	B_6（毫克）	0.07
B_{12}（微克）	150	E（毫克）	2.08
叶酸（微克）	16	泛酸（毫克）	0.16
烟酸（毫克）	2		
三大营养素			
蛋白质（克）	12.8	脂肪（克）	3.3
碳水化合物（克）	69.1		
矿物质			
钙（毫克）	42	铁（毫克）	3.6
磷（毫克）	217	钾（毫克）	238
钠（毫克）	3.6	镁（毫克）	88
锌（毫克）	1.68	硒（微克）	3.07
铜（毫克）	0.29		

紫菜炒鸡蛋

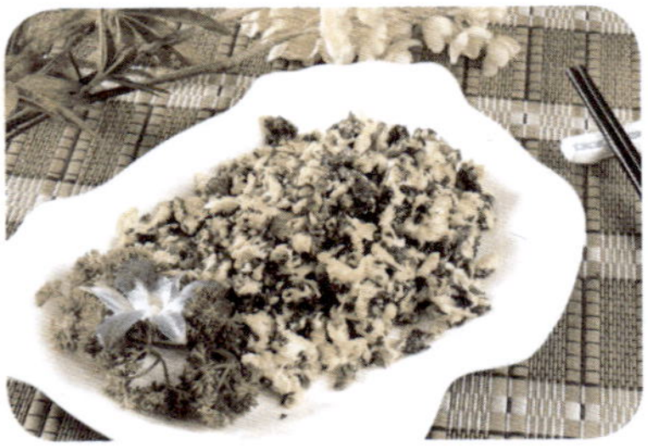

材料: 紫菜 50 克，鸡蛋 3 个，葱、香油、尖椒等各适量。

做法:（1）紫菜泡发洗净，撕开成丝沥干，葱切段，尖椒切丝。

（2）鸡蛋打入碗中，加少许盐搅匀。

（3）油锅置上烧热，放入尖椒、葱爆香，加入紫菜翻炒数下，放入盐，倒入蛋液，翻炒至熟即可。

翡翠海鲜冬瓜盅

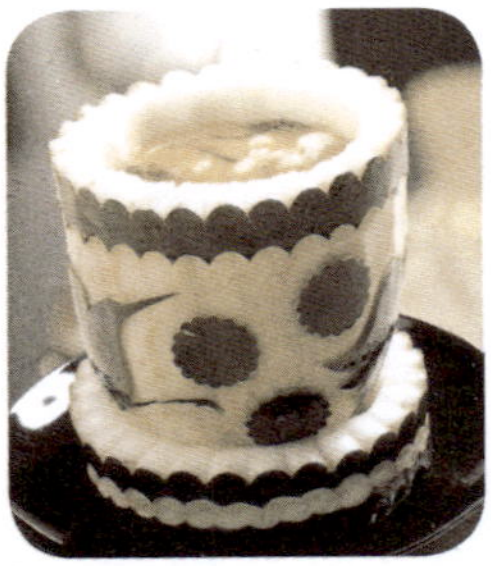

材料: 带皮冬瓜，银耳 20 克，虾仁、鱼肉、火腿、莲子各 80 克，香菜，上汤，胡椒粉，麻油。

做法:（1）虾仁及鱼肉洗净，加入腌料；火腿略洗并切丁；银耳浸泡约 1 小时，撕成小块，用上汤煨熟；莲子洗净，用少许糖蒸熟。

（2）把虾仁、鱼肉用水淀粉拌匀，放入上汤煲中略滚，再与银耳、火腿、莲子一起下入冬瓜盅中，撒上盐、胡椒粉、香菜、麻油即可。

百合小黄瓜

材料: 小黄瓜 2 条，百合 1 两，鸡汤块、盐、糖少许。

做法:（1）百合洗净后入水氽烫；小黄瓜洗净切条后，以热水氽烫捞起。

（2）将适量鸡汤块加入热水中溶解，放入百合、盐、糖等调味料，最后以淀粉勾芡。

（3）将小黄瓜摆放至盘中，淋上百合勾芡酱料即可。

[营养透视——绿豆]

维生素			
A（微克）	75	B_1（毫克）	0.25
B_2（毫克）	0.11	B_6（毫克）	0.41
C（毫克）	1	E（毫克）	10.95
K（微克）	6	胡萝卜素（毫克）	0.45
叶酸（微克）	130	泛酸（毫克）	1.26
烟酸（毫克）	2		
三大营养素			
蛋白质（克）	20.6	脂肪（克）	1
碳水化合物（克）	58.6		
矿物质			
钙（毫克）	162	铁（毫克）	22.8
磷（毫克）	336	钾（毫克）	1900
钠（毫克）	1.9	镁（毫克）	125
锌（毫克）	2.48	硒（微克）	4.28
铜（毫克）	1.08		

冰糖鲜百合

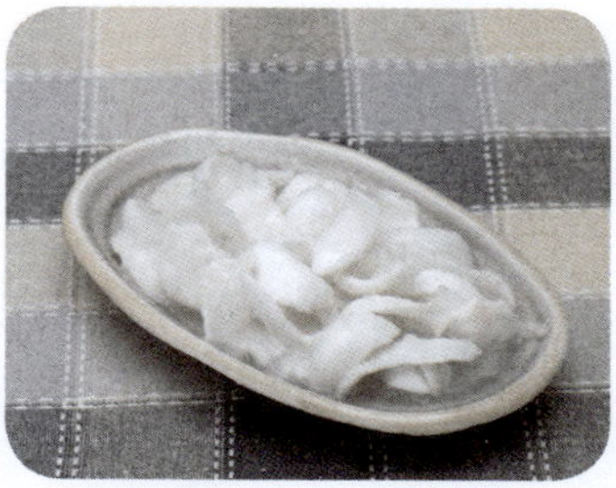

材料：白糖50克，冰糖20克，百合300克，盐等。

做法：（1）百合泡发，洗净，削去黄尖，可用手撕成细片，备用。

（2）百合片放入沸水中焯一下，捞出装入碗中，加入冰糖，上笼蒸煮2分钟后取出。

（3）待冰糖化开后即可关火，再撒上少许白糖，可增加菜品的光泽度和食欲感。

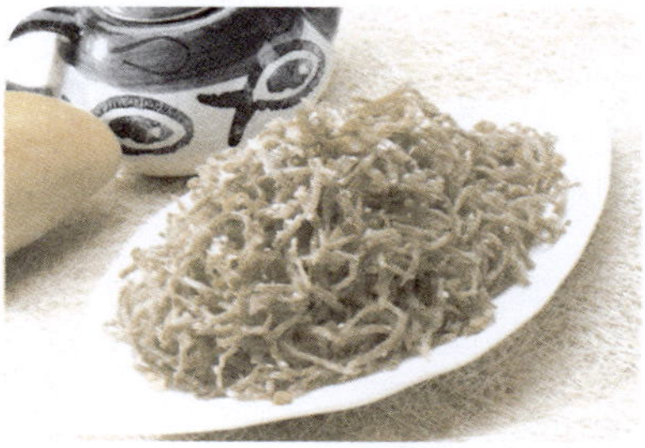

粉蒸胡萝卜

材料：胡萝卜400克，葱、芝麻、香油、淀粉等适量。

做法：（1）胡萝卜去皮洗净切丝，葱洗净切碎；芝麻放炒锅里炒香。

（2）用调料将胡萝卜丝腌至入味，然后放在淀粉上滚均匀，装盘，放入蒸笼里蒸熟。

（3）胡萝卜丝蒸熟后，放入葱花再蒸1分钟，取出撒上芝麻即可。

脆皮黄瓜卷

材料：黄瓜300克，胡萝卜100克，酱油、醋、香油等。

做法：（1）黄瓜洗净，去瓤，刮切成长条片状。

（2）胡萝卜去皮洗净切丁，包入黄瓜卷。

（3）将调味料勾兑成汁（多用些醋），淋入黄瓜卷即可。

[营养透视——白菜]

维生素			
A(微克)	20	C(毫克)	31
E(毫克)	0.67	胡萝卜素(微克)	120
硫胺素(毫克)	0.04	核黄素(毫克)	0.05
尼克酸(毫克)	0.60		
三大营养素			
蛋白质(克)	1.50	脂肪(克)	0.10
碳水化合物(克)	3.20		
矿物质			
钙(毫克)	50	铁(毫克)	0.70
磷(毫克)	31	锰(毫克)	0.15
钠(毫克)	57.50	铜(毫克)	0.05
镁(毫克)	11.00	锌(毫克)	0.38
硒(微克)	0.49		

凉拌苦瓜

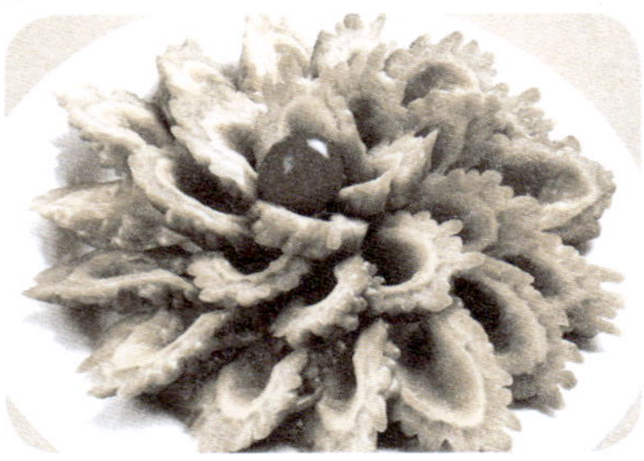

材料：苦瓜400克，鸡精、酱油、醋、蒜等各适量。

做法：（1）苦瓜去瓤，切成薄片，放入盐水中浸泡半小时；蒜捣碎成泥。

（2）水锅置上烧沸，放入苦瓜烫一下，立刻捞出过凉水，沥干后加入盐、鸡精拌匀。

（3）油锅置上烧热，将热油淋入苦瓜，放入蒜泥、醋，拌匀即可食用。

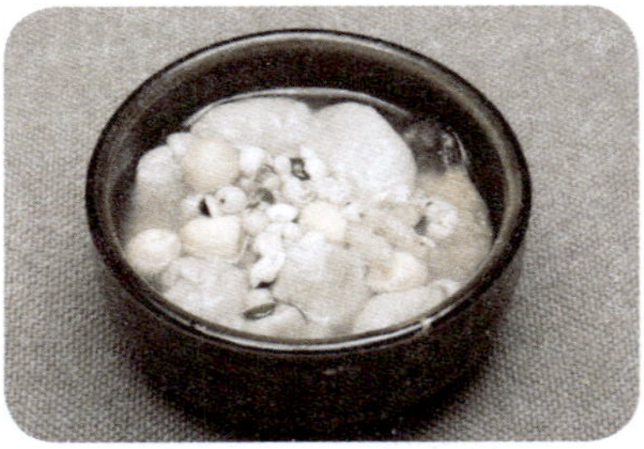

芡实莲子薏仁汤

材料：猪小肠500克，芡实100克，茯苓50克，山药50克，干品莲子100克，薏仁100克，盐2小匙，米酒30克。

做法：（1）将猪小肠洗净后放入沸水中汆烫，捞出，剪成小段。

（2）将芡实、茯苓、山药、莲子、薏仁洗净，与备好的小肠一起放入锅中，加水至盖过所有材料。

（3）用大火煮沸，再用小火炖煮约30分钟。快熟时加入盐调味，淋上米酒即可。

绿豆薏仁汤

材料：绿豆10克，低脂奶粉25克，薏仁10克。

做法：（1）先将绿豆与薏仁洗净、泡水，大约2小时即可泡发。

（2）沙锅洗净，将绿豆与薏仁加入水中滚煮，水煮开后转小火，将绿豆煮至熟透，汤汁呈黏稠状。

（3）滤出绿豆、薏仁中的水，加入低脂奶粉搅拌均匀后，再倒入绿豆牛奶中。

[营养透视——茼蒿]

维生素			
A(微克)	252	B_1(毫克)	0.04
B_2(毫克)	0.09	B_6(毫克)	0.13
C(毫克)	18	E(毫克)	0.92
K(微克)	250	胡萝卜素(毫克)	1.51
烟酸(毫克)	0.6	叶酸(微克)	190
泛酸(毫克)	0.23		
三大营养素			
蛋白质(克)	1.9	脂肪(克)	0.3
碳水化合物(克)	2.7		
矿物质			
钙(毫克)	73	铁(毫克)	2.5
磷(毫克)	36	钾(毫克)	220
钠(毫克)	161.3	镁(毫克)	20
锌(毫克)	0.35	硒(微克)	0.6
铜(毫克)	0.06		

什锦凉拌菜

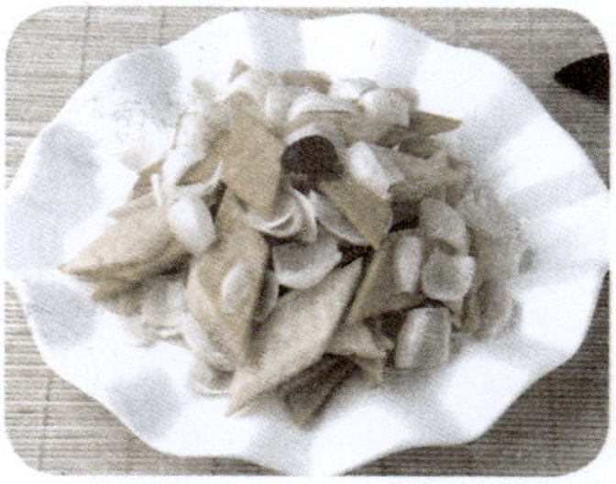

材料：胡萝卜 100 克，黄瓜 200 克，百合 100 克，醋、葱等各适量。

做法：（1）胡萝卜、黄瓜分别去皮洗净，切片。葱洗净切碎；百合切片焯水。

（2）将上述材料放入小盆中，加入盐、鸡精、醋拌匀。

（3）油锅置上烧热，放入葱爆香，捞出葱花，将热油淋入菜盆，调匀即可。

碧绿淡黄卷

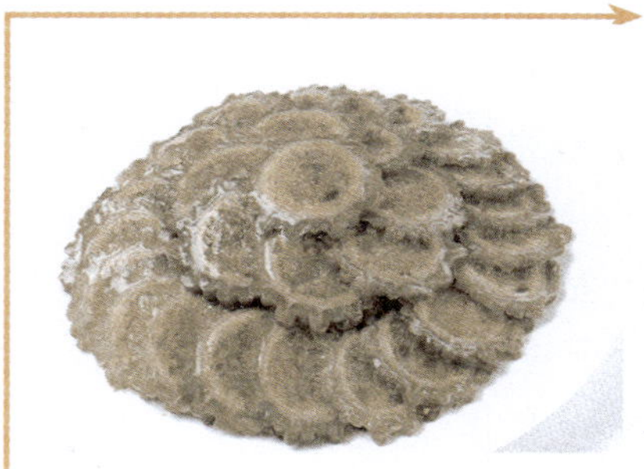

材料：苦瓜 300 克，鸡蛋若干个，肉末适量，酱油、香油、淀粉等各适量。

做法：（1）苦瓜切长段去瓤，鸡蛋打入碗中搅匀，肉末剁成泥，加入蛋液、盐、香油搅拌成稠泥状。

（2）将肉馅塞入苦瓜段，放入蒸笼中蒸熟，取出晾凉切薄片。

（3）油锅置上烧热熄火，放入苦瓜片炸一下捞出装盘即可。

炒茼蒿饭

材料：茼蒿，熏腊肉，糯米，盐适量。

做法：（1）提前浸泡糯米，将茼蒿洗净，挤出涩汁，切成沫状；云肉切丁。

（2）热油放入肉丁，爆炒 1 分钟左右，放入茼蒿翻炒。

（3）炒好后与糯米放一起，加盐，搅拌均匀，放进蒸锅内蒸 90 分钟左右。

［营养透视——芥菜］

维生素			
A(微克)	242	C(毫克)	51
E(毫克)	2.06	胡萝卜素(毫克)	1450
硫胺素(微克)	0.05	核黄素(毫克)	0.1
尼克酸(毫克)	0.7		
三大营养素			
蛋白质(克)	2.5	脂肪(克)	0.4
碳水化合物(克)	3.6		
矿物质			
钙(毫克)	80	铁(毫克)	1.5
磷(毫克)	40	钾(毫克)	210
钠(毫克)	38.9	镁(毫克)	23
锌(毫克)	0.5	硒(微克)	0.28
铜(毫克)	0.06	锰(毫克)	0.33

合味山药

材料：黄瓜、山药等各适量，尖椒、糖、醋适量。

做法：（1）锅里加水，放入适量盐溶解，再加入醋、尖椒、糖煮沸，倒入泡菜坛晾凉。

（2）山药去皮，切成滚刀状，放入晾凉泡菜汁中，浸泡8小时以上。注意在浸泡的过程中要保持坛口清洁，并经常换水。

（3）黄瓜洗净切片转盘，泡山药捞出装盘，淋上香油即可食用。

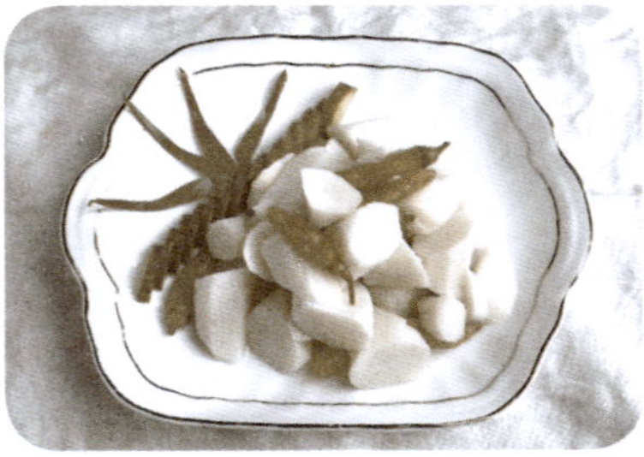

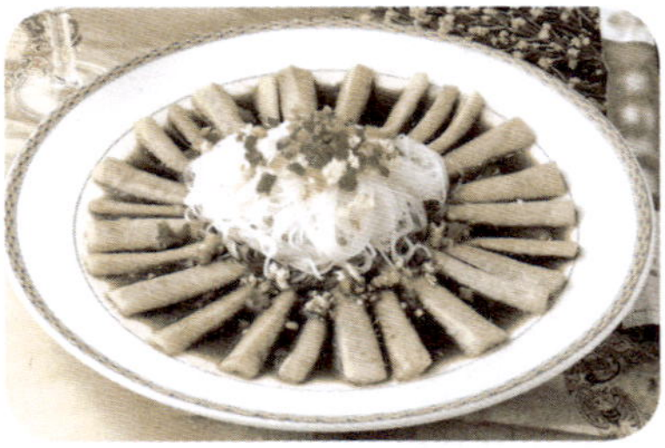

黄瓜拌粉丝

材料：黄瓜1根，粉丝1把，青红辣椒各1个，蒜4瓣，盐、味精、酱油、醋、香油各适量。

做法：（1）粉丝入水泡发；蒜剁碎；青红椒切末；黄瓜切成长条。

（2）将黄瓜、粉丝摆入盘中，撒上青红椒末。

（3）取1只碗，将盐、味精、酱油、醋、香油放入其中，搅拌均匀，制成味汁，均匀地淋入盘中即可。

凉拌笋片

材料：笋2棵，蒜4瓣，盐、味精、醋、香油各适量。

做法：（1）鲜笋去皮、洗净、切片，摆入盘中；蒜剁成末。

（2）取1只碗，将蒜末、盐、味精、酱油、醋、香油放入其中，搅拌均匀，制成味汁。

（3）将调好的味汁淋入盘中，即可食用。

[营养透视——冬瓜]

维生素			
A（微克）	13	B_1（毫克）	0.01
B_2（毫克）	0.02	B_6（毫克）	0.03
C（毫克）	16	E（毫克）	0.08
K（微克）	1	胡萝卜素（毫克）	0.01
叶酸（微克）	26	泛酸（毫克）	0.21
烟酸（毫克）	0.3		
三大营养素			
蛋白质（克）	0.2	脂肪（克）	0
碳水化合物（克）	1.5		
矿物质			
钙（毫克）	23	铁（毫克）	0.1
磷（毫克）	7	钾（毫克）	136
钠（毫克）	3.6	镁（毫克）	8
锌（毫克）	0.2	硒（微克）	0.22
铜（毫克）	0.07		

青菜炒香菇

材料：干香菇1小碗，青菜1把，酱油、五香粉等各适量

做法：（1）将干香菇入水泡发，沥水去蒂待用；青菜去蒂洗净。

（2）将适量的油倒入锅中，将青菜倒入，放盐、酱油、五香粉翻炒至熟，撒上味精，搅拌一下，装入盘中。

（3）油锅烧热，将香菇倒入锅中，放酱油和少量盐翻炒至熟即可。

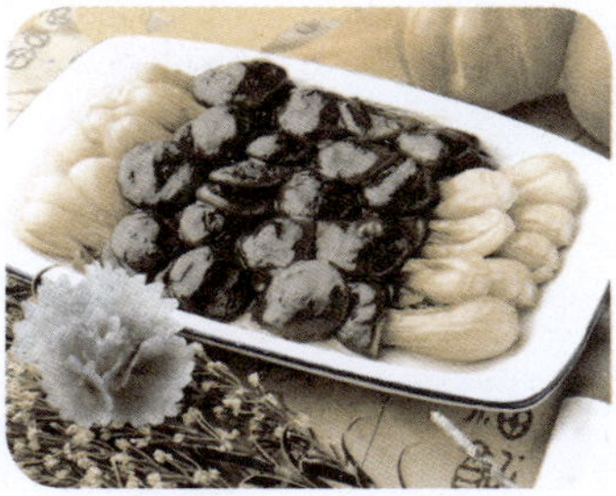

麦仁炒青菜

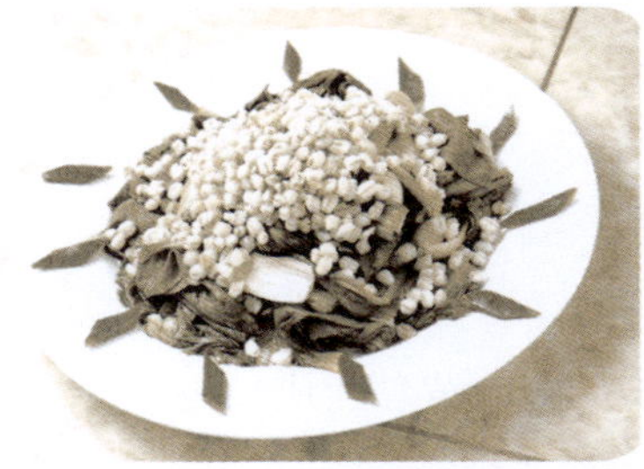

材料：麦仁半碗，青菜300克，酱油、醋、辣椒油、香油各适量。

做法：（1）烧开半锅水，将麦仁放入锅中煮熟，捞出沥水。

（2）青菜去蒂，倒入沸水中焯熟，摆入盘中。

（3）将盐、味精、酱油、醋、辣椒油、香油放入碗中，搅拌均匀，制成味汁，倒入青菜中搅拌均匀，撒上麦仁即可。

剁椒白菜粉丝

材料：粉丝1把，小白菜3棵，青红黄椒各3个，酱油、醋、辣椒油、香油各适量。

做法：（1）粉丝入水泡发；小白菜从中间竖着剖成8份；青红黄椒剁碎；小白菜焯水沥干摆入盘中。

（2）取1只碗，将盐、味精、酱油、醋、辣椒油、香油倒入其中，搅拌均匀，制成味汁。

（3）将粉丝、青红黄椒摆入盘中，淋上味汁即可上桌。

[营养透视——南瓜]

维生素			
A(微克)	148	B_1(毫克)	0.03
B_2(毫克)	0.04	B_6(毫克)	0.12
C(毫克)	8	E(毫克)	0.36
K(微克)	26	胡萝卜素(毫克)	0.89
叶酸(微克)	80	泛酸(毫克)	0.5
烟酸(毫克)	0.4		
三大营养素			
蛋白质(克)	0.7	脂肪(克)	0.1
碳水化合物(克)	4.5		
矿物质			
钙(毫克)	16	铁(毫克)	0.4
磷(毫克)	24	钾(毫克)	287
钠(毫克)	0.8	镁(毫克)	8
锌(毫克)	0.14	硒(微克)	0.46
铜(毫克)	0.03		

白菜炒木耳

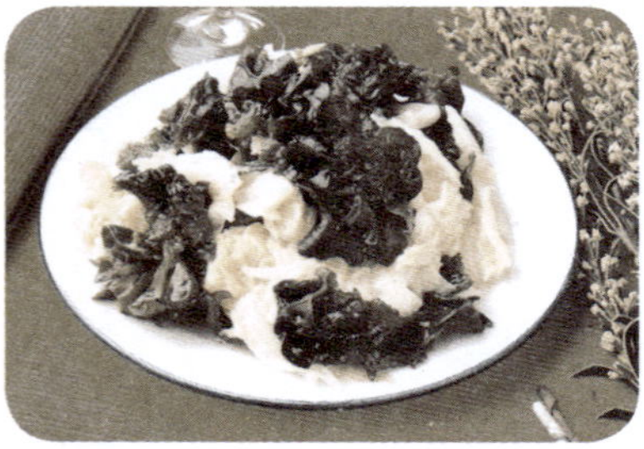

材料：白菜200克，木耳半碗，蒜4瓣，酱油、五香粉等各适量

做法：（1）木耳入水泡发，去蒂切小块；白菜切块；蒜切末。

（2）在炒锅中倒入适量的油，烧热后放蒜末爆香，接着将白菜和木耳倒入锅中翻炒，烹入盐、味精、酱油、五香粉，翻炒至熟。

（3）关火，将味精撒入锅中，翻炒均匀，即可装盘。

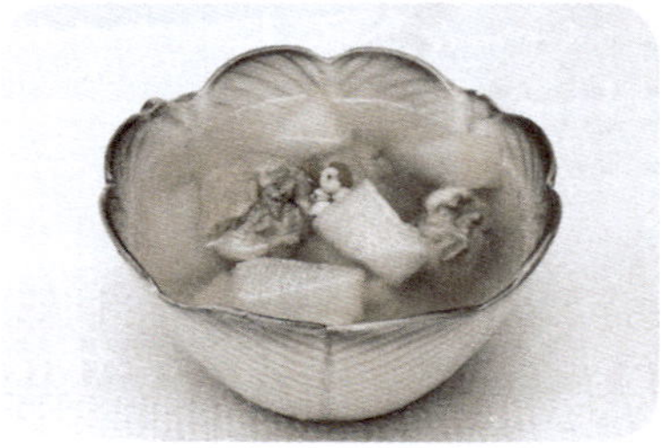

冬瓜薏仁鸭

材料：鸭肉500克，薏仁20克，枸杞10克，冬瓜、油、蒜、米酒、高汤各适量。

做法：（1）将鸭肉、冬瓜切块。

（2）在炒锅中放油、蒜等调味料，和鸭肉一起翻炒，再放入米酒和高汤。

（3）煮开后放入薏仁，用大火煮1小时，再放入冬瓜，小火煮熟后食用。

[营养透视——苦瓜]

维生素			
A(微克)	10	B_1(毫克)	0.07
B_2(毫克)	0.04	B_6(毫克)	0.06
C(毫克)	125	E(毫克)	0.85
K(微克)	41	胡萝卜素(毫克)	0.06
叶酸(微克)	72	泛酸(毫克)	0.37
烟酸(毫克)	0.3		
三大营养素			
蛋白质(克)	1.2	脂肪(克)	0.1
碳水化合物(克)	3		
矿物质			
钙(毫克)	34	铁(毫克)	0.6
磷(毫克)	36	钾(毫克)	200
钠(毫克)	1.8	镁(毫克)	18
锌(毫克)	0.29	硒(微克)	0.36
铜(毫克)	0.06		

水煮白菜

材料：小白菜3棵，蒜4瓣，红椒2个，葱2棵，醋、酱油等各适量。

做法：（1）小白菜洗净，横着切成条；红椒切丁；葱切葱花，蒜剁成末。

（2）将适量的油倒入锅中，放入葱、椒、蒜煸炒出香味，然后放入白菜，烹入适量的水、盐、醋、酱油煮至白菜变熟。

（3）关火，撒上味精搅拌均匀，即可食用。

乌龙茶祛湿化痰

乌龙茶

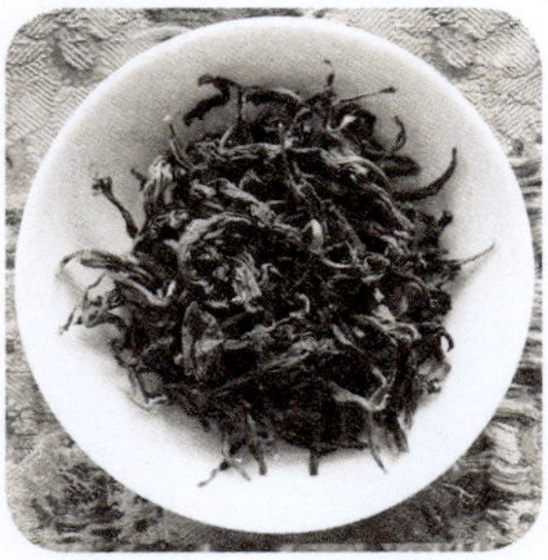

乌龙茶具有良好的利尿作用，其蕴含的丰富多酚可吸收食物中的脂肪及油分，并排出体外，严重虚胖的痰湿者一定要经常饮用。

冲泡方法：在温热的茶壶中放入适量乌龙茶茶叶，加入热水浸泡 1~2 分钟。品尝乌龙茶时最好使用功夫茶具，茶壶中的茶先注入茶海，再由茶海注入闻香杯，最后注入饮用茶杯。边寻味闻香杯中的余香，边品尝韵味十足的乌龙茶，是何等的闲适风雅。

额外推荐

普洱茶

普洱茶具有利尿作用，且越浸泡越香醇。

冲泡方法：在茶壶中放入适量普洱茶，加入热水浸泡约 10 秒，头一泡为洗茶，倒掉不用；再次加入热水浸泡约 1 分钟即可饮用。

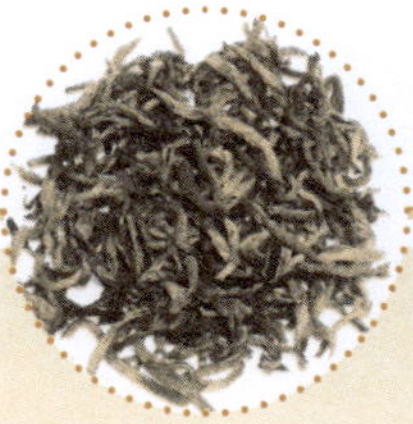

普洱茶 普洱茶膏黑如漆，醒酒第一，绿色者更佳，消食化痰，清胃生津的效果非常好。冲泡宜选腹大的壶，可冷饮也可热饮。

薏米茶

薏米茶有助于痰湿者排出体内堆积的水分，有效消除浮肿，且可改善长痘等肌肤问题。

冲泡方法：1 升沸水中加入 1 袋市面上出售的薏米茶茶包（约 5 克），小火煮 2~3 分钟后即可饮用。

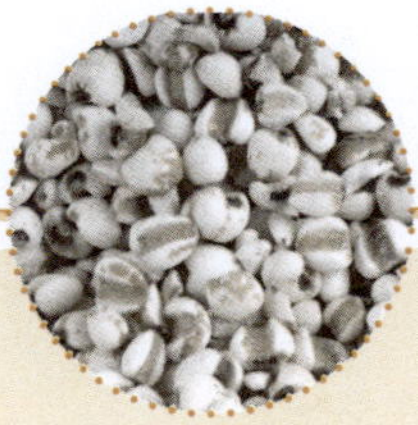

薏米茶 能利尿、通血脉、去油脂，长期饮用有益健康，还能美化皮肤。能减轻口唇及口腔发炎，缓解眼睛疲劳感。

蒲公英银花茶

冲泡方法：将蒲公英、金银花倒入清水，以大火煮开转小火慢煮 20 分钟。在熬煮的过程中，需定时搅拌，最后盛出前，加白糖调味，去渣取汁当茶饮。

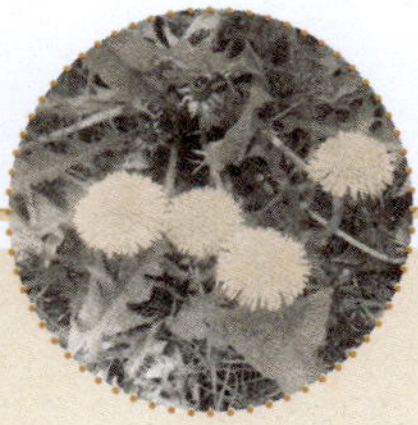

蒲公英 可清热解毒，消肿散结。有显著的催乳作用，治疗乳腺炎十分有效。无论煎汁口服，还是捣泥外敷，皆有效验。

052 每天走一走，祛湿健身有益处

我们每天都走路，其实步行也一种简便易行的健身方法，但如果能正确的走路，就会有益我们的身心健康。

步行健身的7大好处

据科学家研究，走路锻炼对人的身体健康有以下 7 点好处。

好处1：增强心肺功能

步行提供足够的运动量，改善血液循环，预防感冒等呼吸道疾病，以及动脉硬化等心血管疾病。

好处2：控制血糖和血压

正确的步行健身能够调节内分泌，使血压保持稳定，同时还有控制血糖平稳的作用。

好处3：保持良好体形

步行能增加消化液的分泌，尤其是早餐后步行上班可加快消化和吸收，有助于减肥。

好处4：改善情绪

步行是对脚掌一种有效的按摩方法，能够刺激脚掌上的诸多穴位，有助于缓解压力和解除忧虑，可提高大脑的兴奋性。

好处5：治疗颈椎疾病

步行健身时抬头挺胸、双肩摆动，是刺激肩颈部的有效活动，有助于治疗长期伏案造成的颈椎疾病。

好处6：提高睡眠质量

每天坚持走路 30 分钟以上，尤其是睡前走路，有助于夜间睡眠质量。

好处7：预防骨质疏松

步行运动能促进骨骼和肌肉的血液循环，为骨质提供更多的钙质，配合含钙食物，能预防老年人骨质疏松。

功能性步行健身法

10点10分走

两手侧上举，像钟表 10 点 10 分的样子，每次走 200 步，每天坚持，能锻炼两肩膀之间的背部肌肉，治疗颈椎病。

健康四步走

每走四步中有三步吸气，一步呼气，呼气时要尽可能快、猛，这样能锻炼肺部，每天坚持走 10 分钟，可防止肺功能退化。

扭着走

扭着走能按摩肠胃，主要是治疗便秘。方法是先原地扭，再扭腰摆胯地走路，使肠胃蠕动得更快，每天坚持扭步走 10 分钟会有很好的效果。

抬腿走

每天抬腿走几十步到上百步，能锻炼腹股沟部位的肌肉，可以防止老年人患腹股沟疝气病，也能防止走路摔倒。

弹着走

练弹着走每天坚持半小时以上，可有效的促进血液循环，锻炼足弓等部位，防止足弓塌陷、长脚垫、拇趾外翻。

安排正确的时间，走出健康

想要达到步行健身的目的，科学的安排锻炼时间很重要。在不适宜锻炼的时间，就千万别盲目逞强，否则不仅不能达到锻炼的目的，反而会事与愿违、危害身体。正确地锻炼时间有以下两个阶段。

这些时间可以走	这些时间不能走
9:00~11:00 这个时间段，人吃过早餐，已经补充了适量的水分和能量，内脏和各个器官开始正常工作了，正适合人们户外步行运动。	**早上 5：00** 有些老年人天还没有亮就爬起来外出步行锻炼，而且速度很快。这样是非常危险的，因为清晨人的心脏最脆弱，此时快走锻炼容易突发心脏病和脑出血。
15:00~21:00 丰富的午餐提供了足够的营养和热量，经过 30 分钟左右的午休，人体的精神开始旺盛起来。此时的温度和人体的状态都适合外出步行健身。	**饭后半小时** 肠胃内充满了需要消化的食物，此时运动，就会使大量的血液分布到四肢，引起消化不良。肠胃会随行走震动，在重力作用下容易引起胃下垂。

053 小测试：看看你是痰湿型体质吗？

1. 每天早上起来，你是不是觉得嗓子里有痰，一定要咳嗽一下把痰咳出来？ ◯是；◯否

2. 与别人相比，你是不是不太喜欢喝水？ ◯是；◯否

3. 你是不是很容易拉肚子、甚至一天大便几次？ ◯是；◯否

4. 你是不是经常觉得自己湿答答的，怎么也不像刚洗过澡或者洗过头发那样干爽？ ◯是；◯否

5. 你喜欢吃甜食吗？ ◯是；◯否

6. 比较热的午后，你是否更容易觉得头脑昏沉、身有千斤重？ ◯是；◯否

7. 你睡觉的时候，很容易打鼾并且声音很响吗？ ◯是；◯否

8. 你是否经常懒洋洋的、只想睡觉？ ◯是；◯否

9. 无论什么时候，你都很容易睡着并且怎么睡也睡不够吗？ ◯是；◯否

10. 你是不是经常吃很多？ ◯是；◯否

11. 你经常在镜子中发现，自己的双眼泡是肿着的吗？ ◯是；◯否

12. 仔细观察自己的小便，它很浑浊吗？ ◯是；◯否

13. 你家里是不是经常储备健胃消食片以对付你的消化不良？ ◯是；◯否

14. 你夏季是不是非常难受并呈现一系列病症？ ◯是；◯否

15. 你是不是经常白带很多甚至把内裤弄湿？ ◯是；◯否

16. 冬天到了，你是不是根本用不上护肤霜，因为你的脸上总是油腻腻的？ ◯是；◯否

17. 你经常咳嗽、喘气并且多痰吗？ ◯是；◯否

18. 稍微劳累，你是不是就会觉得头重脚轻？ ◯是；◯否

19. 你是不是经常需要躺一下，来缓解你的胸部闷痛？ ◯是；◯否

20. 你是不是的胖得很不均匀，尤其是腹部很胖？ ◯是；◯否

21. 用手指戳一下自己的皮肤，是不是一下子就凹进去了？ ◯是；◯否

22. 你经常觉得出汗而觉得全身黏糊糊的吗？ ◯是；◯否

23. 如果好久没做运动，你会不会觉得关节疼痛？ ◯是；◯否

24. 工作久了，是不是觉得眩晕？ ◯是；◯否

25. 你在大家的心目中，是一个性格稳重脾气温和的人吗？ ◯是；◯否

26. 你喜欢淅淅沥沥的小雨天气吗？ ◯是；◯否

27. 你是否经常觉得嘴里黏糊糊的？ ◯是；◯否

28. 你是不是经常需要应酬，以至于吃不下家中的粗茶淡饭了？ ◯是；◯否

29. 尽管你每天洗头发，你仍旧觉得头发油腻腻的吗？ ◯是；◯否

30. 你头上中央地带的头发，已经开始慢慢脱落了吗？ ◯是；◯否

31. 你是单位领导吗？ ◯是；◯否

上面31个问答题都是针对痰湿体质的症状设定的。每选择一个“是”，意味着你又多了一个病态的症状，选择的“是”越多，意味着你离痰湿体质越近。如果选择了10个以上的肯定答案，那么你肯定就是痰湿体质了，一定要及时调理，否则你离高血压、高血脂就不远了。

策　　划：含章行文·东方智学
责任编辑：宋　春
特约编辑：刘　芳
装帧设计：含章行文 |装帧|

图书在版编目(CIP)数据

黄帝内经体质食疗养生经 / 健康中国名家论坛编委会编著. —长春：吉林出版集团有限责任公司，2010.7
（健康大学堂）
ISBN 978-7-5463-3325-0

Ⅰ. ①黄… Ⅱ. ①健… Ⅲ. ①内经－食物疗法②内经－食物养生 Ⅳ. ①R221②R247.1

中国版本图书馆CIP数据核字(2010)第122668号

书　　名：黄帝内经体质食疗养生经
编　　著：健康中国名家论坛编委会
出　　版：吉林出版集团有限责任公司
地　　址：长春市人民大街4646号(130021)
印　　刷：北京华戈印务有限公司
开　　本：889mm×1194mm　1/16
印　　张：16
字　　数：230千字
版　　次：2010年9月第1版
印　　次：2020年9月第3次印刷
电　　话：010－63329002（发行）
　　　　　010－63109462（咨询）
书　　号：978-7-5463-3325-0
定　　价：29.80元